# "本草纲目"

## 全本图典

【第十七册】

典藏版

| | |
|---|---|
| 原　著 | 李时珍 |
| 顾　问 | 肖培根 |
| 主　编 | 陈士林 |
| 分册主编 | 马泽峰　谢　宇　周　芳 |
| 副主编 | 谢军成　裴　华　张鹏　王庆　张鹤 |

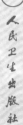

人民卫生出版社

**图书在版编目（CIP）数据**

《本草纲目》全本图典.第十七册/陈士林主编.--
北京：人民卫生出版社，2018
ISBN 978-7-117-26483-9

Ⅰ.①本…　Ⅱ.①陈…　Ⅲ.①《本草纲目》-图解
Ⅳ.①R281.3-64

中国版本图书馆CIP数据核字（2018）第099161号

| | | |
|---|---|---|
| 人卫智网　www.ipmph.com | 医学教育、学术、考试、健康，购书智慧智能综合服务平台 | |
| 人卫官网　www.pmph.com | 人卫官方资讯发布平台 | |

**《本草纲目》全本图典（第十七册）**

主　　编：陈士林
出版发行：人民卫生出版社（中继线 010-59780011）
地　　址：北京市朝阳区潘家园南里19号
邮　　编：100021
E - mail：pmph @ pmph.com
购书热线：010-59787592　010-59787584　010-65264830
印　　刷：北京盛通印刷股份有限公司
经　　销：新华书店
开　　本：889×1194　1/16　　印张：20.5
字　　数：484千字
版　　次：2018年7月第1版　2018年7月第1版第1次印刷
标准书号：ISBN 978-7-117-26483-9
定　　价：640.00元

打击盗版举报电话：010-59787491　E-mail：WQ @ pmph.com
（凡属印装质量问题请与本社市场营销中心联系退换）

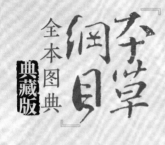

**编委（按姓氏笔画顺序排列）**

| | | | | | | | |
|---|---|---|---|---|---|---|---|
| 王丽梅 | 王宏雅 | 王郁松 | 王建民 | 王秋成 | 牛林敬 | 毛延霞 | 仇笑文 |
| 方 瑛 | 尹显梅 | 世琳娜 | 石永青 | 石有林 | 石笑晴 | 卢 强 | 卢红兵 |
| 卢维晨 | 叶 红 | 叶敏妃 | 田华敏 | 白峻伟 | 冯 倩 | 冯华颖 | 邢桂平 |
| 吕凤涛 | 吕秀芳 | 吕明辉 | 朱 进 | 朱 宏 | 朱臣红 | 任艳灵 | 任智标 |
| 向 蓉 | 全继红 | 刘 芳 | 刘 凯 | 刘 祥 | 刘士勋 | 刘卫华 | 刘世禹 |
| 刘立文 | 刘伟翰 | 刘迎春 | 刘金玲 | 刘宝成 | 刘桂珍 | 刘续东 | 刘斯雯 |
| 刘新桥 | 刘慧滢 | 齐 菲 | 孙 玉 | 孙 锐 | 孙可心 | 孙瑗琨 | 严 洁 |
| 芦 军 | 苏晓廷 | 杜 宇 | 李 妍 | 李 海 | 李 惠 | 李 新 | 李玉霞 |
| 李电波 | 李兴华 | 李红玉 | 李建军 | 李孟思 | 李俊勇 | 李桂方 | 李桂英 |
| 李晓艳 | 李烨涵 | 杨 飞 | 杨 柳 | 杨冬华 | 杨江华 | 杨焕瑞 | 肖榜权 |
| 吴 晋 | 邱思颖 | 邱特聪 | 何国松 | 余海文 | 狄银俊 | 邹 丽 | 邹佳睿 |
| 沙 历 | 宋 伟 | 宋来磊 | 宋肖平 | 宋盛楠 | 张 坤 | 张 荣 | 张 淼 |
| 张 鹏 | 张 磊 | 张 鹤 | 张广今 | 张红涛 | 张俊玲 | 张海龙 | 张海峰 |
| 张雪琴 | 张新荣 | 张翠珍 | 张 蕴 | 陈 勇 | 陈 慧 | 陈永超 | 陈宇翔 |
| 陈艳蕊 | 陈铭浩 | 陈朝霞 | 英欢超 | 林 恒 | 林文君 | 尚思明 | 罗建锋 |
| 周 芳 | 周重建 | 郑亚杰 | 单伟超 | 孟丽影 | 赵 叶 | 赵 岗 | 赵 晨 |
| 赵白宇 | 赵庆杰 | 赵宇宁 | 赵志远 | 赵卓君 | 赵春霖 | 赵梅红 | 赵喜阳 |
| 胡灏禹 | 战伟超 | 钟 健 | 段杨冉 | 段其民 | 姜燕妮 | 宫明宏 | 姚 辉 |
| 秦静静 | 耿赫兵 | 莫 愚 | 贾丽娜 | 夏丰娜 | 徐 江 | 徐 娜 | 徐莎莎 |
| 高 喜 | 高荣荣 | 高洪波 | 高楠楠 | 郭 兵 | 郭志刚 | 郭哲华 | 郭景丽 |
| 黄兴随 | 崔庆军 | 商 宁 | 梁从莲 | 董 珂 | 董 萍 | 蒋红涛 | 蒋思琪 |
| 韩珊珊 | 程 睿 | 谢军成 | 路 臻 | 解红芳 | 慈光辉 | 窦博文 | 蔡月超 |
| 蔡利超 | 裴 华 | 翟文慧 | 薛晓月 | 衡仕美 | 戴 峰 | 戴丽娜 | 戴晓波 |
| 鞠玲霞 | 魏献波 | | | | | | |

# 凡　　例

一、本套书以明代李时珍著《本草纲目》（金陵版胡承龙刻本）为底本，以金陵版排印本（王育杰整理，人民卫生出版社，2016年）及金陵版美国国会图书馆藏全帙本为校本，按原著的分卷和排序进行内容编排，即按序列、主治、水部、火部、土部、金石部、草部、谷部、菜部、果部、木部、服器部、虫部、鳞部、介部、禽部、兽部、人部的顺序进行编排，共分20册。

二、本套书中"释名""主治""附方"等部分所引书名多为简称，如：《本草纲目》简称《纲目》，《名医别录》简称《别录》，《神农本草经》简称《本经》，《日华子诸家本草》简称《日华》，《肘后备急方》简称《肘后方》，等等。

三、人名书名相同的名称，如吴普之类，有时作人名，有时又作书名，情况较复杂，为统一起见，本次编写均按原著一律不加书名号。

四、原著《本草纲目》中的部分中草药名称，与中医药学名词审定委员会公布名称不一致的，为了保持原著风貌，均保留为原著形式，不另作修改。

五、本套书为保持原著风貌，对原著之服器部和人部的内容全文收录，但基本不配图。

六、本套书依托原著的原始记载，根据作者们多年野外工作经验和鉴定研究成果，结合现有考证文献，对《纲目》收载的药物进行了全面的本草考证，梳理了古今药物传承关系，并确定了各药物的基原和相应物种的拉丁学名；对于多基原的药物均进行了综合分析，对于部分尚未能准确确定物种者也有表述。同时，基于现代化、且普遍应用的DNA条形码鉴定体系，在介绍常用中药材之《药典》收载情况的同时附上其基原物种的通用基因碱基序列。由此古今结合、图文并茂，丰富阅读鉴赏感受，并提升其实用参考和珍藏价值。

七、本套书结合现实应用情况附有大量实地拍摄的原动植物（及矿物等）和药材（及饮片）原色图片，方便读者认药和用药。

八、部分药物尚未能解释科学内涵，或者疗效有待证实、原料及制作工艺失传，以及其他因素，故无考证内容及附图，但仍收载《纲目》原始内容，有待后来者研究、发现。

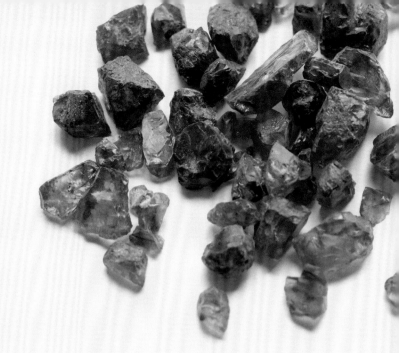

# 目录

本草纲目木部第三十七卷

木之四寓木类一十二种

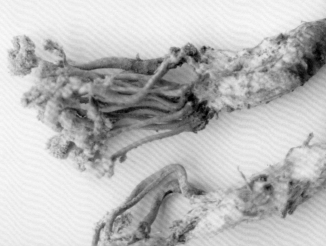

本草纲目

木部第三十七卷

木之四寓木类一十二种

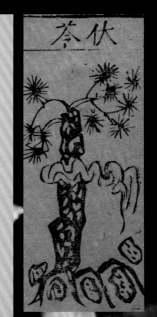

## ‖ 基原 ‖

据《中药志》《纲目彩图》《药典图鉴》《汇编》《中华本草》等综合分析考证，本品为多孔菌科真菌茯苓 Poria cocos (Schw.)Wolf。分布于河北、山西、安徽、浙江、福建、广东等地。《药典》收载茯苓药材为多孔菌科真菌茯苓的干燥菌核。多于 7～9 月采挖，挖出后除去泥沙，堆置"发汗"后，摊开晾至表面干燥，再"发汗"，反复数次至现皱纹、内部水分大部散失后，阴干，称为"茯苓个"；或将鲜茯苓按不同部位切制，阴干，分别称为"茯苓块"和"茯苓片"。收载茯苓皮药材为多孔菌科真菌茯苓菌核的干燥外皮；多于 7～9 月采挖，加工"茯苓片""茯苓块"时，收集削下的外皮，阴干。《药典》四部收载茯神药材为多孔菌科真菌茯苓的干燥菌核中间抱有松枝或松根的白色部分。

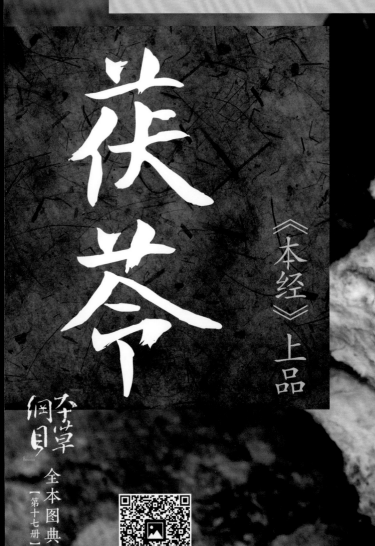

# 茯苓

《本经》上品

纲目草
全本图典
[第十七册]
002

▷茯苓（*Poria cocos*）

## 释名

**伏灵**纲目 **伏菟**本经 **松腴** **不死面**记事珠 **抱根者名伏神**别录。[宗奭曰]多年樵斫之松根之气味，抑郁未绝，精英未沦。其精气盛者，发泄于外，结为茯苓。故不抱根，离其本体，有零之义也。津气不盛，止能附结本根，既不离本，故曰伏神。[时珍曰]茯苓，史记·龟策传作伏灵。盖松之神灵之气，伏结而成，故谓之伏灵、伏神也。仙经言伏灵大如拳者，佩之令百鬼消灭，则神灵之气，亦可徵矣。俗作苓者，传写之讹尔。下有伏灵，上有兔丝，故又名伏兔。或云"其形如兔故名"，亦通。

## 集解

[别录曰]伏苓、茯神生太山山谷大松下。二月、八月采，阴干。[弘景曰]今出郁州。大者如三四升器，外皮黑而细皱，内坚白，形如鸟、兽、龟、鳖者良。虚赤者不佳。性无朽蛀，埋地中三十年，犹色理无异也。[恭曰]今太山亦有茯苓，实而理小，不复采用。第一出华山，形极粗大。雍州南山亦有，不如华山。[保升曰]所在大松处皆有，惟华山最多。生枯松树下，形块无定，以似龟、鸟形者为佳。[禹锡曰]范子计然言：茯苓出嵩山及三辅。淮南子言：千年之松，下有茯苓，上有兔丝。典术言：松脂入地，千岁为茯苓，望松树赤者有之。广志言：茯神乃松汁所作，胜于茯苓。或云即茯苓贯着松根者。生朱提、濮阳县。[颂曰]今太、华、嵩山皆有之。出大松下，附根而生，无苗、叶、花、实，作块如拳在土底，大者至数斤，有赤、白二种。或云松脂变成，或云假松气而生。今东人见山中古松久为人斩伐，其枯折槎枿，枝叶不复上生者，谓之茯苓拨。即于四面丈余地内，以铁头锥刺地。如有茯苓，则锥固不可拔，乃掘取之。其拨大者，茯苓亦大。皆自作块，不附着根。其包根而轻虚者为茯神，则假气生者，其说胜矣。龟策传云：茯苓在兔丝之下，状如飞鸟之形。新雨已霁，天静无风，以火夜烧兔丝去之，即籝烛此地罩之，火灭

即记其处。明乃掘取，入地四尺或七尺得矣。此类今不闻有之。[宗奭曰] 上有兔丝之说，甚为轻信。[时珍曰] 下有茯苓，则上有灵气如丝之状，山人亦时见之，非兔丝子之兔丝也。注淮南子者，以兔丝子及女萝为说，误矣。茯苓有大如斗者，有坚如石者，绝胜。其轻虚者不佳，盖年浅未坚故尔。刘宋·王微茯苓赞云：皓苓下居，彤丝上荟。中状鸡凫，其容龟蔡。神侔少司，保延幼艾。终志不移，柔红可佩。观此彤丝，即兔丝之证矣。寇氏未解此义。

## ‖ 修治 ‖

[敩曰] 凡用，去皮心，捣细，于水盆中搅浊，浮者滤去之。此是茯苓赤筋，若误服饵，令人瞳子并黑睛点小，兼盲目。[弘景曰] 作丸散者，先煮二三沸乃切，暴干用。

## ‖ 气味 ‖

甘，平，无毒。[元素曰] 性温，味甘而淡，气味俱薄，浮而升，阳也。[之才曰] 马间为之使。得甘草、防风、芍药、紫石英、麦门冬，共疗五脏。恶白敛，畏牡蒙、地榆、雄黄、秦艽、龟甲，忌米醋及酸物。[弘景曰] 药无马间，或是马茎也。[恭曰] 李氏本草：马刀为茯苓使，间字草书似刀字，传讹尔。[志曰] 二注恐皆非也。当是马蔺字。

## ‖ 主治 ‖

胸胁逆气，忧恚惊邪恐悸，心下结痛，寒热烦满咳逆，口焦舌干，利小便。久服，安魂养神，不饥延年。本经。止消渴好睡，大腹淋沥，膈中痰水，水肿淋结，开胸腑，调脏气，伐肾邪，长阴，益气力，保神气。别录。开胃止呕逆，善安心神，主肺痿痰壅，心腹胀满，小儿惊痫，女人热淋。甄权。补五劳七伤，开心益志，止健忘，暖腰膝，安胎。大明。止渴，利小便，除湿益燥，和中益气，利腰脐间血。元素。逐水缓脾，生津导气，平火止泄，除虚热，开腠理。李杲。泻膀胱，益脾胃，治肾积奔豚。好古。

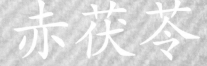

赤茯苓

## ‖ 主治 ‖

破结气。甄权。泻心、小肠、膀胱湿热，利窍行水。时珍。

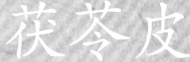

茯苓皮

## ‖ 主治 ‖

水肿肤胀，开水道，开腠理。时珍。

## ‖ 发明 ‖

[弘景曰] 茯苓白色者补，赤色者利。俗用甚多，仙方服食亦为至要。云其通神而致灵，和魂而

炼魄，利窍而益肌，厚肠而开心，调营而理卫，上品仙药也。善能断谷不饥。[宗奭曰] 茯苓行水之功多，益心脾不可缺也。[元素曰] 茯苓赤泻白补，上古无此说。气味俱薄，性浮而升。其用有五：利小便也，开腠理也，生津液也，除虚热也，止泻也。如小便利或数者，多服则损人目。汗多人服之，亦损元气，夭人寿，为其淡而渗也。又云：淡为天之阳，阳当上行，何以利水而泻下？气薄者阳中之阴，所以茯苓利水泻下。不离阳之体，故入手太阳。[果白] 白者入壬癸，赤者入丙丁。味甘而淡，降也，阳中阴也。其用有六：利窍而除湿，益气而和中，治惊悸，生津液，小便多者能止，小便结者能通。又云：湿淫所胜，小便不利。淡以利窍，甘以助阳。温平能益脾逐水，乃除湿之圣药也。[好古曰] 白者入手太阴、足太阳、少阳经气分，赤者入足太阴、手少阴、太阳经气分。伐肾邪。小便多，能止之；小便涩，能利之。与车前子相似，虽利小便

茯苓 *Poria cocos* ITS2 条形码主导单倍型序列：

```
1    CGGAACCCTC AACTCCGTCC GCCTTTGTTG GGGCGGGCTC GGAGCTTGGA ATTGGAGGCC CTTTGCCGCG CCTTTCCCTT
81   CTACGATCCG TAGACCGGGG GTGGCCGCGC GGCTCCTCCC AAACGCATTA GCCCGGACCG GATTGAAAAG GGAACCATCG
161  GACCGGCGTC GATAGGGGCG TTCGCGCCCA CGTCAACGCC GTTGAACGGG AACCCTAGAA ATCGTTAAGG TCGGCTTCTA
241  AAAGGCGCGT CTCGTCGGGG GCGGGTCGGA TGGACAAACA GATTAGAGCG GATCGAAAAA GTACCTCGAT GTGAGGAGTT
321  TGTAGGTTCC ACCCCGATAG CCGTTATAGA CGGAATGCCA CAGTGGGCGG GGACCGCTCC GAAAGGAAGA GGGAAAATAA
401  AAGATCTCGA CTCCGGTTTG GCGTCCCTCC TCCCTCCGCC GTCTCGAGGC GTCAGAAACC CTT
```

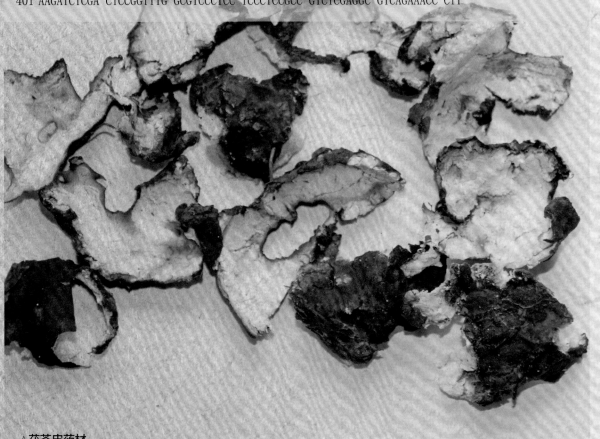

△茯苓皮药材

而不走气。酒浸与光明朱砂同用，能秘童元。味甘而平，如何是利小便耶？[震亨曰]茯苓得松之余气而成，属金，仲景利小便多用之，此暴新病之要药也。若阴虚者，恐未为宜。此物有行水之功，久服损人。八味丸用之者，亦不过接引他药归就肾经，去胞中久陈积垢，为搬运之功耳。[时珍曰]茯苓，本草又言利小便，伐肾邪。至李东垣、王海藏，乃言小便多者能止，涩者能通，同朱砂能秘真元。而朱丹溪又言阴虚者不宜用，义似相反，何哉？茯苓气味淡而渗，其性上行，生津液，开腠理，滋水之源而下降，利小便。故张洁古谓其属阳，浮而升，言其性也；东垣谓其为阳中之阴，降而下，言其功也。素问云：饮食入胃，游溢精气，上输于肺，通调水道，下输膀胱。观此，则知淡渗之药，俱皆上行而后下降，非直下行也。小便多，其源亦异。素问云：肺气盛则小便数而欠；虚则欠欬，小便遗数。心虚则少气遗溺。下焦虚则遗溺。胞移热于膀胱则遗溺。膀胱不利为癃，不约为遗。厥阴病则遗溺闭癃。所谓肺气盛者，实热也。其人必气壮脉强。宜用茯苓甘淡以渗其热，故曰小便多者能止也。若夫肺虚、心虚、胞热、厥阴病者，皆虚热也。其人必上热下寒，脉虚而弱。法当用升阳之药，以升水降火。膀胱不约、下焦虚者，乃火投于水，水泉不藏，脱阳之证。其人必肢冷脉迟。法当用温热之药，峻补其下，交济坎离。二证皆非茯苓辈淡渗之药所可治，故曰阴虚者不宜用也。仙家虽有服食之法，亦当因人而用焉。

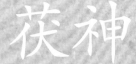

# 茯神

## ‖气味‖

甘，平，无毒。

## ‖主治‖

辟不祥，疗风眩风虚，五劳口干，止惊悸、多恚怒、善忘，开心益智，安魂魄，养精神。别录。补劳乏，主心下急痛坚满。人虚而小肠不利者，加而用之。甄权。

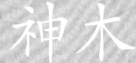

# 神木

即茯神心内木也。又名黄松节。

## ‖主治‖

偏风，口面㖞斜，毒风，筋挛不语，心神惊掣，虚而健忘。甄权。治脚气痹痛，诸筋牵缩。时珍。

## ‖发明‖

[弘景曰]仙方止云茯苓而无茯神，为疗既同，用应无嫌。[时珍曰]神农本草止言茯苓，名医别录始添茯神，而主治皆同。后人治心病必用茯神。故洁古张氏云：风眩心虚，非茯神不能除。然茯苓未尝不治心病也。陶弘景始言茯苓赤泻白补。李杲复分赤入丙丁，白入壬癸。此其发前

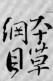

人之秘者。时珍则谓茯苓、茯神，只当云赤入血分，白入气分，各从其类，如牡丹、芍药之义，不当以丙丁、壬癸分也。若以丙丁、壬癸分，则白茯神不能治心病，赤茯苓不能入膀胱矣。张元素不分赤白之说，于理欠通。圣济录松节散：用茯神心中木一两，乳香一钱，石器炒，研为末。每服二钱，木瓜酒下。治风寒冷湿搏于筋骨，足筋挛痛，行步艰难，但是诸筋挛缩疼痛并主之。

## ‖附方‖

旧五，新二十六。**服茯苓法**﹝颂曰﹞仙方多单饵茯苓。其法：取白茯苓五斤，去黑皮，捣筛，以熟绢囊盛，于二斗米下蒸之。米熟即止，暴干又蒸，如此三遍。乃取牛乳二斗和合，着铜器中，微火煮如膏，收之。每食以竹刀割，随性饱食，辟谷不饥也。如欲食谷，先煮葵汁饮之。又茯苓酥法：白茯苓三十斤，山之阳者甘美，山之阴者味苦，去皮薄切，暴干蒸之。以汤淋去苦味，淋之不止，其汁当甜。乃暴干筛末，用酒三石、蜜三升相和，置大瓮中，搅之百匝，密封勿泄气。冬五十日，夏二十五日，酥自浮出酒上。掠取，其味极甘美。作掌大块，空室中阴干，色赤如枣。饥时食一枚，酒送之，终日不食，名神仙度世之法。又服食法：以茯苓合白菊花，或合桂心，或合术，为散、丸自任。皆可常服，补益殊胜。儒门事亲方用茯苓四两，头白面二两，水调作饼，以黄蜡三两煎熟。饱食一顿，便绝食辟谷。至三日觉难受，以后气力渐生也。经验后方：服法用华山挺子茯苓，削如枣大方块，安新瓮内，好酒浸之，纸封一重，百日乃开，其色当如饧糖。可日食一块，至百日肌体润泽，一年可夜视物，久久肠化为筋，延年耐

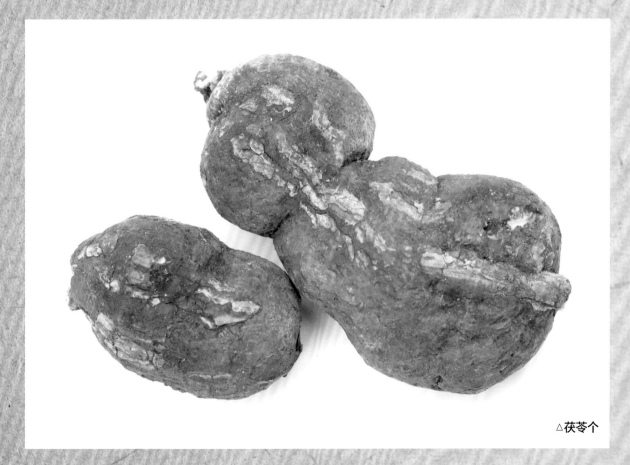

△茯苓个

老，面若童颜。嵩高记用茯苓、松脂各二斤，淳酒浸之，和以白蜜。日三服之，久久通灵。又法：白茯苓去皮，酒浸十五日，漉出为散。每服三钱，水调下，日三服。孙真人枕中记云：茯苓久服，百日病除，二百日昼夜不眠，二年役使鬼神，四年后玉女来侍。葛洪抱朴子云：任子季服茯苓十八年，玉女从之，能隐能彰，不食谷，灸瘢灭，面体玉泽。又黄初起服茯苓五万日，能坐在立亡，日中无影。**交感丸方**见草部莎根下。**吴仙丹方**见果部吴茱萸下。**胸胁气逆胀满**。茯苓一两，人参半两。每服三钱，水煎服，日三。圣济总录。**养心安神**朱雀丸：治心神不定，恍惚健忘不乐，火不下降，水不上升，时复振跳。常服，消阴养火，全心气。茯神二两，去皮，沉香半两，为末，炼蜜丸小豆大。每服三十丸，食后参汤下。百一选方。**血虚心汗**别处无汗，独心孔有汗，思虑多则汗亦多，宜养心血，以艾汤调茯苓末，日服一钱。证治要诀。**心虚梦泄**或白浊。白茯苓末二钱，米汤调下，日二服。苏东坡方也。直指方。**虚滑遗精**白茯苓二两，缩砂仁一两，为末，入盐二钱。精羊肉批片，掺药炙食，以酒送下。普济方。**漏精白浊方**见菜部薯蓣下。**浊遗带下**威喜丸：治丈夫元阳虚惫，精气不固，小便下浊，余沥常流，梦寐多惊，频频遗泄，妇人白淫白带并治之。白茯苓去皮四两作匮，以猪苓四钱半，入内煮二十余沸，取出日干，择去猪苓，为末，化黄蜡搜和，丸弹子大。每嚼一丸，空心津下，以小便清为度。忌米醋。李时珍曰：抱朴子言茯苓千万岁，其上生小木，状似莲花，名曰木威喜芝。夜视有光，烧之不焦，带之辟兵，服之长生。和剂局方威喜丸之名，盖取诸此。**小便频多**白茯苓去皮、干山药去皮，以白矾水瀹过，焙，等分为末。每米饮服二钱。儒门事亲方。**小便不禁**茯苓

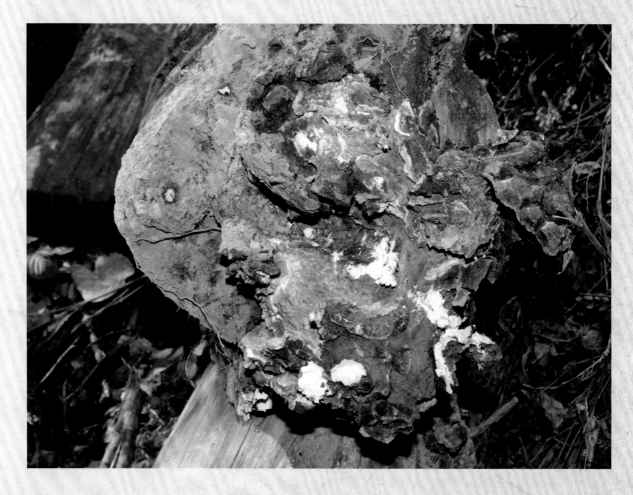

丸：治心肾俱虚，神志不守，小便淋沥不禁。用白茯苓、赤茯苓等分，为末。以新汲水挼洗去筋，控干，以酒煮地黄汁捣膏搜和，丸弹子大。每嚼一丸，空心盐酒下。三因方。**小便淋浊**由心肾气虚，神志不守，或梦遗白浊。赤、白茯苓等分，为末，新汲水飞去沫，控干。以地黄汁同捣，酒熬作膏，和丸弹子大。空心盐汤嚼下一丸。三因方。**下虚消渴**上盛下虚，心火炎烁，肾水枯涸，不能交济而成渴证。白茯苓一斤，黄连一斤，为末，熬天花粉作糊，丸梧子大。每温汤下五十丸。德生堂经验方。**下部诸疾**龙液膏：用坚实白茯苓去皮焙研，取清溪流水浸去筋膜，复焙，入瓷罐内，以好蜜和匀，入铜釜内，重汤桑柴火煮一日，取出收之。每空心白汤下二三匙，解烦郁躁渴。一切下部疾，皆可除。积善堂方。**飧泄滑痢**不止。白茯苓一两，木香煨半两，为末。紫苏木瓜汤下二钱。百一选方。**妊娠水肿**小便不利，恶寒。赤茯苓去皮、葵子各半两，为末。每服二钱，新汲水下。禹讲师方。**卒然耳聋**黄蜡不拘多少，和茯苓末细嚼，茶汤下。普济方。**面黑雀斑**白茯苓末，蜜和，夜夜傅之，二七日愈。姚僧坦集验方。**猪鸡骨哽**五月五日，采楮子晒干、白茯苓等分，为末。每服二钱，乳香汤下。一方不用楮子，以所哽骨煎汤下。经验良方。**痔漏神方**赤、白茯苓去皮、没药各二两，破故纸四两，石臼捣成一块。春、秋酒浸三日，夏二日，冬五日。取出木笼蒸熟，晒干为末，酒糊丸梧子大。每酒服二十丸，渐加至五十丸。董炳集验方。**血余怪病**手十指节断坏，惟有筋连，无节肉，虫出如灯心，长数尺。遍身绿毛卷，名曰血余。以茯苓、胡黄连煎汤，饮之愈。夏子益奇疾方。**水肿尿涩**茯苓皮、椒目等分，煎汤，日饮取效。普济方。

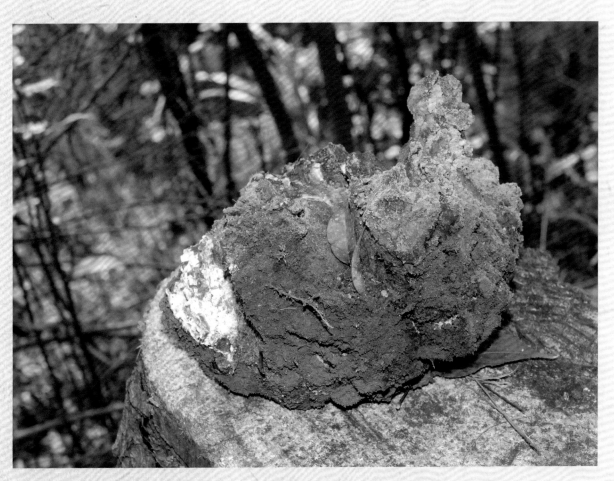

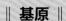

## 基原

据《中华本草》《纲目图鉴》《纲目彩图》《大辞典》等综合分析考证，本品为古代松科（Pinaceae）植物的树脂埋藏地下经久而成的化石样物质。产于云南、河南、广西、福建、贵州、辽宁等地。《药典》四部收载琥珀药材为古松科松属（Pinus）植物的树脂埋藏地下经年久转化而成。

琥珀

《别录》上品

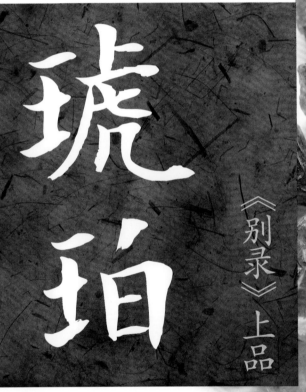

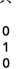

▷琥珀（Amber）

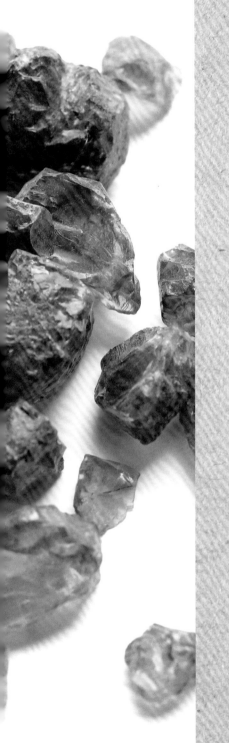

## ‖释名‖

江珠。[时珍曰] 虎死则精魄入地化为石，此物状似之，故谓之虎魄。俗文从玉，以其类玉也。梵书谓之阿湿摩揭婆。

## ‖集解‖

[别录曰] 琥珀生永昌。[弘景曰] 旧说松脂沦入地千年所化。今烧之亦作松气。亦有中有一蜂，形色如生者。博物志乃云"烧蜂巢所作"，恐非实也。此或蜂为松脂所沾，因坠地沦没尔。亦有煮鳅鸡子及青鱼鳅作者，并非真。惟以手心摩热拾芥为真。今并从外国来，而出茯苓处并无，不知出琥珀处复有茯苓否也？[珣曰] 琥珀是海松木中津液，初若桃胶，后乃凝结。复有南珀，不及舶上来者。[保升曰] 枫脂入地千年变为琥珀，不独松脂变也。大抵木脂入地千年皆化，但不及枫、松有脂而多经年岁尔。蜂巢既烧，安有蜂形尚在其间？[宗奭曰] 今西戎亦有，其色差淡而明澈。南方者色深而重浊，彼土人多碾为物形。若谓千年茯苓所化，则其沾着蜂、蚁宛然具在，极不然也。地理志云：海南林邑多出琥珀，松脂沦入地所化。有琥珀则旁无草木。入土浅者五尺，深者八九尺。大者如斛，削去皮乃成。此说为胜。但土地有所宜、不宜，故有能化、不化。烧蜂之说，不知何据。[承曰] 诸家所说茯苓、琥珀，虽有小异同，皆云松脂所化。但茯苓、茯神，乃大松摧折或斫伐，而根瘢不朽，津液下流而结成，故治心肾，通津液也。若琥珀乃是松树枝节荣盛时，为炎日所灼，流脂出树身外，日渐厚大，因堕土中，津润岁久，为土所渗泄，而光莹之体独存。今可拾芥，尚有粘性。故其虫蚁之类，乃未入土时所粘者。二物皆自松出，而所禀各异。茯苓生于阴而成于阳，琥珀生于阳而成于阴，故皆治营安心而利水也。[敩曰] 凡用须分红松脂、石珀、水珀、花珀、物象珀、翳珀、琥珀。其红松脂如琥珀，只是浊，太脆，文横。水珀多无红，色如浅黄，多皱文。石珀如石重，色黄不堪用。花珀文似

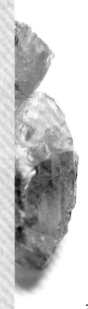

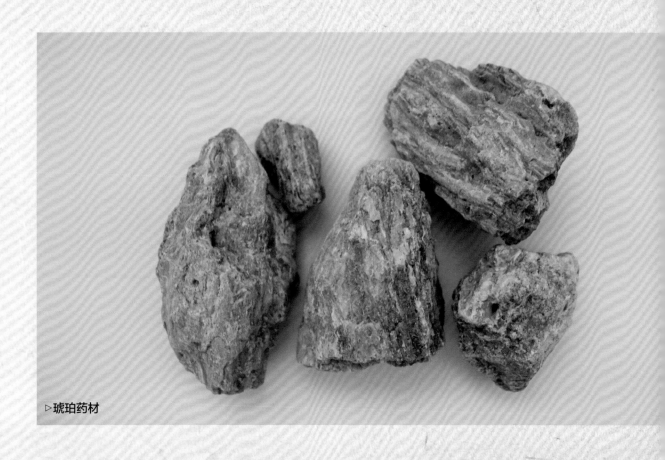
▷琥珀药材

新马尾松心文，一路赤，一路黄。物象珀其内自有物命，入用神妙。瑿珀是众珀之长。琥珀如血色，以布拭热，吸得芥子者，真也。[时珍曰] 琥珀拾芥，乃草芥，即禾草也。雷氏言拾芥子，误矣。唐书载西域康干河松木，入水一二年化为石，正与松、枫诸木沈入土化珀，同一理也。今金齿、丽江亦有之。其茯苓千年化琥珀之说，亦误传也。按曹昭格古论云：琥珀出西番、南番，乃枫木津液多年所化。色黄而明莹者名蜡珀，色若松香红而且黄者名明珀，有香者名香珀，出高丽、倭国者色深红。有蜂、蚁、松枝者尤好。

‖ **修治** ‖

[敩曰] 入药，用水调侧柏子末，安瓷锅中，置琥珀于内煮之，从巳至申，当有异光，捣粉筛用。

‖ **气味** ‖

甘，平，无毒。

‖ **主治** ‖

安五脏，定魂魄，杀精魅邪鬼，消瘀血，通五淋。别录。壮心，明目磨翳，止心痛癫邪，疗蛊毒，破结瘕，治产后血枕痛。大明。止血生肌，合金疮。藏器。清肺，利小肠。元素。

## ‖发明‖

[震亨曰] 古方用为利小便，以燥脾土有功，脾能运化，肺气下降，故小便可通。若血少不利者，反致其燥急之苦。[弘景曰] 俗中多带之辟恶。刮屑服，疗瘀血至验。仙经无正用。[藏器曰] 和大黄、鳖甲作散，酒下方寸匕，下恶血、妇人腹内血，尽即止。宋高祖时，宁州贡琥珀枕，碎以赐军士，傅金疮。

## ‖附方‖

旧四，新五。**琥珀散**止血生肌，镇心明目，破癥瘕气块，产后血运闷绝，儿枕痛，并宜饵此方。琥珀一两，鳖甲一两，京三棱一两，延胡索半两，没药半两，大黄六铢，熬捣为散。空心酒服三钱匕，日再服。神验莫及。产后即减大黄。海药本草。**小儿胎惊**琥珀、防风各一钱，朱砂半钱，为末。猪乳调一字，入口中，最妙。直指方。**小儿胎痫**琥珀、朱砂各少许，全蝎一枚，为末。麦门冬汤调一字服。直指方。**小便转胞**真琥珀一两，为末。用水四升，葱白十茎，煮汁三升，入珀末二钱，温服。沙石诸淋，三服皆效。圣惠方。**小便淋沥**琥珀为末二钱，麝香少许，白汤服之，或萱草煎汤服。老人、虚人以人参汤下。亦可蜜丸，以赤茯苓汤下。普济方。**小便尿血**琥珀为末。每服二钱，灯心汤下。直指方。**从高坠下**有瘀血在内。刮琥珀屑，酒服方寸匕。或入蒲黄三二匕，日服四五次。外台秘要。**金疮闷绝**不识人。琥珀研粉，童子小便调一钱。三服瘥。鬼遗方。**鱼骨哽咽**六七日不出。用琥珀珠一串，推入哽所，牵引之即出。外台秘要。

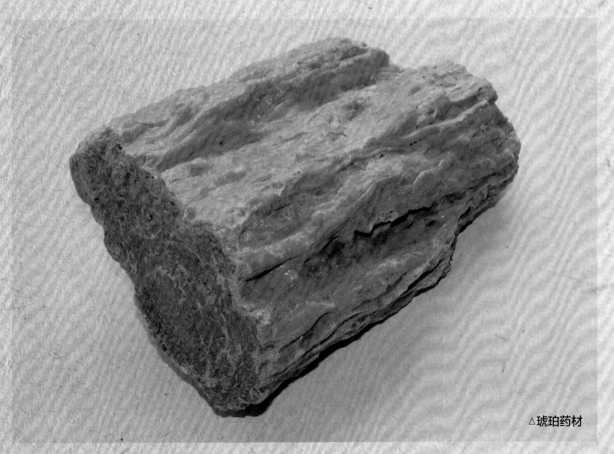

△琥珀药材

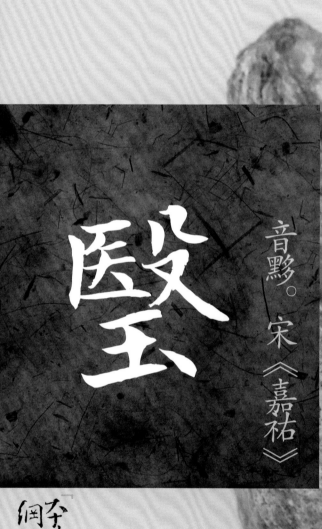

医殳
玉

音黔。

宋《嘉祐》

李时珍
网目
全本图典
[第十七册]

0
1
4

▷琥珀药材

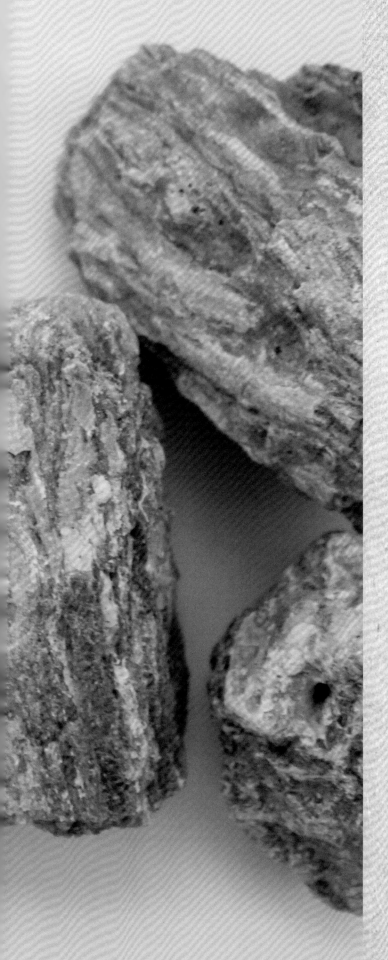

## 释名

瑿珀。[日] 瑿是众珀之长，故号瑿珀。[时珍曰] 亦作瑿。其色黳黑，故名。

## 集解

[恭曰] 古来相传松脂千年为茯苓，又千年为琥珀，又千年为瑿。二物烧之，皆有松气，状似玄玉而轻。出西戎，而有茯苓处无此物。今西州南三百里碛中得者，大则方尺，黑润而轻，烧之腥臭。高昌人名为木瑿，谓玄玉为石瑿。洪州土石间得者，烧作松气，功同琥珀，见风拆破，不堪为器。恐此二种及琥珀，或非松脂所为也。[慎微曰] 梁公子传：杰公云：交河之间平碛中，掘深一丈，下有瑿珀，黑逾纯漆，或大如车轮。末服，攻妇人小肠癥瘕诸疾。[时珍曰] 瑿即琥珀之黑色者，或因土色熏染，或是一种木沈结成，未必是千年琥珀复化也。玉策经言：松脂千年作茯苓，茯苓千年作琥珀，琥珀千年作石胆，石胆千年作威喜。大抵皆是神异之说，未可深凭。雷敩琥珀下所说诸珀可据。

## 气味

甘，平，无毒。

## 主治

补心安神，破血生肌，治妇人癥瘕。唐本。小儿带之辟恶，磨滴目翳赤障。藏器。

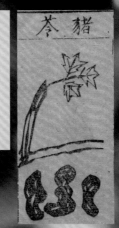

‖ 基原 ‖

据《中华本草》《中药志》《药典图鉴》《汇编》等综合分析考证，本品为多孔菌科真菌猪苓 *Polyporus umbellatus* (Pers.) Fries。分布于东北、西北及河北、内蒙古、安徽、福建等地。《药典》收载猪苓药材为多孔菌科真菌猪苓的干燥菌核；春、秋二季采挖，除去泥沙，干燥。

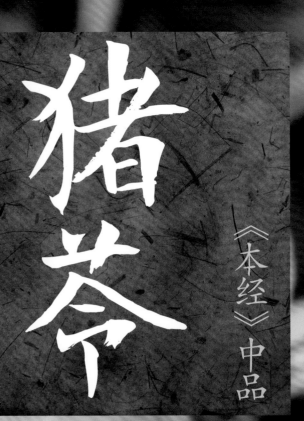

猪苓

《本经》中品

纲目草孕堂

全本图典

【第十七册】

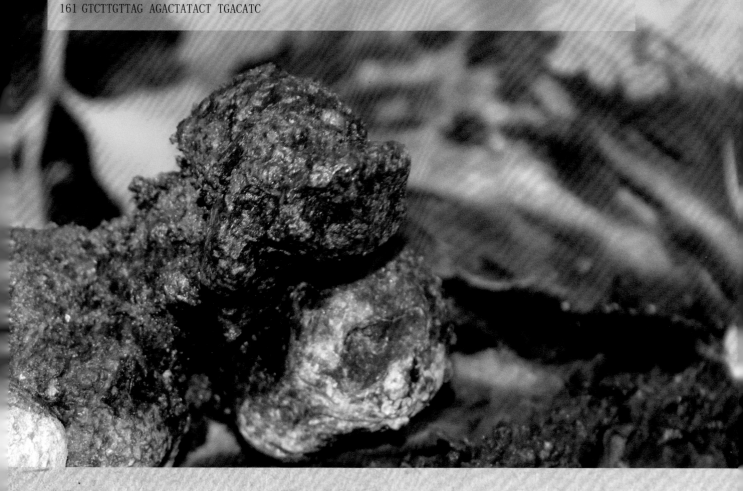

猪苓 *Polyporus umbellatus* ITS2 条形码主导单倍型序列：

```
1   TGTAACTCTC AACCTGCAAA CTTACTTGCA GGCTTGGACT TTGGAGGCTT GTCGGCGCAA GTTGGCTCCT CTCAAATGCA
81  TTAGCTTGGT TTCTTGTGGA TCGGCCTTTG GTGTGATAAT TGTCTATGCC ATGACCGTGA AATGGGTTGA GCTTATAGTT
161 GTCTTGTTAG AGACTATACT TGACATC
```

## ‖释名‖

**鰕猪屎**本经**豕橐**庄子**地乌桃**图经。[弘景曰] 其块黑似猪屎，故以名之。司马彪注庄子云：豕橐一名苓，其根似猪矢是也。[时珍曰] 马屎曰通，猪屎曰零，即苓字，其块零落而下故也。

## ‖集解‖

[别录曰] 猪苓生衡山山谷，及济阴冤句。二月、八月采，阴干。[弘景曰] 是枫树苓，其皮黑色，肉白而实者佳，削去皮用。[颂曰] 今蜀州、眉州亦有之。生土底，不必枫根下始有也。[时珍曰] 猪苓亦是木之余气所结，如松之余气结茯苓之义。他木皆有，枫木为多耳。

## ‖ 修治 ‖

[敩曰] 采得，铜刀削去粗皮，薄切，以东流水浸一夜。至明漉出，细切，以升麻叶对蒸一日，去叶，晒干用。[时珍曰] 猪苓取其行湿，生用更佳。

## ‖ 气味 ‖

甘，平，无毒。[普曰] 神农：甘。雷公：苦，无毒。[权曰] 微热。[元素曰] 气平味甘，气味俱薄，升而微降，与茯苓同。[杲曰] 淡甘平，降也，阳中阴也。[好古曰] 甘重于苦，阳也。入足太阳、足少阴经。

## ‖ 主治 ‖

痎疟，解毒蛊疰不祥，利水道。久服，轻身耐老。本经。解伤寒温疫大热，发汗，主肿胀满腹急痛。甄权。治渴除湿，去心中懊恼。元素。泻膀胱。好古。开腠理，治淋肿脚气，白浊带下，妊娠子淋胎肿，小便不利。时珍。

## ‖ 发明 ‖

[颂曰] 张仲景治消渴脉浮、小便不利、微热者，猪苓散发其汗。病欲饮水而复吐，名为

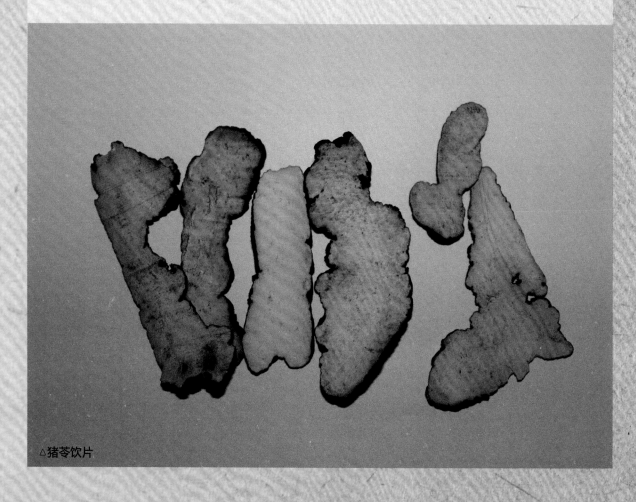

△猪苓饮片

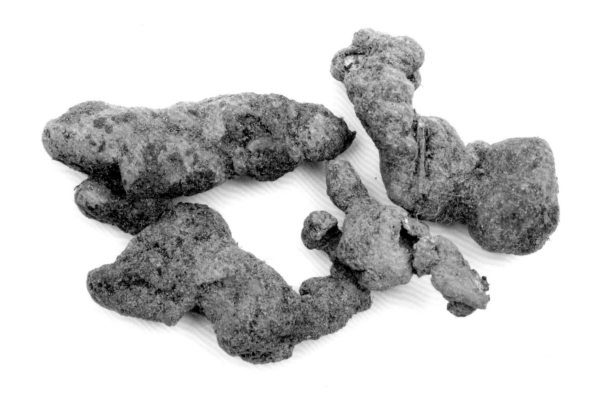

水逆，冬时寒嗽如疟状者，亦与猪苓散，此即五苓散也。猪苓、茯苓、术各三两，泽泻五分，桂二分，细捣筛，水服方寸匕，日三。多饮暖水，汗出即愈。利水道诸汤剂，无若此快，今人皆用之。[杲曰] 苦以泄滞，甘以助阳，淡以利窍，故能除湿利小便。[宗奭曰] 猪苓引水之功多，久服必损肾气，昏人目。久服者，宜详审之。[元素曰] 猪苓淡渗，大燥亡津液，无湿证者勿服之。[时珍曰] 猪苓淡渗，气升而又能降。故能开腠理，利小便，与茯苓同功。但入补药不如茯苓也。

### ‖附方‖

旧五，新二。**伤寒口渴**邪在脏也，猪苓汤主之。猪苓、茯苓、泽泻、滑石、阿胶各一两，以水四升，煮取二升。每服七合，日三服。呕而思水者，亦主之。张仲景方。**小儿秘结**猪苓一两，以水少许，煮鸡屎白一钱，调服，立通。外台秘要。**通身肿满**小便不利。猪苓五两，为末。熟水服方寸匕，日三服。杨氏产乳。**妊娠肿渴**从脚至腹，小便不利，微渴引饮。方同上法。子母秘录。**妊娠子淋**方同上法，日三夜二，以通为度。小品方。**壮年遗溺**方见草部半夏下。**消渴白浊**方见半夏。

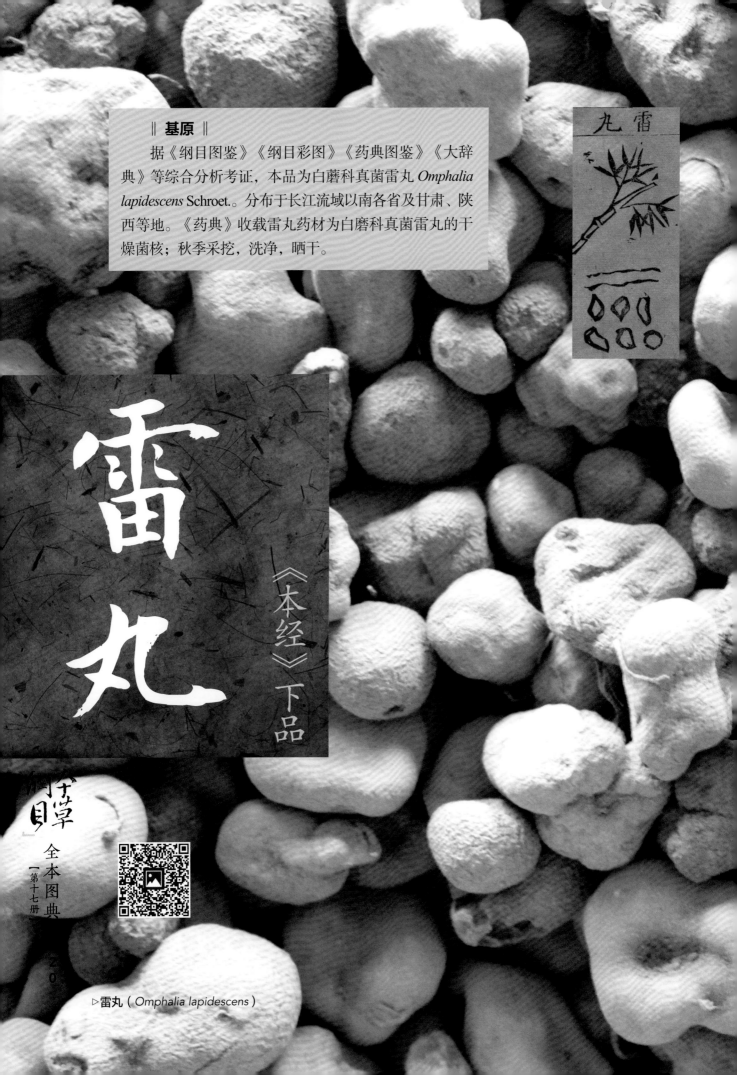

‖ 基原 ‖

据《纲目图鉴》《纲目彩图》《药典图鉴》《大辞典》等综合分析考证，本品为白蘑科真菌雷丸 Omphalia lapidescens Schroet.。分布于长江流域以南各省及甘肃、陕西等地。《药典》收载雷丸药材为白蘑科真菌雷丸的干燥菌核；秋季采挖，洗净，晒干。

# 雷丸

《本经》下品

本草纲目 全本图典 第十七册 30

▷ 雷丸（Omphalia lapidescens）

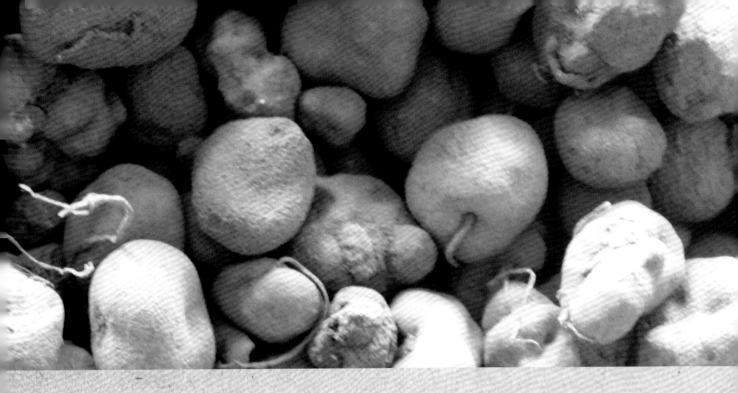

## ‖释名‖

**雷实**别录**雷矢**同上**竹苓**。[时珍曰]雷斧、雷楔，皆霹雳击物精气所化。此物生土中，无苗叶而杀虫逐邪，犹雷之丸也。竹之余气所结，故曰竹苓。苓亦屎也，古者屎、苓字通用。

## ‖集解‖

[别录曰]雷丸生石城山谷及汉中土中。八月采根，暴干。[弘景曰]今出建平、宜都间。累累相连如丸。[恭曰]雷丸，竹之苓也。无有苗蔓，皆零，无相连者。今出房州、金州。[时珍曰]雷丸大小如栗，状如猪苓而圆，皮黑肉白，甚坚实。

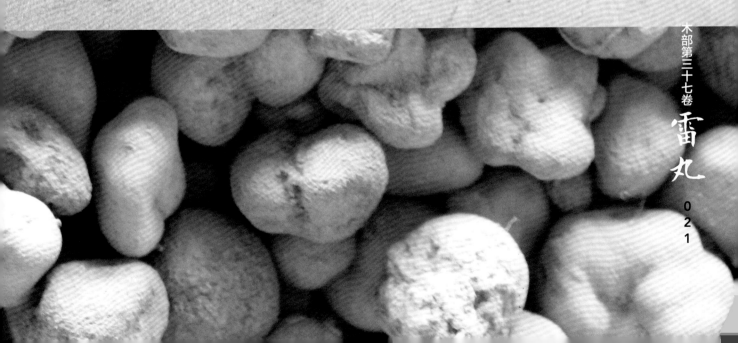

## ‖ 修治 ‖

[敩曰] 凡使，用甘草水浸一夜，铜刀刮去黑皮，破作四五片。以甘草水再浸一宿，蒸之，从巳至未，日干。酒拌再蒸，日干用。[大明曰] 入药炮用。

## ‖ 气味 ‖

苦，寒，有小毒。[别录曰] 咸，微寒，有小毒。赤者杀人，白者善。[普曰] 神农：苦。黄帝、岐伯、桐君：甘，有毒。扁鹊：甘，无毒。李当之：大寒。[权曰] 苦：有小毒。[时珍曰] 甘、微苦，平。[之才曰] 荔实、厚朴、蓄根、芫花为之使，恶葛根。

## ‖ 主治 ‖

杀三虫，逐毒气胃中热。利丈夫，不利女子。本经。作摩膏，除小儿百病，逐邪气恶风汗出，除皮中热结积蛊毒，白虫寸白自出不止。久服，令人阴痿。别录。逐风，主癫痫狂走。甄权。

## ‖ 发明 ‖

[弘景曰] 本经云利丈夫，别录曰久服阴痿，于事相反。[志曰] 经言利丈夫不利女子，乃疏利男子元气，不疏利女子脏气，故曰久服令人阴痿也。[时珍曰] 按范正敏遁斋闲览云：杨勔中年得异疾，每发语，腹中有小声应之，久渐声大。有道士见之，曰：此应声虫也。但读本草，取不应者治之。读至雷丸，不应。遂顿服数粒而愈。

## ‖ 附方 ‖

旧一，新二。**小儿出汗**有热。雷丸四两，粉半斤，为末扑之。千金方。**下寸白虫**雷丸，水浸去皮，切焙为末。五更初，食炙肉少许，以稀粥饮服一钱匕。须上半月服，虫乃下。经验方。**筋肉化虫**方见石部雄黄下。

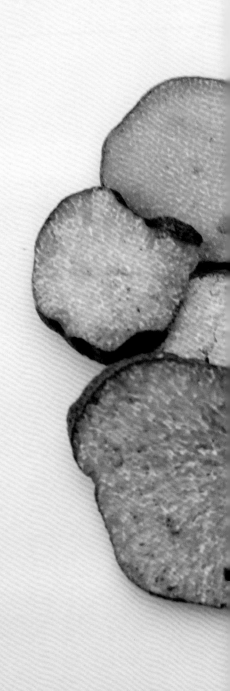

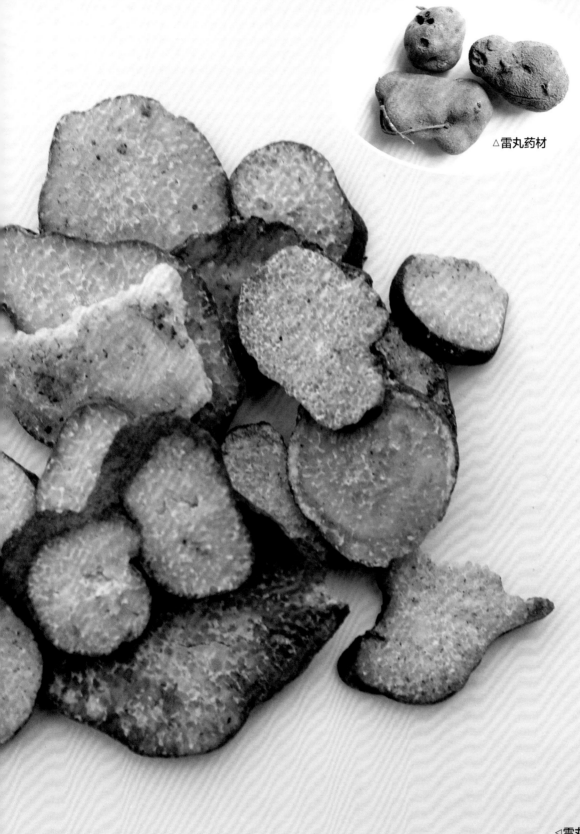

△雷丸药材

◁雷丸切片

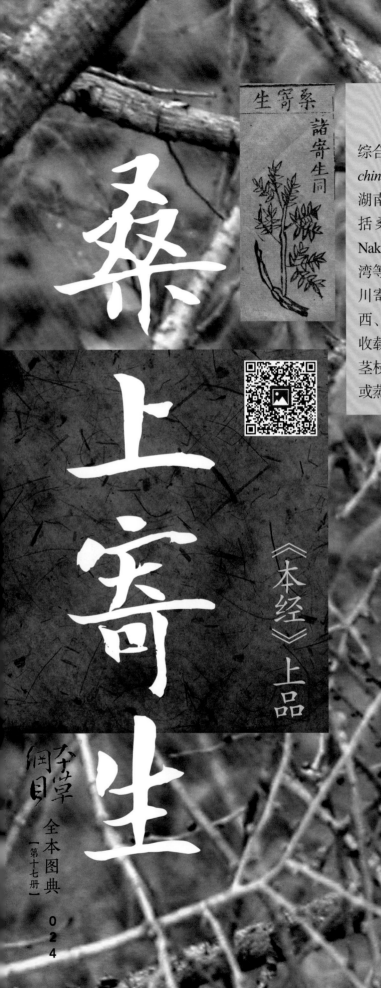

# 桑上寄生

**《本经》上品**

生寄桑　諸寄生同

纲目草 全本图典 [第十七册]

‖ 基原 ‖

据《纲目彩图》《药典图鉴》《中药图鉴》等综合分析考证，本品为桑寄生科植物桑寄生 *Taxillus chinensis* (DC.) Danser。分布于山西、陕西、湖北、湖南、江西、台湾等地。《纲目彩图》认为还包括桑寄生科植物槲寄生 *Viscum coloratum* (Kom.) Nakai，分布于山西、陕西、湖北、湖南、江西、台湾等地。《纲目图鉴》认为本品为桑寄生科植物四川寄生 *T. sutchuenensis* (Lecomte) Danser，分布于山西、陕西、浙江、福建、广东、云南等地。《药典》收载桑寄生药材为桑寄生科植物桑寄生的干燥带叶茎枝；冬季至次春采割，除去粗茎，切段，干燥，或蒸后干燥。

‖ 释名 ‖

寄屑本经 寓木本经 宛童本经 茑鸟、吊二音。[时珍曰] 此物寄寓他木而生，如鸟立于上，故曰寄生、寓木、茑木。俗呼为寄生草。东方朔传云：在树为寄生，在地为窭数。

‖ 集解 ‖

[别录曰] 桑上寄生，生弘农川谷桑树上。三月三日采茎叶，阴干。[弘景曰] 寄生松上、杨上、枫上皆有，形类是一般，但根津所因处为异，则各随其树名之。生树枝间，根在枝节之内。叶圆青赤，厚泽易折。旁自生枝节。冬夏生，四月花白。五月实赤，大如小豆。处处皆有，以出彭城者为胜。俗呼为续断用之，而本经续断别在上品，主疗不同，市人混杂无识者。[恭曰] 此多生枫、槲、榉柳、水杨等树上。叶无阴阳，如细柳叶而厚脆。茎粗短。子黄色，大如小枣。惟虢

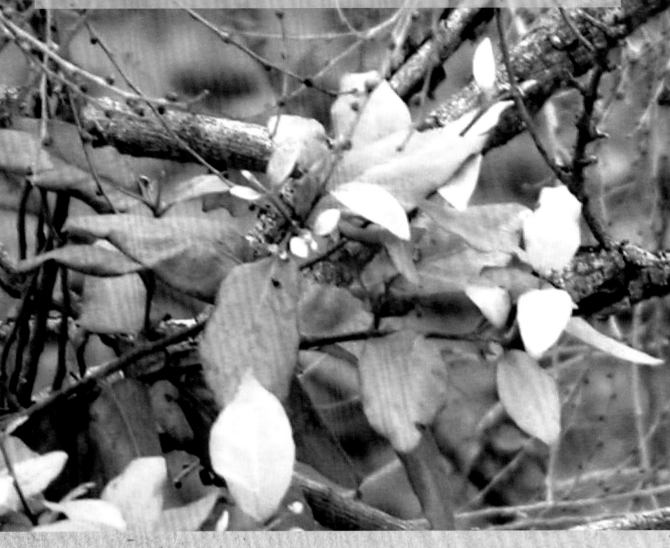

桑寄生 *Taxillus chinensis psbA-trnH* 条形码主导单倍型序列：

```
1    ATAATTTTCC TTTAGATTTA GCTGTTGTTC AAGTTCCATC TACAAATGGA TAAGATTCTT TCCTGGTGTA TATGAGTTCT
81   TATAAGTAAA GGAGCAATAC GTTTTTTCTT GTGGTTAATA TTGCTCCTTT ACTTATTTAT TATTAGCATA TTGATTGAAT
161  CGTTCTTTGT TTCTTATTAA AAAAAAACAT ATTTGATATT AATTAAAGGG TGGATGTAGC CAAGTGGATC AAGGCAGT
```

桑上寄生

州有桑上者，子汁甚粘，核大似小豆，九月始熟，黄色。陶言五月实赤，大如小豆，盖未见也。江南人相承用其茎为续断，殊不相关。[保升曰] 诸树多有寄生，茎、叶并相似，云是乌鸟食一物子，粪落树上，感气而生。叶如橘而厚软，茎如槐而肥脆。处处虽有，须桑上者佳。然非自采，即难以别。可断茎视之，色深黄者为验。又图经云：叶似龙胆而厚阔。茎短似鸡脚，作树形。三月、四月花，黄白色。六月、七月结子，黄绿色，如小豆，以汁稠粘者良也。[大明曰] 人多收榉树上者为桑寄生，桑上极少，纵有，形与榉上者亦不同。次即枫树上者，力与榉树上者相同，黄色。七月、八月采。[宗奭曰] 桑寄生皆言处处有之。从官南北，处处难得。岂岁岁斫践之，苦不能生耶？抑方宜不同耶？若以为鸟食物子落枝节间感气而生，则麦当生麦，谷当生谷，不当生此一物也。自是感造化之气，别是一物。古人惟取桑上者，是假其气尔。第以难得真者，真者下咽，必验如神。向有求此于吴中诸邑者。予遍搜不可得，遂以实告之。邻邑以他木寄生送上，服之逾月而死，可不慎哉？[震亨曰] 桑寄生药之要品，而人不谙其的，惜哉。近海州邑及海外之境，其地暖而不蚕，桑无采择之苦，气厚意浓，自然生出也。何尝节间可容他子耶？[时珍曰] 寄生高者二三尺。其叶圆而微尖，厚而柔，面青而光泽，背淡紫而有茸。人言川蜀桑多，时有生者。他处鲜得。须自采或连桑采者乃可用。世俗多以杂树上者充之，气性不同，恐反有害也。按郑樵通志云：寄生有两种：一种大者，叶如石榴叶；一种小者，叶如麻黄叶。其子皆相似。大者曰茑，小者曰女萝。今观蜀本韩氏所说亦是两种，与郑说同。

## ‖ 修治 ‖
[敩曰] 采得，铜刀和根、枝、茎、叶细剉，阴干用。勿见火。

## ‖ 气味 ‖
苦，平，无毒。[别录曰] 甘，无毒。

## ‖ 主治 ‖
腰痛，小儿背强，痈肿，充肌肤，坚发齿，长须眉，安胎。本经。去女子崩中内伤不足，产后余疾，下乳汁，主金疮，去痹。别录。助筋骨，益血脉。大明。主怀妊漏血不止，令胎牢固。甄权。

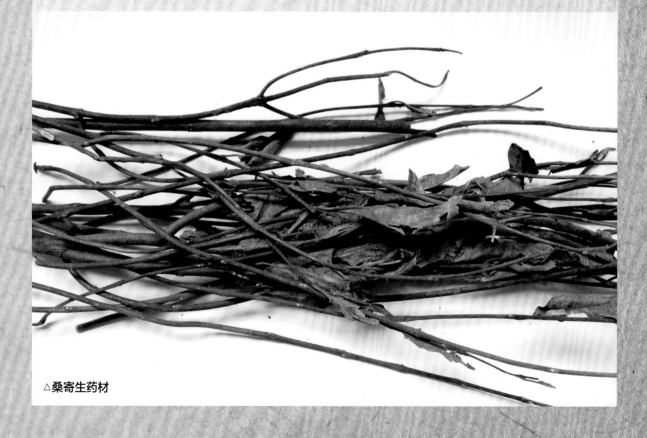

△桑寄生药材

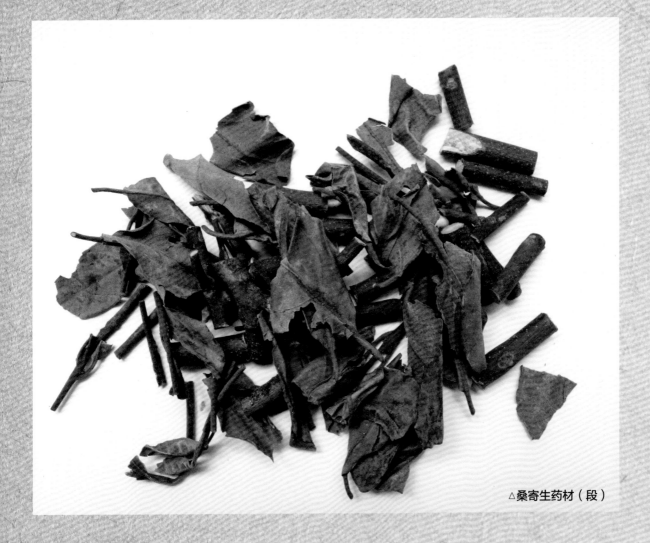

# 实

## ‖气味‖

甘，平，无毒。

## ‖主治‖

明目，轻身，通神。本经。

## ‖附方‖

新四。**膈气**生桑寄生捣汁一盏，服之。集简方。**胎动腹痛**桑寄生一两半，阿胶炒半两，艾叶半两，水一盏半，煎一盏，去滓温服。或去艾叶。圣惠方。**毒痢脓血**六脉微小，并无寒热。宜以桑寄生二两，防风、大芎二钱半，炙甘草三铢，为末。每服二钱，水一盏，煎八分，和滓服。杨子建护命方。**下血后虚**下血止后，但觉丹田元气虚乏，腰膝沉重少力。桑寄生为末。每服一钱，非时白汤点服。杨子建护命方。

‖ 基原 ‖

据《纲目彩图》《纲目图鉴》《汇编》等综合分析考证，本品为松萝科植物长松萝 *Usnea longissina* Ach. 及节松萝（环裂松萝）*U. diffracta* Vain. 的丝状植物体。长松萝分布于黑龙江、吉林、内蒙古、陕西、甘肃、浙江等地，节松萝分布于东北及山西、陕西、内蒙古、甘肃、江西等地。

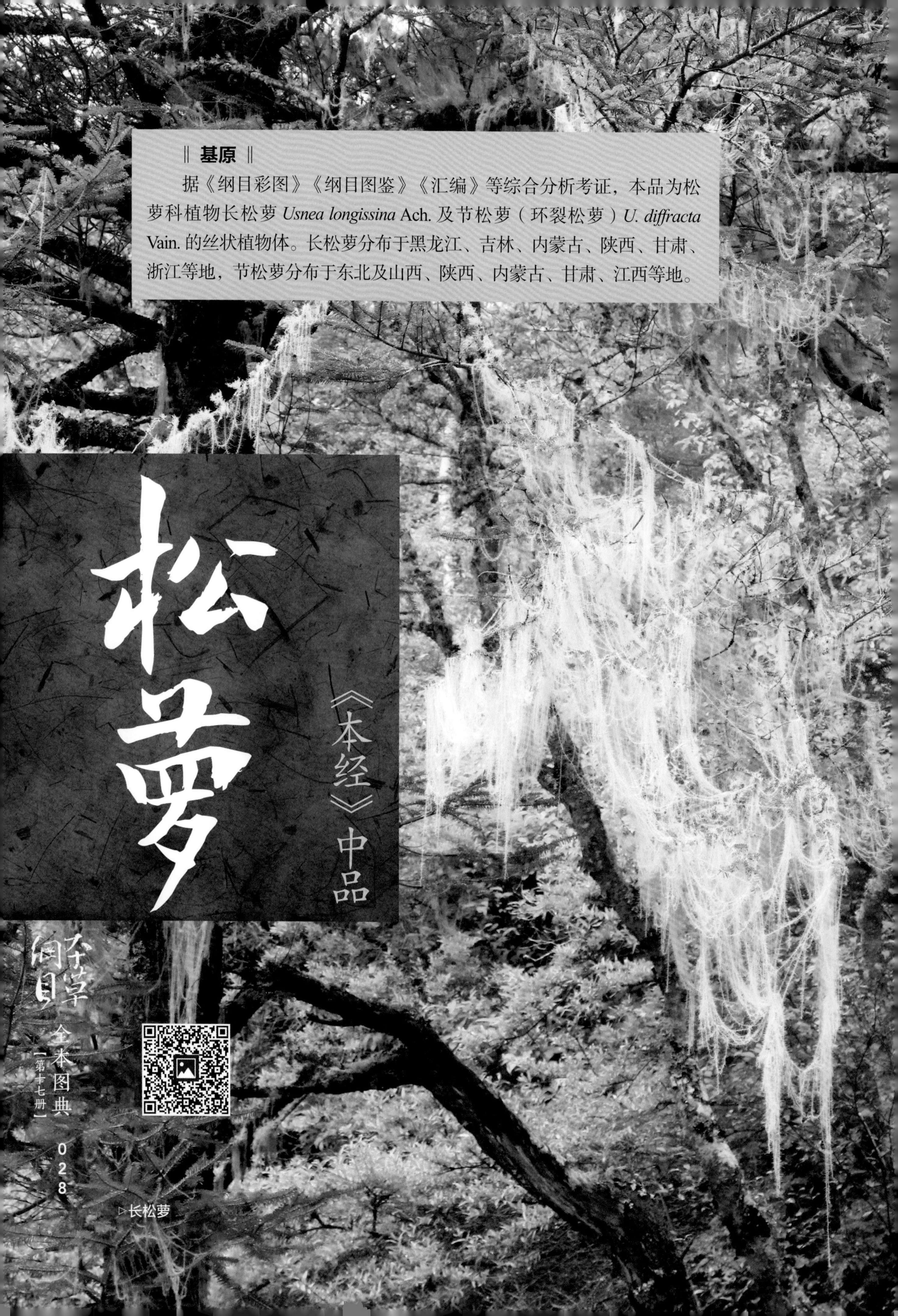

# 松萝

《本经》中品

▷长松萝

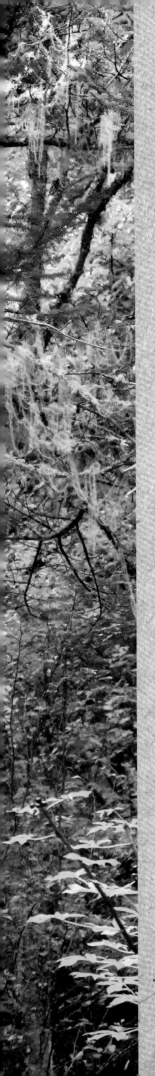
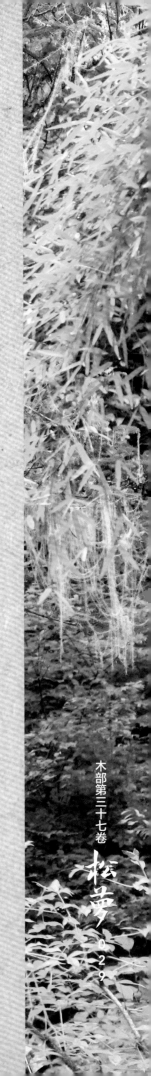

‖**释名**‖

女萝别录松上寄生。[时珍曰] 名义未详。

‖**集解**‖

[别录曰] 松萝生熊耳山谷松树上。五月采。阴干。[弘景曰] 东山甚多。生杂树上，而以松上者为真。诗云：茑与女萝，施于松上。茑是寄生，以桑上者为真，不用松上者，互有异同尔。[时珍曰] 按毛苌诗注云：女萝，兔丝也。吴普本草：兔丝一名松萝。陶弘景谓茑是桑上寄生，松萝是松上寄生。陆佃埤雅言：茑是松、柏上寄生，女萝是松上浮蔓。又言：在木为女萝，在草为兔丝。郑樵通志言：寄生有二种，大曰茑，小曰女萝。陆玑诗疏言：兔丝蔓生草上，黄赤如金，非松萝也。松萝蔓延松上生枝正青，与兔丝殊异。罗愿尔雅云：女萝色青而细长，无杂蔓。故山鬼云"被薜荔兮带女萝"，谓青长如带也。兔丝黄赤不相类。然二者附物而生，有时相结。故古乐府云：南山幂幂兔丝花，北陵青青女萝树。由来花叶同一心，今日枝条分两处。唐乐府云：兔丝故无情，随风任颠倒。谁使女萝枝，而来强萦抱。两草犹一心，人心不如草。据此诸说，则女萝之为松上蔓，当以二陆、罗氏之说为的。其曰兔丝者，误矣。

‖**气味**‖

苦、甘，平，无毒。

‖**主治**‖

嗔怒邪气，止虚汗头风，女子阴寒肿痛。本经。疗痰热温疟，可为吐汤，利水道。别录。治寒热，胸中客痰涎，去头疮、项上瘿瘤，令人得眠。甄权。

‖**发明**‖

[时珍曰] 松萝能平肝邪，去寒热。同瓜蒂诸药则能吐痰，非松萝能吐人也。葛洪肘后方治胸中有痰，头痛不欲食，气壮者。用松萝、杜蘅各三两，瓜蒂三十枚，酒一升二合渍再宿。旦饮一合，取吐。不吐，晚再服一合。孙思邈千金方治胸膈痰积热，断膈汤：用松萝、甘草各一两，恒山三两，瓜蒂二十一枚，水、酒各一升半，煮取一升。分三服，取吐。

▽长松萝

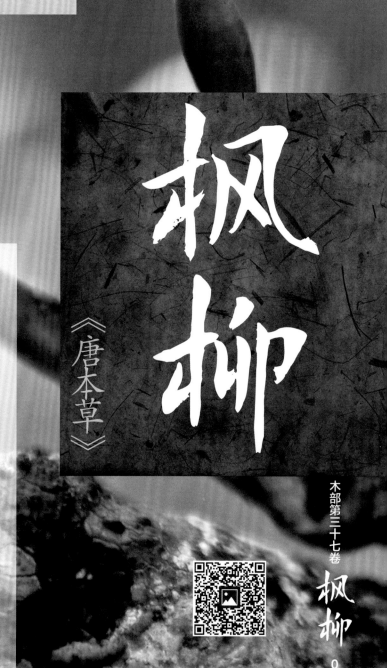

## ‖ 基原 ‖

据《纲目图鉴》等综合分析考证，本品为桑寄生科植物枫香槲寄生（螃蟹脚）*Viscum liquidambaricolum* Hayata。分布于西南、华中、华南、华东及西藏、台湾等地。《中华本草》《纲目彩图》则认为本品为胡桃科植物枫杨 *Pterocarya stenoptera* C. DC. 的树皮；枫杨分布于华东、中南、西南及陕西、台湾，东北和华北仅有栽培。

## ‖ 集解 ‖

[恭曰] 枫柳出原州。叶似槐，茎赤根黄。子六月熟，绿色而细。剥取茎皮用。[时珍曰] 苏恭言枫柳有毒，出原州。陈藏器驳之，以为枫柳皮即今枫树皮，性涩能止水痢。按斗门方言即今枫树上寄生，其叶亦可制粉霜，此说是也。若是枫树，则处处甚多，何必专出原州耶？陈说误矣。枫皮见前枫香脂下。

皮

## ‖ 气味 ‖

辛，大热，有毒。

## ‖ 主治 ‖

风，龋齿痛。唐本。积年痛风不可忍，久治无效者。细剉焙，不限多少，入脑、麝浸酒常服，以醉为度。斗门方。

枫柳

《唐本草》

◁枫香槲寄生（螃蟹脚）（*Viscum liquidambaricolum*）

‖ 基原 ‖

据《纲目图鉴》《纲目彩图》等综合分析考证，本品为桑寄生科植物红花寄生 *Scurrula parasitica* Linn.。分布于云南、四川、广西、广东、江西、福建等地。

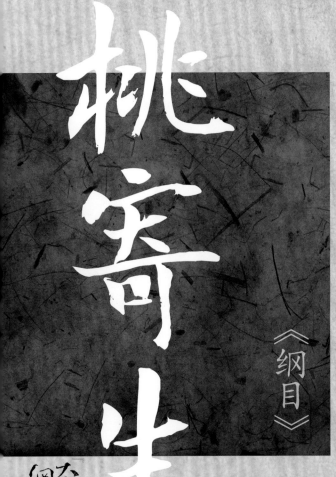

桃寄生

《纲目》

‖ 气味 ‖

苦，辛，无毒。

‖ 主治 ‖

小儿中蛊毒，腹内坚痛，面目青黄，淋露骨立。取二两为末，如茶点服，日四五服。时珍。圣惠方。

‖ **基原** ‖

据《纲目彩图》《纲目图鉴》《大辞典》等综合分析考证，本品为
桑寄生科植物柳树钝果寄生 *Taxillus delavayi* (Van Tiegh.) Danser。分布于西
藏东部及云南、四川、贵州、广西等地。

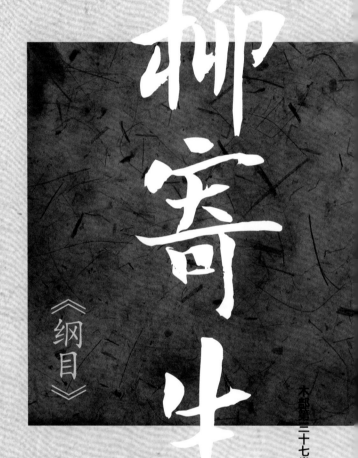

柳寄生

《纲目》

‖ **集解** ‖

[时珍曰] 此即寄生之生柳上者。

‖ **气味** ‖

苦，平，无毒。

‖ **主治** ‖

膈气刺痛，捣汁服一杯。时珍。

## ‖ 基原 ‖

据《纲目彩图》《纲目图鉴》等综合分析考证，本品为桑寄生科植物毛叶钝果寄生（樟寄生）*Taxillus nigrans* (Hance) Danser。分布于福建、浙江、江西、湖北、四川等地。

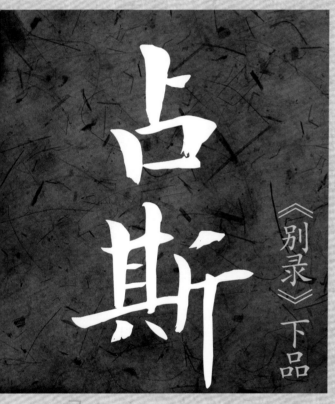

占斯 《别录》下品

## ‖ 释名 ‖

炭皮别录良无极纲目。[时珍曰] 占斯，范汪方谓之良无极，刘涓子鬼遗方谓之木占斯，盛称其功，而别录一名炭皮，殊不可晓。

## ‖ 集解 ‖

[别录曰] 占斯生太山山谷。采无时。[弘景曰] 李当之云：是樟树上寄生，树大衔枝在肌肉。今人皆以胡桃皮为之，非是真也。按桐君采药录云：生上洛。是木皮，状如厚朴，色似桂白，其理一纵一横。今市人皆削，乃似厚朴，而无正纵横理。不知此复是何物，莫测真假也。

## ‖ 气味 ‖

苦，温，无毒。[权曰] 辛，平，无毒。茱萸为之使。

## ‖ 主治 ‖

邪气湿痹，寒热疽疮，除水坚积血症，月闭无子。小儿躄不能行，诸恶疮痈肿，止腹痛，令女人有子。别录。主脾热，洗手足水烂伤。甄权。解狼毒毒。藏器。

## ‖ 附方 ‖

新一。**木占斯散**治发背肠痈疽痔，妇人乳痈，诸产癥瘕，无有不疗。服之肿去痛止脓消，已溃者便早愈也。木占斯、甘草炙、厚朴炙、细辛、栝楼、防风、干姜、人参、桔梗、败酱各一两，为散。酒服方寸匕，昼七夜四，以多为善。此药入咽，当觉流入疮中，令化为水也。痈疽灸不发败坏者，尤可服之。内痈在上者，当吐脓血；在下者，当下脓血。其疮未坏及长服者，去败酱。一方加桂心。刘涓子鬼遗方。

## 集解

[藏器曰] 石刺木乃木上寄生也。生南方林箐间。其树江西人呼靳刺，亦种为篱院，树似棘而大，枝上有逆钩。

# 根皮

## 气味

苦，平，无毒。

## 主治

破血，产后余血结瘕，煮汁服，神验不可言。藏器。

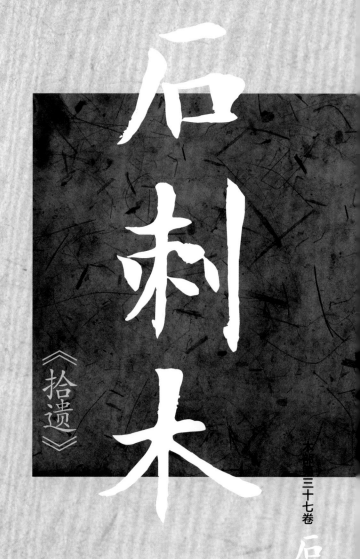

石刺木

《拾遗》

本草三十七卷 石刺木

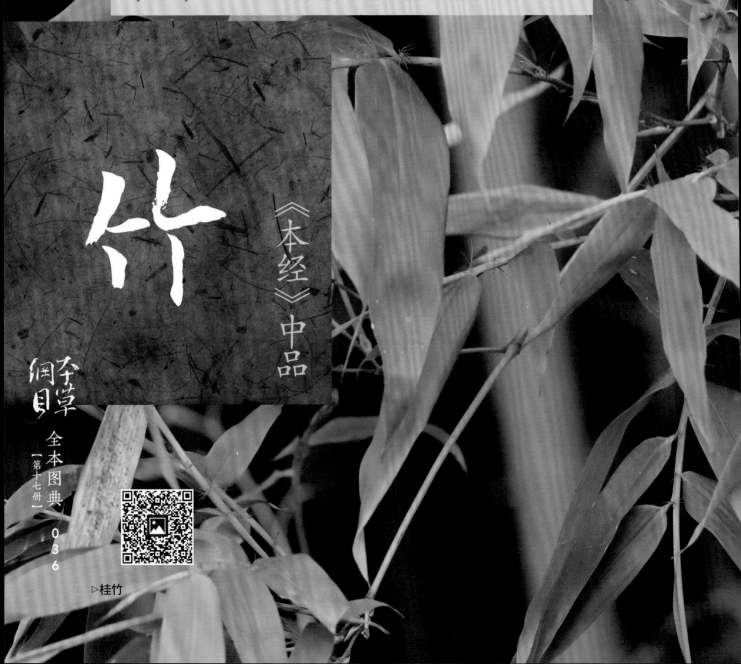

‖ 基原 ‖

据《纲目图鉴》《纲目彩图》等综合分析考证，本品为禾本科淡竹 *Phyllostachys nigra* (Lodd.) Munro var. *henonis* (Mitford) Stapf ex Rendle、苦竹 *Pleioblastus amarus* (Keng) Keng f.、桂竹 *Phyllostachys bambusoides* Sieb. et Zucc.。淡竹分布于长江流域各地，苦竹、桂竹的分布参见本卷"仙人杖"项下。竹的幼芽称为"竹笋"，参见第二十七卷"竹笋"项下。《药典》收载竹茹药材为禾本科植物青秆竹 *Bambusa tuldoides* Munro、大头典竹 *Sinocalamus beecheyanus* (Munro) McClure var. *pubescens* P. F. Li 或淡竹的茎秆的干燥中间层；全年均可采制，取新鲜茎，除去外皮，将稍带绿色的中间层刮成丝条，或削成薄片，捆扎成束，阴干；前者称"散竹茹"，后者称"齐竹茹"。《药典》四部收载鲜竹沥药材为禾本科植物净竹 *Phyllostachys nuda* McClure 及同属数种植物的鲜秆中的液体。

竹

竹

《本经》中品

李时珍
纲目

全本图典

〔第十七册〕

036

▷桂竹

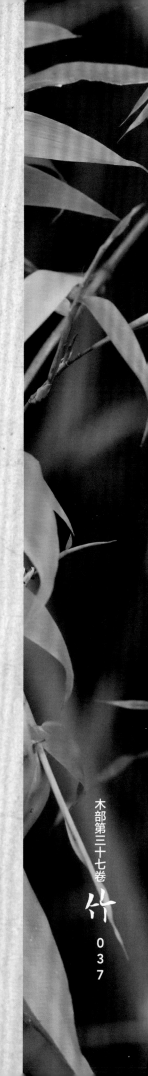

## ‖释名‖

[时珍曰] 竹字象形。许慎说文云："竹，冬生艸也。"故字从倒艸。戴凯之竹谱云：植物之中，有名曰竹。不刚不柔，非草非木。小异实虚，大同节目。

## ‖集解‖

[弘景曰] 竹类甚多，入药用箽竹，次用淡、苦竹。又一种薄壳者，名甘竹，叶最胜。又有实中竹、篁竹，并以笋为佳，于药无用。
[颂曰] 竹处处有之。其类甚多，而入药惟用箽竹、淡竹、苦竹三种，人多不能尽别。按竹谱：箽竹坚而促节，体圆而质劲，皮白如霜，大者宜刺船，细者可为笛。苦竹有白有紫。甘竹似箽而茂，即淡竹也。然今之刺船者，多用桂竹。作笛自有一种，亦不名箽竹。苦竹亦有二种：一出江西、闽中，本极粗大，笋味殊苦，不可啖；一出江浙，肉厚而叶长阔，笋微有苦味，俗呼甜苦笋是也。今南人入药烧沥，惟用淡竹一品，肉薄，节间有粉者。[时珍曰] 竹惟江河之南甚多，故曰九河鲜有，五岭实繁。大抵皆土中苞笋，各以时而出，旬日落箨而成竹也。茎有节，节有枝；枝有节，节有叶。叶必三之，枝必两之。根下之枝，一为雄，二为雌，雌者生笋。其根鞭喜行东南，而宜死猫，畏皂刺、油麻。以五月十三日为醉日。六十年一花，花结实，其竹则枯。竹枯曰䔭，竹实曰䕷，小曰筱，大曰篠荡。其中皆虚，而有实心竹出滇广；其外皆圆，而有方竹出川蜀。其节或暴或无，或促或疏。暴节竹出蜀中，高节螺砢，即筇竹也。无节竹出澶州，空心直上，即通竹也。箭竹一尺数节，出荆南。笛竹一节尺余，出吴楚。箃筻竹一节近丈，出南广。其干或长或短，或巨或细。交广由吾竹长三四丈，其肉薄，可作屋柱。篔竹大至数围，其肉厚，可为梁栋。永昌汉竹可为桶斛，笭竹可为舟船。严州越王竹高止尺余。辰州龙孙竹细仅如针，高不盈尺。其叶或细或大。凤尾竹叶细三分，龙公竹叶若芭蕉，百叶竹一枝百叶。其性或柔或劲，或滑或涩。涩者可以错甲，谓之篾筹。滑者可以为席，谓之桃枝。劲者可为戈刀箭矢，谓之矛竹、箭竹、筋竹、石麻。柔者可为绳索，谓之蔓竹、弓竹、苦竹、把发。其色有青有黄，有白有赤，有乌有紫。有斑斑者驳文点染，紫者黯色黝然，乌者黑而害母，赤者厚而直，白者薄而曲，黄者如金，青者如玉。其别种有棘竹，一名笋竹，芒棘森然，大者围二尺，可御盗贼。棕竹一名实竹，其叶似棕，可为柱杖。慈竹一名义竹，丛生不散，人栽为玩。广人以筋竹丝为竹布，甚脆。

# 箽竹叶

## ‖气味‖

苦，平，无毒。[别录曰]大寒。

## ‖主治‖

咳逆上气，溢筋，急恶疡，杀小虫。本经。除烦热风痉，喉痹呕吐。别录。煎汤，熨霍乱转筋。时珍。

# 淡竹叶

## ‖气味‖

辛，平、大寒，无毒。[权曰]甘，寒。

## ‖主治‖

胸中痰热，咳逆上气。别录。吐血，热毒风，止消渴，压丹石毒。甄权。消痰，治热狂烦闷，中风失音不语，壮热头痛头风，止惊悸，温疫迷闷，妊妇头旋倒地，小儿惊痫天吊。大明。喉痹，鬼疰恶气，烦热，杀小虫。孟诜。凉心经，益元气，除热缓脾。元素。煎浓汁，漱齿中出血，洗脱肛不收。时珍。

# 苦竹叶

## ‖气味‖

苦，冷，无毒。

## ‖主治‖

口疮目痛，明目利九窍。别录。治不睡，止消渴，解酒毒，除烦热，发汗，疗中风喑哑。大明。杀虫。烧末，和猪胆，涂小儿头疮耳疮疥癣；和鸡子白，涂一切恶疮，频用取效。时珍。

## ‖发明‖

[弘景曰]甘竹叶最胜。[诜曰]竹叶，箽、苦、淡、甘之外，余皆不堪入药，不宜人。淡竹为上，甘竹次之。[宗奭曰]诸竹笋性皆寒，故知其叶一致也。张仲景竹叶汤，惟用淡竹。[元素曰]竹叶苦平，阴中微阳。[杲曰]竹叶辛苦寒，可升可降，阳中阴也。其用有二：除新久风邪之烦热，止喘促气胜之上冲。

新二。**上气发热**因奔趁走马后，饮冷水所致者。竹叶三斤，橘皮三两，水一斗煎五升，细服。三日一剂。肘后方。**时行发黄**竹叶五升，切，小麦七升，石膏三两，水一斗半，煮取七升，细服，尽剂愈。肘后方。

# 簧竹根

## ‖主治‖

作汤，益气止渴，补虚下气。本经。消毒。别录。

# 淡竹根

## ‖主治‖

除烦热，解丹石发热渴，煮汁服。藏器。消痰去风热，惊悸迷闷，小儿惊痫。大明。同叶煎汤，洗妇人子宫下脱。时珍。

# 苦竹根

## ‖主治‖

下心肺五脏热毒气。剉一斤，水五升，煮汁一升，分三服。孟诜。

# 甘竹根

## ‖主治‖

煮汁服，安胎，止产后烦热。时珍。

## ‖附方‖

新一。**产后烦热逆气**。用甘竹根切一斗五升，煮取七升，去滓，入小麦二升，大枣二十枚，煮三四沸，入甘草一两，麦门冬一升，再煎至二升。每服五合。妇人良方。

# 淡竹茹

## ‖气味‖

甘，微寒，无毒。

## ‖主治‖

呕哕，温气寒热，吐血崩中。别录。止肺痿唾血鼻衄，治五痔。甄权。噎膈。孟诜。伤寒劳复，小儿热痫，妇人胎动。时珍。

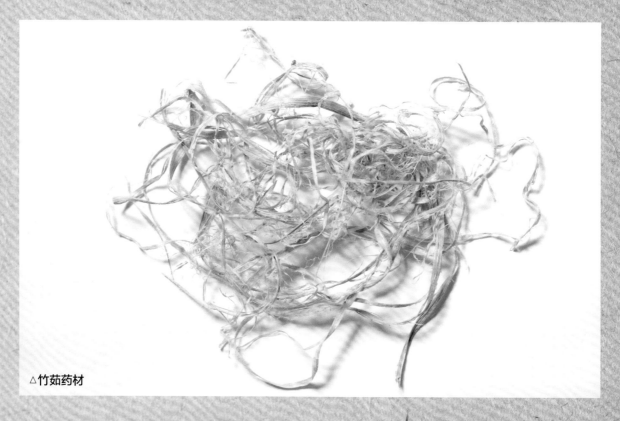

△竹茹药材

# 苦竹茹

‖ 主治 ‖

下热壅。孟诜。水煎服，止尿血。时珍。

# 筸竹茹

‖ 主治 ‖

劳热。大明。

‖ 附方 ‖

旧五，新五。**伤寒劳复**伤寒后交接劳复，卵肿腹痛。竹皮一升，水三升，煮五沸，服汁。朱肱南阳活人书。**妇人劳复**病初愈，有所劳动，致热气冲胸，手足搐搦拘急，如中风状。淡竹青茹半斤，栝楼二两，水二升，煎一升，分二服。活人书。**产后烦热**内虚短气。甘竹茹汤：用甘竹茹一升，人参、茯苓、甘草各二两，黄芩二两，水六升，煎二升，分服，日三服。妇人良方。**妇人损胎**孕八九月，或坠伤，牛马惊伤，心痛。作青竹茹五两，酒一升，煎五合服。子母秘录。**月水不断**青竹茹微炙，为末。每服三钱，水一盏，煎服。普济方。**小儿热痛**口噤体热。竹青茹三两，醋三升，煎一升，服一合。子母秘录。**齿血不止**生竹皮，醋浸，令人含之，嚵其背上三过。以茗汁漱之。千金方。**牙齿宣露**黄竹叶、当归尾，研末，煎汤。入盐含漱。永类方。

饮酒头痛竹茹二两，水五升，煮三升，纳鸡子三枚，煮三沸，食之。千金方。**伤损内痛**兵杖所加，木石所迮，血在胸、背、胁中刺痛。用青竹茹、乱发各一团，炭火炙焦，为末。酒一升，煮三沸，服之。三服愈。千金方。

# 淡竹沥

## ‖修治‖

[机曰] 将竹截作二尺长，劈开。以砖两片对立，架竹于上。以火炙出其沥，以盘承取。[时珍曰] 一法：以竹截长五六寸，以瓶盛，倒悬，下用一器承之，周围以炭火逼之，其油沥于器下也。

## ‖气味‖

甘，大寒，无毒。[时珍曰] 姜汁为之使。

## ‖主治‖

暴中风风痹，胸中大热，止烦闷，消渴，劳复。别录。中风失音不语，养血清痰，风痰虚痰在胸膈，使人癫狂，痰在经络四肢及皮里膜外，非此不达不行。震亨。治子冒风痉，解射罔毒。时珍。

# 簜竹沥

## ‖主治‖

风痉。别录。

# 苦竹沥

## ‖主治‖

口疮目痛，明目，利九窍。别录。同功淡竹。大明。治齿疼。时珍。

# 慈竹沥

## ‖主治‖

疗热风，和粥饮服。孟诜。

## ‖发明‖

[弘景曰] 凡取竹沥，惟用淡、苦、簜竹者。[雷曰] 久渴心烦，宜投竹沥。[震亨曰] 竹沥滑痰，非

▽苦竹

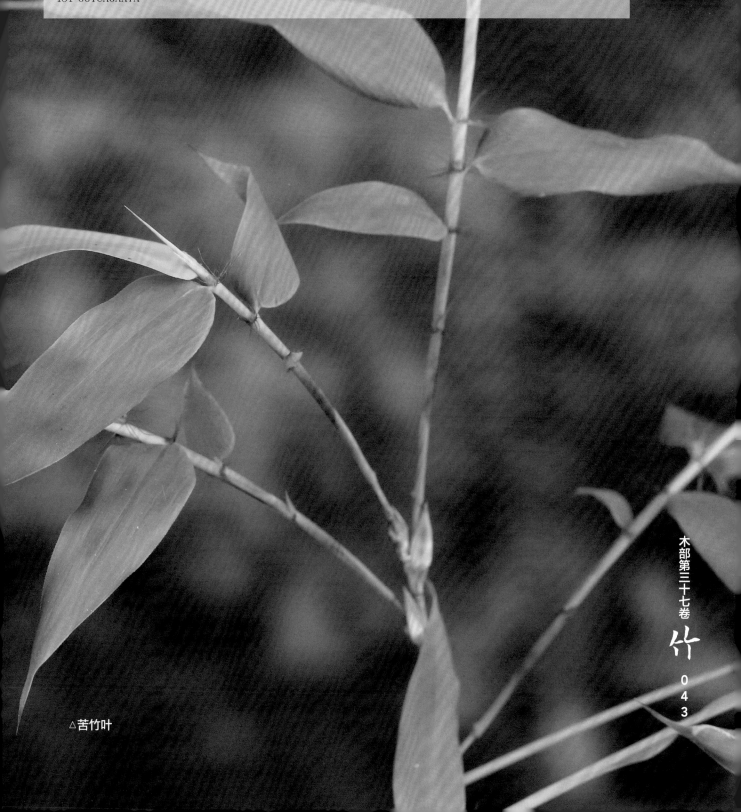

淡竹 *Phyllostachys nigra* var. *henonis* *psbA-trnH* 条形码主导单倍型序列：

```
1   GGCTTTTCTG CTAACATATA GCAATTTTTG AAGGAAGGAA AGCCAGAAAT ACCCAATATC TTGTTCCAGC AAGATATTGG
81  GTATTTCTTT GTTTTTTTTT TATTTTGAAT CTTTCTATTC TGAATTCAGT TAACGACGAG ATTTAGTATC TTTTCTTGCA
161 CTTTCATAAC TCGTGAAATG CCGAGTAGGC ACGAATTCCC CCAATTTGCG ACCTACCATA GGATTTGTTA TGTAAATAGG
241 TATATGTTCC TTTCCATTAT GAATCGCGAT TGTATGGCCA ACCATTGCGG GTAGAATGCT AGATGCCCGG GACCACGTTA
321 CTATTGTTTC TTTCTCCTCC TTCATATTGA CCTTTTCGAT TTTTGCCAAT AAATGATGAG CTACAAAAGG ATTCGTTTTT
401 TTTCGTGTCA CAGCTGATTA CTCCTTTTTT CCATTTTAAA GAGTGGCATT CTATGTCCAA TATCTCGATC GAAGTATGGA
481 GGTCAGAATA
```

△苦竹叶

助以姜汁不能行。诸方治胎产金疮口噤，与血虚自汗，消渴小便多，皆是阴虚之病，无不用之。产后不碍虚，胎前不损子。本草言其大寒，似与石膏、黄芩同类。而世俗因大寒二字，弃而不用。经云：阴虚则发热。竹沥味甘性缓，能除阴虚之有大热者。寒而能补，与薯蓣寒补义同。大寒言其功，非独言其气也。世人食笋，自幼至老，未有因其寒而病者。沥即笋之液也。又假于火而成，何寒如此之甚耶？但能食者用荆沥，不能食者用竹沥。[时珍曰] 竹沥性寒而滑，大抵因风火燥热而有痰者宜之。若寒湿胃虚肠滑之人服之，则反伤肠胃。笋性滑利，多食泻人，僧家谓之刮肠篦，即此义也。丹溪朱氏谓大寒言其功不言其气，殊悖于理。谓大寒为气，何害于功。淮南子云：槁竹有火，不钻不然。今苗僚人以干竹片相戛取火，则竹性虽寒，亦未必大寒也。神仙传云：离娄公服竹汁饵桂，得长生。盖竹汁性寒，以桂济之，亦与用姜汁佐竹沥之意相同。淡竹今人呼为水竹，有大小二种，此竹汁多而甘。沈存中言苦竹之外皆为淡竹，误矣。

## ‖ 附方 ‖

旧十二，新九。**中风口噤**竹沥、姜汁等分，日日饮之。千金方。**小儿口噤**体热。用竹沥二合，暖饮，分三四服。兵部手集。**产后中风**口噤，身直面青，手足反张。竹沥饮一二升，即苏。梅师方。**破伤中风**凡闪脱折骨诸疮，慎不可当风用扇，中风则发痉，口噤项急，杀人。急饮竹沥二三升。忌冷饮食及酒。竹沥卒难得，可合十许束并烧取之。外台秘要。**金疮中风**口噤欲死。竹沥半升，微微暖服。广利方。**大人喉风**筀竹油频饮之。集简方。**小儿重舌**竹沥渍黄檗，时时点之。简便方。**小儿伤寒**淡竹沥、葛根汁各六合，细细与服。千金方。**小儿狂语**夜后便发。竹沥夜服二合。姚和众至宝方。**妇人胎动**妊娠因夫所动，困绝。以竹沥饮一升，立愈。产宝。**孕妇子烦**竹沥，频频饮之。梅师方：茯苓二两，竹沥一升，水四升，煎二升，分三服。不瘥，更作之。**时气烦躁**五六日不解。青竹沥半盏，煎热，数数饮之，厚覆取汗。千金方。**消渴尿多**竹沥恣饮，数日愈。肘后方。**咳嗽肺痿**大人小儿咳逆短气，胸中吸吸，咳出涕唾，嗽出臭脓。用淡竹沥一合，服之，日三五次，以愈为度。李绛兵部手集。**产后虚汗**淡竹沥三合，暖服，须臾再服。昝殷产宝。**小儿吻疮**竹沥和黄连、黄檗、黄丹傅之。全幼心鉴。**小儿赤目**淡竹沥点之。或入人乳。古今录验。**赤目眦痛**不得开者，肝经实热所致，或生障翳。用苦竹沥五合，黄连二分，绵裹浸一宿。频点之，令热泪出。梅师方。**卒牙齿痛**苦竹烧一头，其一头汁出，热揩之。姚僧坦集验方。**丹石毒发**头眩耳鸣，恐惧不安。淡竹沥频服二三升。古今录验。

## 竹笋

见菜部。

# 慈竹箨

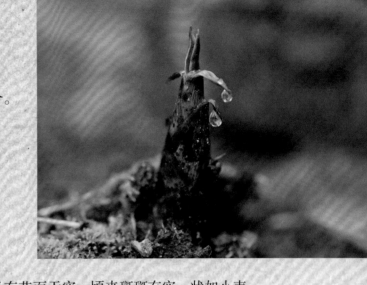

‖主治‖

小儿头身恶疮，烧散和油涂之。或入轻粉少许。时珍。

# 竹实

‖主治‖

通神明，轻身益气。本经。

‖发明‖

[别录曰] 竹实出益州。[弘景曰] 竹实出蓝田。江东乃有花而无实，顷来斑斑有实，状如小麦，可为饭食。[承曰] 旧有竹实，鸾凤所食。今近道竹间，时见开花小白如枣花，亦结实如小麦子，无气味而涩。江浙人号为竹米，以为荒年之兆，其竹即死，必非鸾凤所食者。近有余干人言：竹实大如鸡子，竹叶层层包裹，味甘胜蜜，食之令人心膈清凉，生深竹林茂盛蒙密处。顷因得之，但日久汁枯干而味尚存尔。乃知鸾凤所食，非常物也。[时珍曰] 按陈藏器本草云：竹肉一名竹实，生苦竹枝上，大如鸡子，似肉脔，有大毒。须以灰汁煮二度，炼讫，乃依常菜茹食。炼不熟，则戟人喉出血，手爪尽脱也。此说与陈承所说竹实相似，恐即一物，但苦竹上者有毒尔。与竹米之竹实不同。

# 山白竹

即山间小白竹也。

‖主治‖

烧灰，入腐烂痈疽药。时珍。

# 爆竹

‖主治‖

辟妖气山魈。[慎微曰] 李畋该闻集云：仲叟者，家为山魈所祟，掷石开户。畋令旦夜于庭中爆竹数十竿，若除夕然。其祟遂止。

‖ 基原 ‖

据《纲目图鉴》《药典图鉴》《纲目彩图》《大辞典》认为本品为禾本科植物青皮竹 *Bambusa textilis* McClure 或华思劳竹 *Schizostachyum chinense* Rendle 杆内的分泌液干燥后的块状物。分布于广东、广西等地。《汇编》认为还包括禾本科植物大节竹 *Indosasa crassiflora* McClure、大麻竹 *Sinocalamus giganteus* (Wall.) Keng，分布于云南、广东、广西等地。《药典》收载天竺黄药材为禾本科植物青皮竹或华思劳竹等秆内的分泌液干燥后的块状物；秋、冬二季采收。

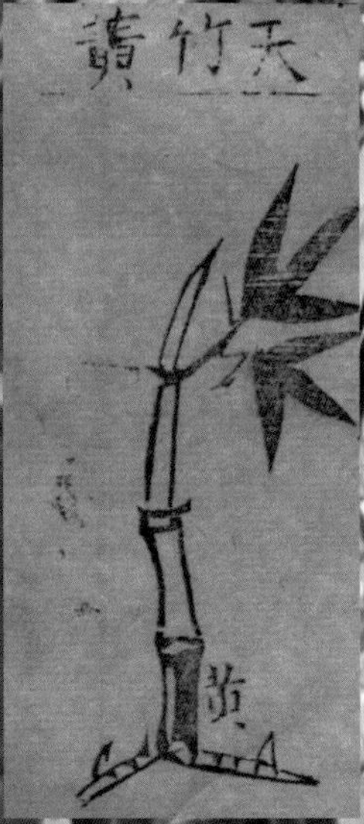

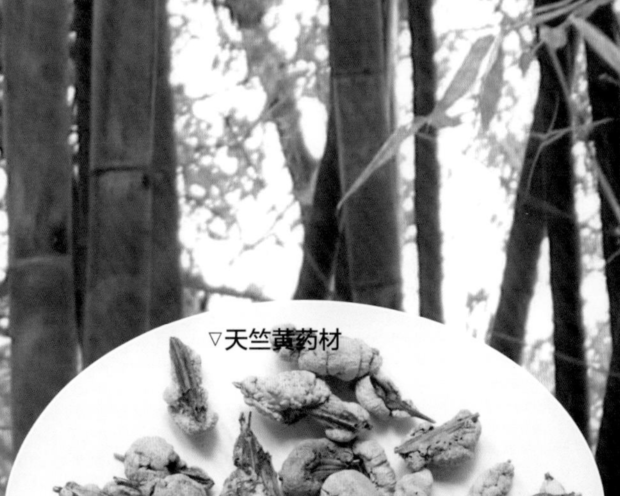

# 竹黄

宋《开宝》

▷青皮竹

▽天竺黄药材

青皮竹 *Bambusa textilis psbA-trnH* 条形码主导单倍型序列：

```
1   GGCTTTTCTA CTAACATATA GGAATTTTTG AAGGAAGGAA AGCCAGAAAT ACCCAATATC TTGTTCCAGC AAGATATTGG
81  GTATTTCGTA TTTGTTTGTT TTTTTTTATT TTGAATCTTT CTATTCTGAA TTCAGTTAAC GACGAGATTT AGTATCTTTT
161 CTTGCACTTT CATAACTCGT GAAATGCCGA GTAGGCACGA ATTCCCCCAA TTTGCGACCT ACCATAGGAT TTGTTATGTA
241 AATAGGTATA TGTTCCTTTC CATTATGAAT CGCGATTGTA TGGCCAACCA TTGCGGGTAG AATGCTAGAT GCCCGGGACC
321 ACGTTACTAT TGTTTCTTTC TCCTCCTTCA TATTGACCTT TTCGATTTTT GCCAATAAAT GATGAGCTAC AAAAGGATTC
401 GTTTTTTTTC GTGTCACAGC TGATTACTCC TTTTTCCATT TTAAAGAGTG GCATTCTATG TCCAATATCT CGATCGAAGT
481 ATGGAGGTCA GAATAAATAG AATAATGATG AATGGAACAA AGAGAAAA
```

华思劳竹 *Schizostachyum chinense psbA-trnH* 条形码主导单倍型序列：

```
1   TACTAACATA TAGGAATTTT TGAAGGAAGG AAAGCCAGAA ATACCCAATA TCTTGTTCCA GCAAGATATT GGGTATTTCT
81  TTGTTTTTTT TTTTTTGAAT CTTTCTATTC TGAATTCAGT TAACGACGAG ATTAGTATC TTTTCTTGCA CTTTCATAAC
161 TCGTGAAATG CCGAGTAGGC ACGAATTCCC CCAATTTGCG ACCTACCATA GGATTTGTTA TGTAAATAGG TATATGTTCC
241 TTTCCATTAT GAATCGCGAT TGTATGGCCA ACCATTGCGG GTAGAATGCT AGATGCCCGG GACCACGTTA CTATTGTTTC
321 TTTCTTCTCC TTCATATTGA CCTTTTCGAT TTTTGCCAAT AAATGATGAG CTACAAAAGG ATTCGTTTTT TTTCGTGTCA
401 CAGCTGATTA CTCCTTTTTC CATTTTAAAG AGTGGCATTC TATGTCCAAT ATCTCGATCG AA
```

## ‖释名‖

竹膏。[志曰] 天竺黄生天竺国。今诸竹内往往得之。人多烧诸骨及葛粉等杂之。[大明曰] 此是南海边竹内尘沙结成者。[宗奭曰] 此是竹内所生，如黄土着竹成片者。[时珍曰] 按吴僧赞宁云：竹黄生南海镛竹中。此竹极大，又名天竹。其内有黄，可以疗疾。本草作天竺者，非矣。筹竹亦有黄。此说得之。

## ‖气味‖

甘，寒，无毒。[大明曰] 平。伏粉霜。

## ‖主治‖

小儿惊风天吊，去诸风热，镇心明目，疗金疮，滋养五脏。开宝。治中风痰壅卒失音不语，小儿客忤痫疾。大明。制药毒发热。保升。

## ‖发明‖

[宗奭曰] 天竹黄凉心经，去风热。作小儿药尤宜，和缓故也。[时珍曰] 竹黄出于大竹之津气结成，其气味功用与竹沥同，而无寒滑之害。

## ‖附方‖

新一。**小儿惊热**天竹黄二钱，雄黄、牵牛末各一钱，研匀，面糊丸粟米大。每服三五丸，薄荷汤下。钱乙方。

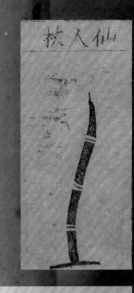

## ‖ 基原 ‖

据《纲目彩图》等综合分析考证，本品为禾本科植物苦竹 *Pleioblastus amarus* (Keng) Keng f.，分布于长江流域各省及陕西秦岭。《纲目图鉴》认为还包括禾本科植物桂竹 *Phyllostachys bambusoides* Sieb. et Zucc.，分布于长江流域以南至黄河流域。

# 仙人杖

宋《嘉祐》

## ‖ 集解 ‖

[藏器曰] 此是笋欲成竹时立死者，色黑如漆，五六月收之。苦竹、桂竹多生此。别有仙人杖草，见草部。又枸杞亦名仙人杖，与此同名。

## ‖ 气味 ‖

咸，平，无毒。……冷。

## ‖ 主治 ‖

哕气呕逆，小儿吐乳，大人吐食反胃，辟痁，并水煮服之。藏器。小儿惊痫及夜啼，置身伴睡良。又烧为末，水服方寸匕，主痔病。忌牛肉。大明。煮汁服，下鱼骨鲠。时珍。

◁桂竹药材

△桂竹

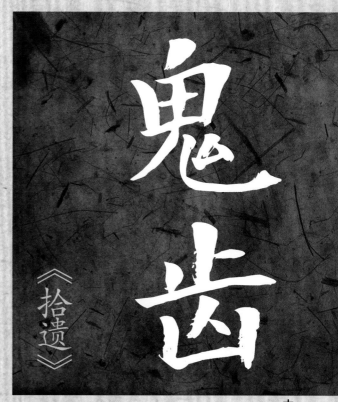

**鬼齿**

《拾遗》

## ‖释名‖

鬼针。[藏器曰] 此腐竹根先入地者。为其贼
恶，故隐其名。草部亦有鬼针。

## ‖气味‖

苦，平，无毒。

## ‖主治‖

中恶注忤，心腹痛，煮汁服之。藏器。煮汁
服，下骨鲠。烧存性，入轻粉少许，油调，
涂小儿头疮。时珍。

## ‖附方‖

新二。**鱼骨鲠咽**篱脚朽竹，去泥研末，蜜丸
芡子大。绵囊含之，其骨自消也。王璆百一
选方。**小便尿血**篱下竹根，入土多年者，不
拘多少，洗净煎汤，并服数碗，立止。救急
良方。

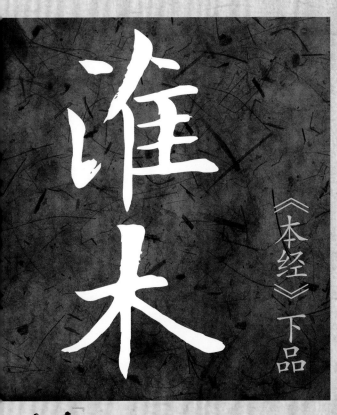

淮木 《本经》下品

**校正：**并入别录有名未用城里赤柱。

## 释名

**百岁城中木**本经**城里赤柱。**[别录曰]淮木生晋阳平泽。又云：城里赤柱生晋平阳。[时珍曰]按吴普本草：淮木生晋平阳、河东平泽，与别录城里赤柱出处及主治相同，乃一物也。即古城中之木，晋人用之，故云生晋平阳及河东。今并为一，但淮木字恐有差讹耳。

## 气味

苦，平，无毒。[别录曰]辛。[普曰]神农、雷公：无毒。

## 主治

久咳上气，伤中虚羸。女子阴蚀漏下，赤白沃。本经。城里赤柱：疗妇人漏血，白沃阴蚀，湿痹邪气，补中益气。并别录。煮汤服，主难产。杜正伦。

校正：并入拾遗腐木、地主二条。

‖释名‖
地主。[藏器曰] 城东腐木，即城东古木在土中腐烂者，一名地主。城东者，犹东墙土之义也。杜正伦方：用古城柱木煮汤服，治难产。即其类也。

‖气味‖
咸，温，无毒。[藏器曰] 平。

‖主治‖
心腹痛，止泄、便脓血。别录。主鬼气心痛，酒煮一合服。蜈蚣咬者，取腐木渍汁涂之，亦可研末和醋傅之。藏器。凡手足掣痛，不仁不随者，朽木煮汤，热渍痛处，甚良。时珍。

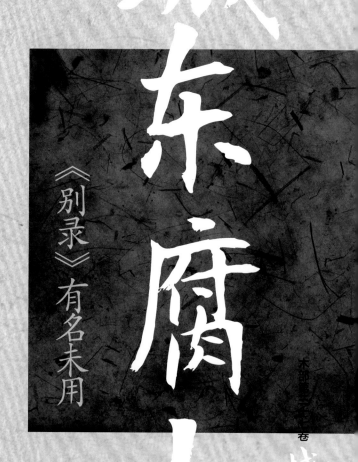

城东腐木

《别录》有名未用

木部三十七卷

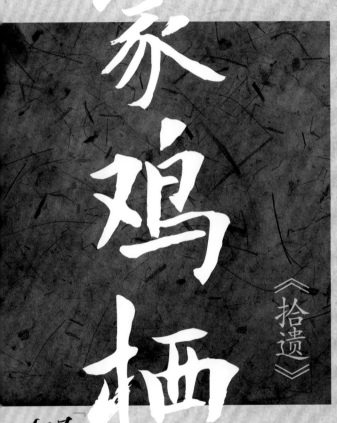

东家鸡栖木

《拾遗》

## ‖释名‖

[时珍曰] 酉阳杂俎作东门鸡栖木。

## ‖主治‖

无毒。主失音不语，烧灰，水服，尽一升效。藏器。

李时珍
本草
纲目
全本图典
【第十七册】
052

## ‖主治‖

鬼魅传尸温疫，魍魉神祟，以太岁所在日时，当户烧熏。又熏杖疮，令冷风不入。藏器。

## ‖附录‖

厕筹　主难产及霍乱身冷转筋，中恶鬼气，并于床下烧取热气彻上。此物虽微，其功可录。藏器。

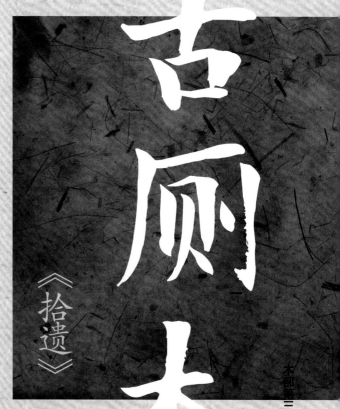

古厕木

《拾遗》

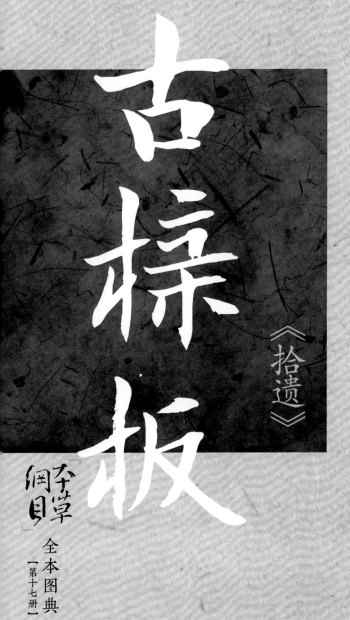

古槟板

《拾遗》

‖ 集解 ‖

[藏器曰] 此古冢中棺木也。弥古者佳，杉材最良。千岁者通神，宜作琴底。尔雅注云：杉木作棺，埋之不腐。

‖ 主治 ‖

无毒。主鬼气注忤中恶，心腹痛，背急气喘，恶梦悸，常为鬼神所祟挠者。水及酒，和东引桃枝煎服，当得吐下。藏器。

‖ 附方 ‖

新一。小儿夜啼死人朽棺木，烧明照之，即止。圣惠方。

**‖ 释名 ‖**

霹雳木。[时珍曰] 此雷所击之木也。方士取刻符印，以召鬼神。周日用注博物志云：用击鸟影，其鸟必自堕也。

**‖ 主治 ‖**

火惊失心，煮汁服之。又挂门户，大厌火灾。藏器。

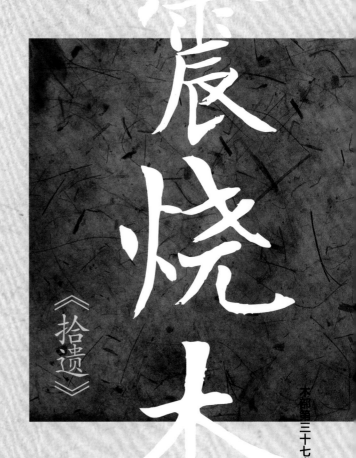

震烧木

《拾遗》

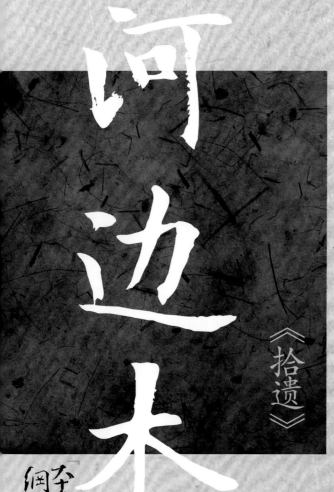

河边木 《拾遗》

‖**主治**‖

令人饮酒不醉。五月五日，取七寸投酒中二遍，饮之，必能饮也。藏器。

新雉木 [别录曰] 味苦，香，温，无毒。主风眩痛，可作沐药。七月采，阴干。实如桃。

合新木 [别录曰] 味辛，平，无毒。解心烦，止疮痛。生辽东。

俳蒲木 [别录曰] 味甘，平，无毒。主少气，止烦。生陵谷。叶如奈。实赤，三核。

遂阳木 [别录曰] 味甘，无毒。主益气。生山中。如白杨叶。三月实，十月熟赤可食。

学木核 [别录曰] 味甘，寒，无毒。主胁下留饮，胃气不平，除热。如蕤核。五月采，阴干。

枸音荀核 [别录曰] 味苦。疗水，身面痈肿。五月采。

木核 [别录曰] 疗肠澼。花：疗不足。子：疗伤中。根：疗心腹逆气，止渴。十月采。

荻皮 [别录曰] 味苦。止消渴白虫，益气。生江南。如松叶，有别刺。实赤黄。十月采。

栅木皮 [珣曰] 味苦，温，无毒。主霍乱吐泻，小儿吐乳，暖胃正气，并宜水煎服。按广志云：生广南山野。其树如桑。

乾陀木皮 [珣曰] 按西域记云：生西国。彼人用染僧褐，故名。乾陀，褐色也。树大皮厚，叶如樱桃。安南亦有。温，平，无毒。主癥瘕气块，温腹暖胃，止呕逆，并良。破宿血，妇人血闭，腹内血块，酒煎服之。

马疡木根皮 [藏器曰] 有小毒。主恶疮，疥癣有虫。为末，和油涂之。出江南山谷。树如枥也。

角落木皮 [藏器曰] 味苦，温，无毒。主赤白痢，煮汁服之。生江西山谷。似茱萸独茎也。

芙树 [藏器曰] 有大毒。主风痹偏枯，筋骨挛缩瘫缓，皮肤不仁疼冷等。取枝叶捣碎，大甑蒸热，铺床上卧之，冷更易。骨节间风

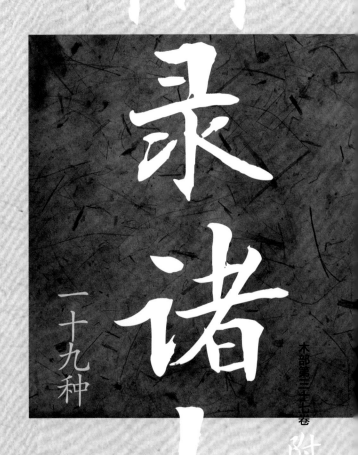

附录诸木

一十九种

尽出，当得大汗。用补药及羹粥食之。慎风冷劳复。生江南深山。叶长厚，冬月不凋。山人识之。

**白马骨** [藏器曰] 无毒。主恶疮。和黄连、细辛、白调、牛膝、鸡桑皮、黄荆等，烧末淋汁。取治瘰疬恶疮，蚀息肉。白癜风，揩破涂之。又单取茎叶煮汁服，止水痢。生江东。似石榴而短小，对节。

**慈母枝叶** [藏器曰] 炙香作饭，下气止渴，令人不睡。主小儿痰痞。生山林间。叶如樱桃而小，树高丈余。山人并识之。

**黄屑** [藏器曰] 味苦，寒，无毒。主心腹痛，霍乱破血，酒煎服之。酒疸目黄，及野鸡病，热痢下血，并水煮服之。从西南来者，并作屑，染黄用之。树如檀。

**那耆悉** [藏器曰] 味苦，寒，无毒。主结热热黄，大小便涩赤，丹毒诸热，明目。取汁洗目，主赤烂热障。生西南诸国。一名龙花。

**帝休** [藏器曰] 主带之愁自销。生少室山、嵩高山。山海经云：少室山有木名帝休，其枝五衢，黄花黑实，服之不愁。今嵩山应有此木，人未识，固宜求之，亦如萱草之忘忧也。

**大木皮** [颂曰] 生施州。四时有叶无花，树之大小定。其皮味苦，涩，性温，无毒。采无时。土人与苦桃皮、樱桃皮，三皮刮洗净，焙干，等分捣罗，酒服一钱，治一切热毒气。服食无忌。

# 本草纲目

## 服器部第三十八卷

服器之一 服帛类二十五种

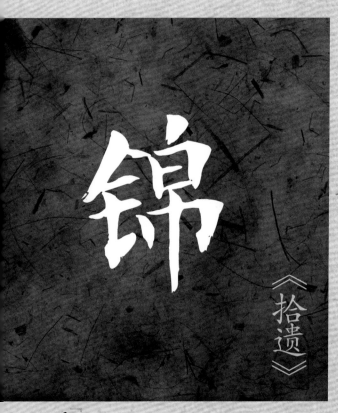

锦 《拾遗》

## ‖释名‖

[时珍曰] 锦以五色丝织成文章，故字从帛从金，谐声，且贵之也。禹贡·兖州"厥篚织文"是也。

## ‖主治‖

故锦：煮汁服，疗蛊毒。烧灰，傅小儿口中热疮。藏器。烧灰，主失血、下血、血崩，金疮出血，小儿脐疮湿肿。时珍。

## ‖附方‖

新二。吐血不止红锦三寸烧灰，水服。圣惠方。上气喘急故锦一寸烧灰，茶服神效。普济方。

## ‖释名‖

[时珍曰] 绢，疏帛也。生曰绢，熟曰练。入药用黄丝绢，乃蚕吐黄丝所织，非染色也。

## ‖主治‖

黄丝绢：煮汁服，止消渴，产妇脬损，洗痘疮溃烂。烧灰，止血痢、下血、吐血、血崩。时珍。

绯绢：烧灰，入疟药。时珍。

## ‖附方‖

新二。**妇人血崩**黄绢灰五分，棕榈灰一钱，贯众灰、京墨灰、荷叶灰各五分，水、酒调服，即止。集简方。**产妇脬损**小便淋沥不断，黄丝绢三尺，以炭灰淋汁，煮至极烂，清水洗净。入黄蜡半两，蜜一两，茅根二钱，马勃末二钱。水一升，煎一盏，空心顿服。服时勿作声，作声即不效。名固脬散。又方：产时伤脬，终日不小便，只淋湿不断。用生丝黄绢一尺，白牡丹根皮末、白及末各一钱，水二碗，煮至绢烂如饧，服之。不宜作声。妇人良方。

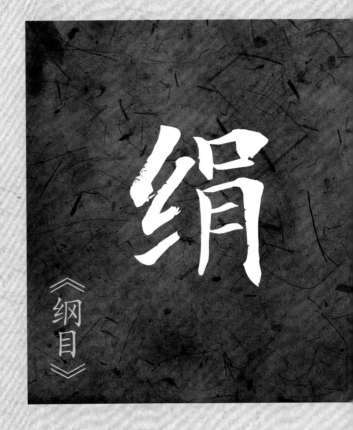

绢

《纲目》

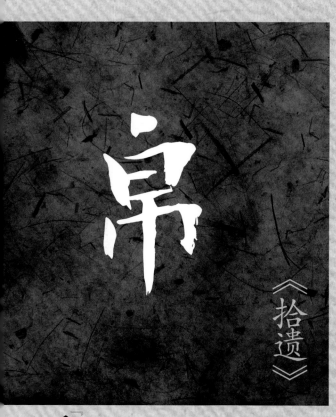

帛
《拾遗》

## ‖释名‖

[时珍曰] 素丝所织，长狭如巾，故字从白巾。厚者曰缯，双丝者曰缣。后人以染丝造之，有五色帛。

## ‖主治‖

绯帛：烧研，傅初生儿脐未落时肿痛，又疗恶疮疔肿，诸疮有根者，入膏用为上。仍以掌大一片，同露蜂房、棘刺钩、烂草节、乱发等分烧研，空腹服方寸匕。藏器。主坠马及一切筋骨损。好古。烧研，疗血崩，金疮出血，白驳风。时珍。

五色帛：主盗汗，拭干讫，弃道头。藏器。

## ‖附方‖

新一。肥脉瘾疹曹姓帛拭之愈。千金方。

## ‖释名‖

[时珍曰] 布有麻布、丝布、木绵布。字从手从巾，会意也。

## ‖主治‖

新麻布：能逐瘀血，妇人血闭腹痛、产后血痛。以数重包白盐一合，煅研，温酒服之。

旧麻布：同旱莲草等分，瓶内泥固煅研。日用揩齿，能固牙乌须。时珍。

白布：治口唇紧小，不能开合饮食。不治杀人。作大炷安刀斧上，烧令汗出，拭涂之，日三五度。仍以青布烧灰，酒服。时珍。

青布：解诸物毒，天行烦毒，小儿寒热丹毒，并水渍取汁饮之。浸汁和生姜汁服，止霍乱。烧灰，傅恶疮经年不瘥者，及灸疮止血，令不伤风水。烧烟，熏嗽，杀虫，熏虎狼咬疮，能出水毒。入诸膏药，疗疔肿、狐尿等恶疮。藏器。烧灰酒服，主唇裂生疮口臭。仍和脂涂之，与蓝靛同功。时珍。

## ‖附方‖

旧二，新六。**恶疮防水**青布和蜡烧烟筒中熏之，入水不烂。陈藏器本草。**疮伤风水**青布烧烟于器中，以器口熏疮。得恶汁出，则痛痒瘥。陈藏器本草。**臁疮溃烂**陈艾五钱，雄黄二钱，青布卷作大炷，点火熏之。热水流数次愈。邓笔峰杂兴方。**交接违礼**女人血出不止。青布同发烧灰，纳之。僧坦集验方。**霍乱转筋**入腹，无可奈何者。以酢煮青布，搽之。冷则易。千金方。**伤寒阳毒**狂乱甚者。青布一尺，浸冷水，贴其胸前。活人书。**目痛碜涩**不得瞑。用青布炙热，以时熨之。仍蒸大豆作枕。圣惠。**病后目赤**有方同上。千金方用冷水渍青布掩之，数易。

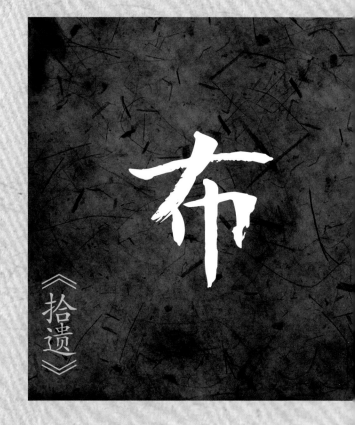

布

《拾遗》

## ‖集解‖

[时珍曰] 古之绵絮，乃茧丝缠延，不可纺织者。今之绵絮，则多木绵也。入药仍用丝绵。

## ‖主治‖

新绵：烧灰，治五野鸡病，每服酒二钱。衣中故绵絮：主下血，及金疮出血不止，以一握煮汁服。藏器。绵灰：主吐血衄血，下血崩中，赤白带下，痔疮脐疮，聤耳。时珍。

## ‖附方‖

新十。**霍乱转筋**腹痛。以苦酒煮絮裹之。圣惠方。**吐血咯血**新绵一两，烧灰，白胶切片炙黄一两，每服一钱，米饮下。普济方。**吐血衄血**好绵烧灰，打面糊，入清酒调服之。普济方。**肠风泻血**破絮烧灰、枳壳麸炒等分，麝香少许，为末。每服一钱，米饮下。圣惠方。**血崩不止**好绵及妇人头发共烧存性，百草霜等分，为末。每服三钱，温酒下。或加棕灰。东垣方：用白绵子、莲花心、当归、茅花、红花各一两，以白纸裹定，黄泥固济，烧存性，为末。每服一钱，入麝香少许，食前好酒服。乾坤秘韫用旧绵絮去灰土一斤，新蚕丝一片，陈莲房十个，旧炊箅一枚，各烧存性。各取一钱，空心热酒下，日三服。不过五日愈。**气结淋病**不通。用好绵四两，烧灰，麝香半分。每服二钱，温葱酒连进三服。圣惠方。**脐疮不干**绵子烧灰，傅之。傅氏活婴方。**聤耳出汁**故绵烧灰，绵裹塞之。圣惠方。

## ‖释名‖

**裤**纲目 **犊鼻**纲目 **触衣**纲目 **小衣**。[时珍曰] 裤亦作裈，亵衣也。以浑复为之，故曰裤。其当隐处者为裆，缝合者为裤，短者为犊鼻。犊鼻，穴名也，在膝下。

## ‖主治‖

洗裤汁，解毒箭并女劳复。别录。阴阳易病，烧灰服之。并取所交女人衣裳覆之。藏器。主女劳疸，及中恶鬼忤。时珍。

## ‖发明‖

[时珍曰] 按张仲景云：阴阳易病，身体重，少气，腹里急，或引阴中拘急，热上冲胸，头重不欲举，眼中生花，膝胫拘急者，烧裈散主之。取中裈近隐处烧灰，水服方寸匕，日三服。小便即利，阴头微肿则愈。男用女，女用男。成无己解云：此以导阴气也。童女者尤良。

## ‖附方‖

新四。**金疮伤重被惊者**。以女人中衣旧者，炙裆熨之。李筌太白经注。**胞衣不下**以本妇裈覆井上。或以所着衣笼灶上。千金方。**房劳黄病**体重不眠，眼赤如朱，心下块起若痕，十死一生。宜烙舌下，灸心俞、关元二七壮。以妇人内衣烧灰，酒服二钱。三十六黄方。**中鬼昏厥**四肢拳冷，口鼻出血。用久污溺衣烧灰。每服二钱，沸汤下。男用女，女用男。赵原阳真人济急方。

## ‖附录‖

**月经衣** 见人部天癸下。

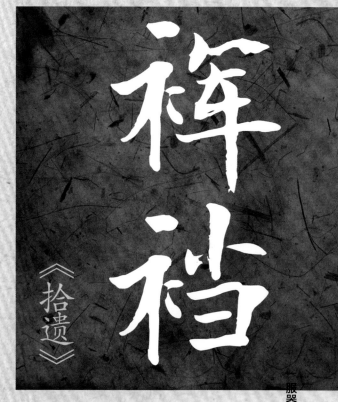

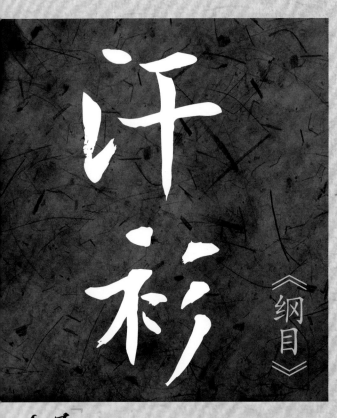

汗衫 《纲目》

## ‖释名‖

**中单**纲目**裲裆　羞袒**。[时珍曰]古者短襦为衫，今谓长衣亦曰衫矣。王睿炙毂子云：汉王与项羽战，汗透中单，改名汗衫。刘熙释名云：汗衣，诗谓之泽衣，或曰鄙袒，或曰羞袒。用六尺裁，足覆胸背。言羞鄙于袒，故衣此尔。又前当胸，后当背，故曰裲裆。

## ‖主治‖

卒中忤恶鬼气，卒倒不知人，逆冷，口鼻出清血，或胸胁腹内绞急切痛，如鬼击之状，不可按摩，或吐血衄血。用久垢汗衫烧灰，百沸汤或酒服二钱。男用女，女用男。中衬衣亦可。时珍。

## ‖附方‖

新一。小儿夜啼用本儿初穿毛衫儿，放瓶内，自不哭也。生生编。

**‖释名‖**

|时珍曰| 枲麻布所为者。

**‖主治‖**

面黯，烧灰傅之。藏器。

帽：主鼻上生疮，私窃拭之，勿令人知。

时珍。

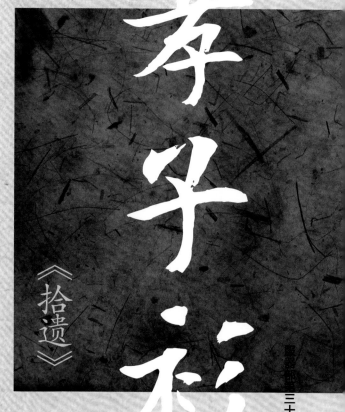

孝子衫

《拾遗》

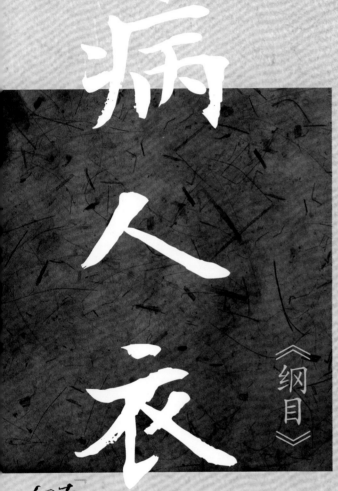

病人衣

《纲目》

‖**主治**‖
天行疫瘟。取初病人衣服，于甑上蒸过，则一家不染。时珍。

## ‖主治‖

妇人难产及日月未至而产。临时取夫衣带五寸，烧为末，酒服之。裈带最佳。藏器。疗小儿下痢客忤，妊妇下痢难产。时珍。

## ‖附方‖

新五。**小儿客忤**卒中者。烧母衣带三寸，并发灰少许，乳汁灌之。外台秘要。**小儿下痢**腹大且坚。用多垢故衣带切一升，水五升，煮一升，分三服。千金方。**妊娠下痢**中衣带三寸烧研，水服。千金。**金疮犯内**血出不止。取所交妇人中衣带三寸烧末，水服。千金方。**令病不复**取女中下裳带一尺烧研，米饮服，即免劳复。肘后方。

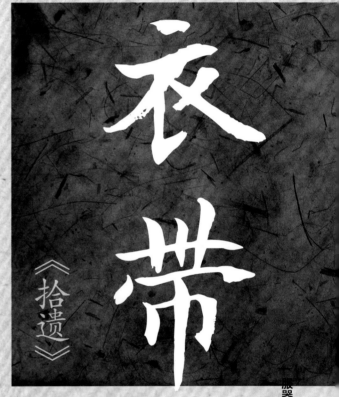

衣带

《拾遗》

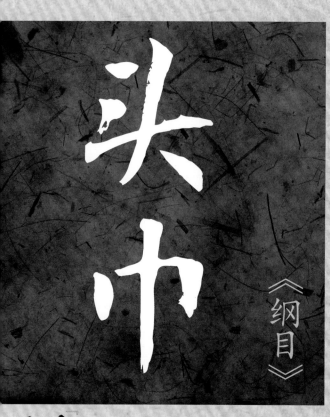

头巾 《纲目》

‖释名‖
[时珍曰] 古以尺布裹头为巾。后世以纱、罗、布、葛缝合，方者曰巾，圆者曰帽，加以漆制曰冠。又束发之帛曰帻，覆发之巾曰帻，罩发之络曰网巾，近制也。

‖主治‖
故头巾：治天行劳复后渴。取多腻者浸汁，暖服一升。时珍。千金方。

‖附方‖
新四。**霍乱吐利**偷本人头缯，以百沸汤泡汁，服一呷，勿令知之。集玄方。**卒忽心痛**三年头帻，沸汤淋汁饮之。以碗覆帻于闲地。周时即愈。圣惠方。**恶气心痛**破网巾烧灰一钱，猫屎烧灰五分，温酒服。马氏方。**下蚀疳疮**破丝网烧存性、孩儿茶各等分，研末。以浓茶洗净，抉之，三五次效。忌生冷、房事、发物。集简方。

## 释名

[时珍曰] 幞头，朝服也。北周武帝始用漆纱制之，至唐又有纱帽之制，逮今用之。

## 主治

烧烟，熏产后血运。烧灰水服，治血崩及妇人交肠病。时珍。

## 发明

[时珍曰] 按陈总领方，治暴崩下血，琥珀散用漆纱帽灰，云取阳气冲上之义。又夏子益奇疾方云：妇人因生产，阴阳易位，前阴出粪，名曰交肠病。取旧幞头烧灰，酒服。仍间服五苓散分利之。如无幞头，凡旧漆纱帽皆可代之。此皆取漆能行败血之义耳。

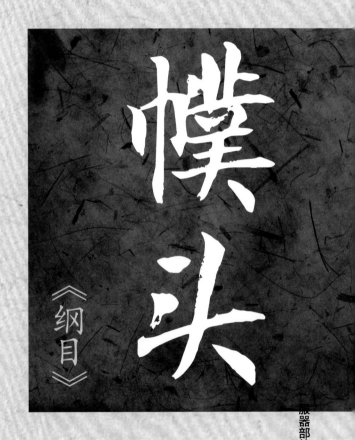

幞头

《纲目》

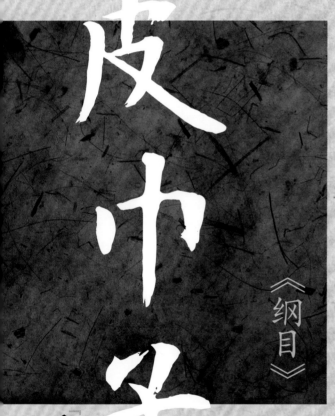

皮巾子

《纲目》

‖**主治**‖

下血及大风疠疮。烧灰入药。时珍。

‖**附方**‖

新一。**积年肠风泻血**，百药不瘥。败皮巾子烧灰、白矾烧各一两，人指甲烧焦、麝香各一分，干姜炮三两，为末。每服一钱，米饮下。圣惠方。

‖**主治**‖

大风疠疮。烧灰入药。时珍。

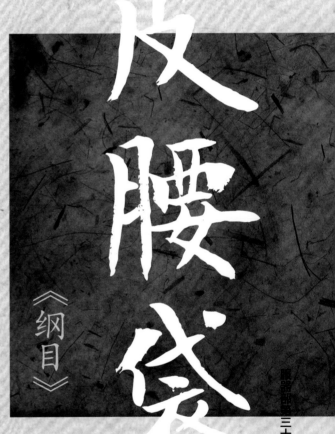

皮腰袋

《纲目》

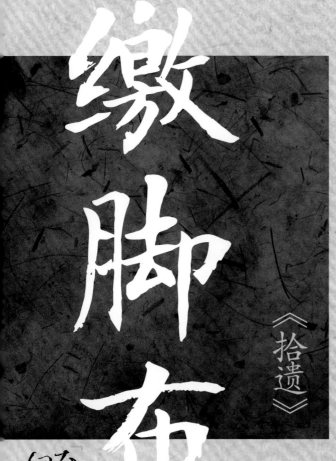

缴脚布 《拾遗》

## ‖ 释名 ‖

[时珍曰] 即裹脚布也。李斯书云"天下之士裹足不入秦"，是矣。古名行縢。

## ‖ 主治 ‖

无毒。主天行劳复，马骏风黑汗出者，洗汁服之。多垢者佳。藏器。妇人欲回乳，用男子裹足布勒住，经宿即止。时珍。

## ‖释名‖

笠。[弘景曰] 此乃人所戴竹笠之败者。取竹烧灰用。[时珍曰] 笠乃贱者御雨之具。以竹为胎，以箬叶夹之。穹天论云：天形如笠，而冒地之表，则天公之名，盖取于此。近代又以牛马尾、棕毛、皂罗漆制以蔽日者，亦名笠子，乃古所谓襆襕子者也。

## ‖主治‖

平。主鬼疰精魅，烧灰酒服。别录。

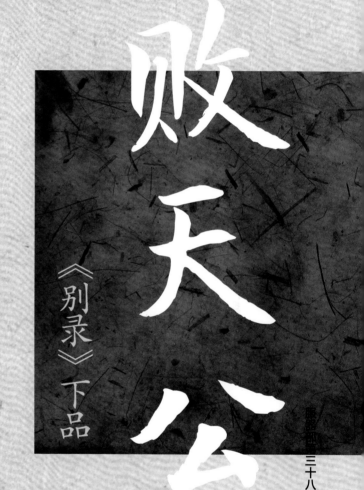

败天公

《别录》下品

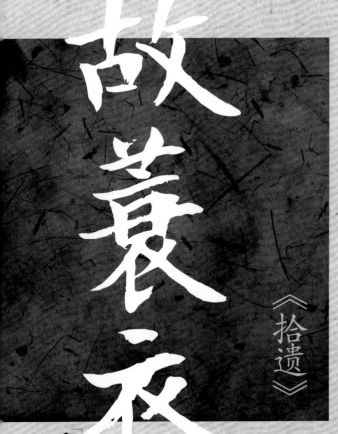

故蓑衣

《拾遗》

‖**释名**‖

袯襫音泼适。[时珍曰] 蓑草结衣，御雨之具。管子云：农夫首戴茅蒲，身服袯襫。即此也。

‖**主治**‖

蠼螋溺疮，取故蓑衣结烧灰，油和傅之。藏器。

## ‖释名‖

屧音替。屟音燮。[时珍曰] 凡履中荐，袜下毡，皆曰屉，可以代替也。

## ‖主治‖

瘰疬。烧灰五匕，酒一升和，平旦向日服，取吐良。思邈。

## ‖附方‖

新三。**痔疮初起**痒痛不止。用毡袜烘热熨之。冷又易。集玄方。**一切心痛**毡袜后跟一对，烧灰酒服。男用女，女用男。寿域方。**断酒不饮**以酒渍毡屉一宿，平旦饮，得吐即止也。千金方。

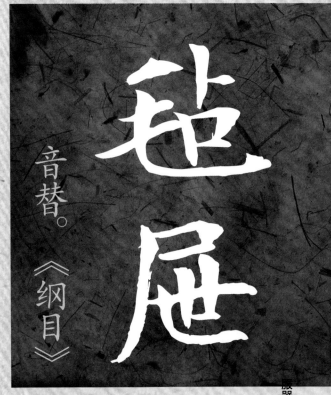

音替。《纲目》

毡屉

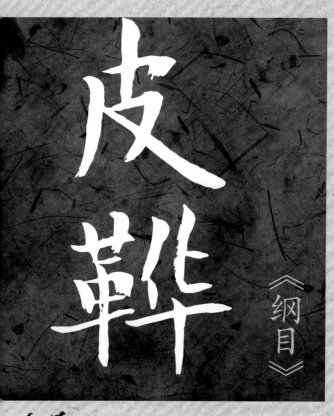

# 皮鞾

《纲目》

‖ **释名** ‖

**靴。**[时珍曰] 靴，皮履也，所以华足，故字从革、华。刘熙释名云：鞾，跨也。便于跨马也。本胡服。赵武灵王好着短靿鞾，后世乃作长靿鞾，入药当用牛皮者。

‖ **主治** ‖

**癣疮，取旧鞾底烧灰，同皂矾末掺之。先以葱椒汤洗净。**时珍。

‖ **附方** ‖

新五。**牛皮癣疮**旧皮鞋底烧灰，入轻粉少许，麻油调抹。直指方。**小儿头疮**圣惠方用皮鞋底洗净煮烂，洗讫傅之。又方：旧皮鞋面烧灰，入轻粉少许，生油调傅。**瘰疬已溃**牛皮油靿鞾底烧灰，麻油调傅之。集玄方。**身项粉瘤**旧皮鞋底洗净，煮烂成冻子，常食之。瘤自破如豆腐，极臭。直指方。**肠风下血**皮鞋底、蚕茧蜕、核桃壳、红鸡冠花等分，烧灰。每酒服一钱。圣惠方。

## ‖释名‖

履纲目扉音费。靸音先立切。[时珍曰]鞋，古作鞵，即履也。古者以草为屦，以帛为履。周人以麻为鞋。刘熙释名云：鞋者解也。缩其上，易舒解也。履者礼也，饰足为礼也。靸者袭也，履头深袭覆足也。皮底曰扉，扉者皮也。木底曰舄，干腊不畏湿也。入药当用黄麻、苎麻结者。

## ‖主治‖

旧底洗净煮汁服，止霍乱吐下不止，及食牛马肉毒，腹胀吐利不止，又解紫石英发毒。苏恭。煮汁服，止消渴。时珍。

## ‖附方‖

旧五，新七。**霍乱转筋**故麻鞋底烧赤，投酒中，煮取汁服。陈藏器本草。**疟疾不止**故鞋底去两头烧灰，井华水服之。千金方。**鼻塞不通**麻鞋烧灰吹之，立通。经验方。**鼻中衄血**鞋（鞵）烧灰吹之，立效。贞元广利方。**小便遗床**麻鞋尖头二七枚，烧灰，岁朝井华水服之。近效方。**大肠脱肛**炙麻鞋底，频按入。仍以故麻鞋底、鳖头各一枚，烧研傅之，按入，即不出也。千金方。**子死腹中**取本妇鞋底炙热，熨腹上下，二七次即下。集玄方。**胎衣不下**方同上。**夜卧禁魇**凡卧时，以鞋一仰一覆，则无魇及恶梦。起居杂忌。**折伤接骨**市上乞儿破鞋一支烧灰、白面等分，好醋调成糊，敷患处，以绢束之，杉片夹定。须臾痛止，骨节有声，为效。杨诚经验方。**白驳癜风**麻鞋底烧灰，擦之。圣惠。**蜈蚣伤螫**麻履底炙热揩之，即安。外台秘要。

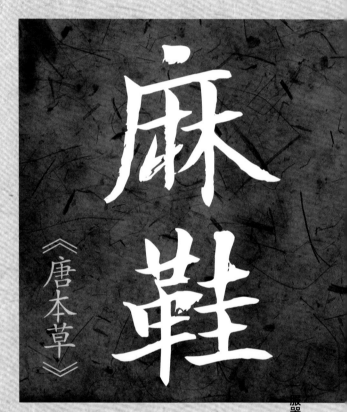

麻鞋

《唐本草》

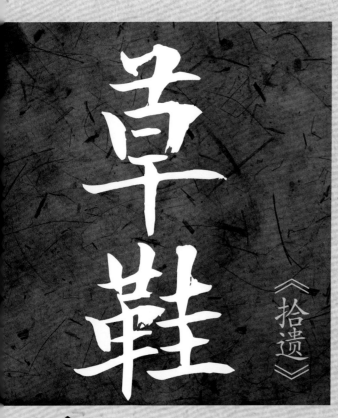

草鞋 《拾遗》

## ‖释名‖

**草屦**纲目 **屩音蹻 不借**纲目 **千里马。**[时珍曰] 世本言黄帝之臣始作屦，即今草鞋也。刘熙释名云：屦者拘也，所以拘足也。屩者蹻也，着之蹻便也。不借者，贱而易得，不假借人也。

## ‖主治‖

破草鞋，和人乱发烧灰，醋调，傅小儿热毒游肿。藏器。催生，治霍乱。时珍。

## ‖附方‖

新五。**产妇催生**路旁破草鞋一支，洗净烧灰，酒服二钱。如得左足生男，右足生女，覆者儿死，侧者有惊，自然之理也。胎产方。**霍乱吐泻**出路在家应急方：用路旁破草鞋，去两头，洗三四次，水煎汤一碗，滚服之，即愈。事海文山。**浑身骨痛**破草鞋烧灰，香油和，贴痛处，即止。救急方。**行路足肿**被石垫伤者。草鞋浸尿缸内半日，以砖一块烧红，置鞋于上，将足踏之，令热气入皮里即消。救急方。**臁疮溃烂**海上方：诗云：左脚草鞋将棒挑，水中洗净火中烧。细研为末加轻粉，洗以盐汤傅即消。

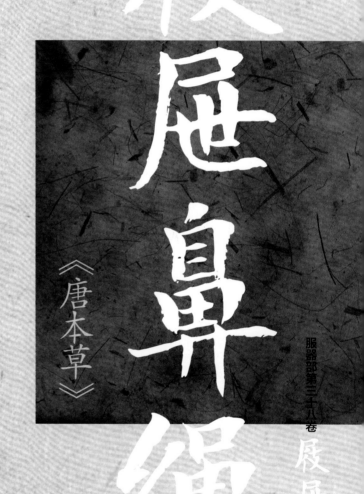

## ‖释名‖

木屐。[时珍曰]屐乃木履之下有齿者，其施铁者曰屩，音局。刘熙释名云：屐者支也，支以踏泥也。[志曰]别本注云：履屐，江南以桐木为底，用蒲为鞋，麻穿其鼻，江北不识也。久着断烂者，乃堪入药。

## ‖主治‖

哽咽心痛，胸满，烧灰水服。唐本。

## ‖附方‖

新七。**妇人难产**路旁破草鞋鼻子，烧灰，酒服。集玄方。**睡中尿床**麻鞋纲带及鼻根等，惟不用底，七两，以水七升，煮二升，分再服。外台秘要。**尸咽痛痒**声音不出。履鼻绳烧灰，水服之。葛洪肘后方。**燕口吻疮**木履尾，糖火中煨热，取拄两吻，各二七遍。千金方。**小儿头疮**草鞋鼻子烧灰，香油调，傅之。圣济录。**手足瘑疮**故履系烧灰，傅之。千金方。**狐尿刺疮**麻鞋纲绳如枣大，妇人内衣有血者手大一片，钩头棘针二七枚，并烧研。以猪脂调傅，当有虫出。陈藏器本草。

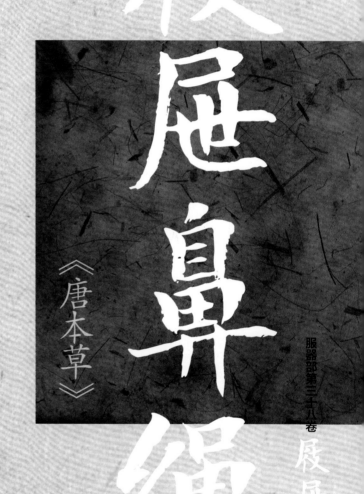

*屐屉鼻绳*

*《唐本草》*

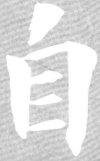

自经死绳

《拾遗》

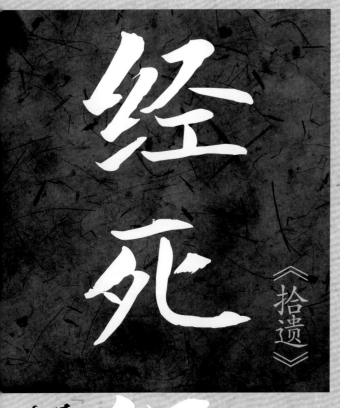

‖ **主治** ‖

卒发狂颠，烧末，水服三指撮。陈蒲煮汁服亦佳。
藏器。

‖ **发明** ‖

[时珍曰] 按张耒明道志云：蕲水一富家子，游倡宅，惊走仆于刑人尸上，大骇发狂。明医庞安常取绞死囚绳烧灰，和药与服，遂愈。观此则古书所载冷僻之物，无不可用者，在遇圆机之士耳。

**‖主治‖**

脚气。藏器。（主治原缺，今补。）

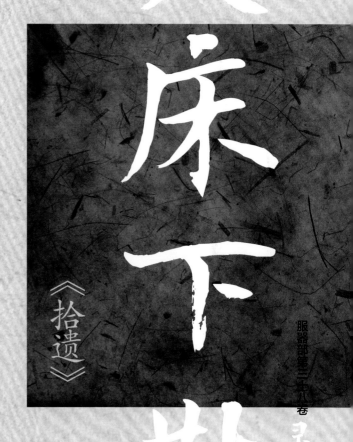

灵床下鞋

《拾遗》

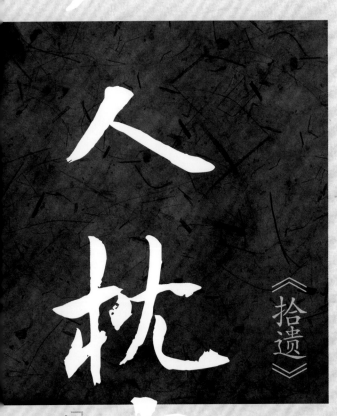

死人枕席

《拾遗》

**‖主治‖**

尸疰、石蛔。又治疣目，以枕及席拭之
二七遍令烂，去疣。藏器。疗自汗盗
汗，死人席缘烧灰，煮汁浴身，自愈。

时珍。圣惠方。

## ‖发明‖

[藏器曰] 有妪人患冷滞，积年不瘥。宋·徐嗣伯诊之，曰：此尸疰也。当以死人枕煮服之，乃愈。于是往古冢中取枕，枕已一边腐缺。妪服之，即瘥。张景声十五岁，患腹胀面黄，众药不能治，以问嗣伯。嗣伯曰：此石蛔尔，极难疗，当取死人枕煮服之。得大蛔虫，头坚如石者五六升，病即瘥。沈僧翼患眼痛，又多见鬼物。嗣伯曰：邪气入肝，可觅死人枕煮服之，竟可埋枕于故处。如其言，又愈。王晏问曰：三病不同，皆用死人枕而俱瘥，何也？答曰：尸疰者，鬼气也，伏而未起，故令人沉滞。得死人枕治之，魂气飞越，不附体，故尸疰自瘥。石蛔者，医疗既僻，蛔虫转坚，世间药不能遣，须以鬼物驱之，然后乃散，故用死人枕煮服之。邪气入肝，则使人眼痛而见魍魉，须邪物以钩之，故用死人枕之气。因不去之，故令埋于故处也。[时珍曰] 按谢士泰删繁方：治尸疰，或见尸，或闻哭声者。取死人席，斩棺内余弃路上者一虎口，长三寸，水三升，煮一升服，立效。此即用死人枕之意也，故附之。

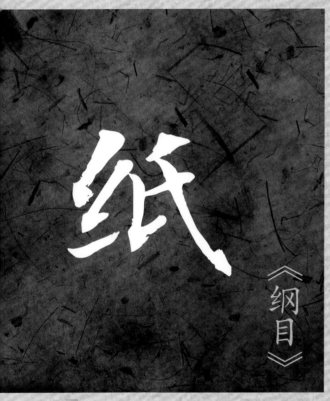

服器之二器物类五十四种

纸《纲目》

## ‖释名‖

[时珍曰] 古者编竹炙青书字，谓之汗青，故简策字皆从竹。至秦汉间以缯帛书事，谓之幡纸，故纸字从糸，或从巾也。从氏，谐声也。刘熙释名云：纸者砥也，其平如砥也。东汉和帝时，耒阳蔡伦始采树皮、故帛、鱼网、麻缯，煮烂造纸，天下乃通用之。苏易简纸谱云：蜀人以麻，闽人以嫩竹，北人以桑皮，剡溪以藤，海人以苔，浙人以麦茎、稻秆，吴人以茧，楚人以楮为纸。又云：凡烧药，以墨涂纸裹药，最能拒火。药品中有闪刀纸，乃折纸之际，一角叠在纸中，匠人不知漏裁者，医人取入药用。今方中未见用此，何欤？

## ‖气味‖

诸纸：甘，平，无毒。

## ‖主治‖

楮纸：烧灰，止吐血、衄血、血崩，金疮出血。时珍。

竹纸：包犬毛烧末，酒服，止疟。圣惠。

藤纸：烧灰，傅破伤出血，及大人小儿内热，衄血不止，用故藤纸瓶中烧存性二钱，入麝香少许，酒服。仍以纸捻包麝香，烧烟熏鼻。时珍。

草纸：作捻，纴痈疽，最拔脓。蘸油燃灯，照诸恶疮浸淫湿烂者，出黄水，数次取效。时珍。

麻纸：止诸失血，烧灰用。时珍。

纸钱：主痈疽将溃，以筒烧之，乘热吸患处。其灰止血。其烟久嗅，损人肺气。时珍。

## ‖附方‖

新八。**吐血不止** 白薄纸五张烧灰，水服。效不可言。普济方。**衄血不止** 屏风上故纸烧灰，酒服一钱，即止。普济方。**皮肤血溅出者**，以煮酒坛上纸，扯碎如杨花，摊在出血处，按之即止。王璆百一选方。**血痢不止** 白纸三张，裹盐一匙，烧赤研末。分三服，米饮下。圣惠方。**月经不绝来无时者**。案纸三十张烧灰，清酒半升和服，顿定。冬月用暖酒服之。刘禹锡传信方。**产后血运** 上方服之立验。已毙经一日者，去板齿灌之，亦活。**诸虫入耳** 以纸塞耳鼻，留虫入之耳不塞，闭口勿言，少顷虫当出也。集玄方。**老小尿床** 白纸一张铺席下，待遗于上，取纸晒烧，酒服。集简方。

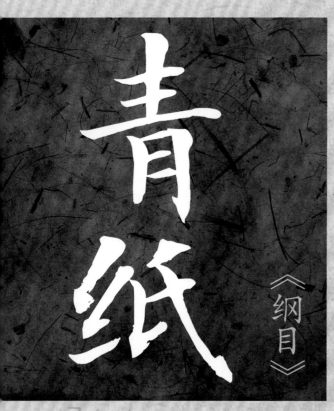

青纸 《纲目》

**‖主治‖**

妒精疮，以唾粘贴，数日即愈，且护痛也。弥久者良。上有青黛，杀虫解毒。时珍。

**‖主治‖**

妇人断产无子，剪有印处烧灰，水服一钱匕
效。藏器。

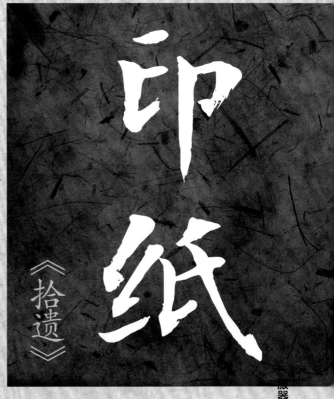

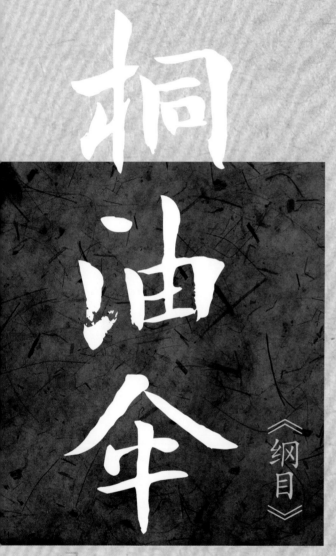

# 桐油伞纸

《纲目》

**‖主治‖**

蛀干阴疮。烧灰，出火毒一夜，傅之，便结痂。时珍。

**‖附方‖**

新一。**疔疮发汗**千年石灰炒十分，旧黑伞纸烧灰一分。每用一小匙，先以齑水些少，次倾香油些少，入末搅匀。沸汤一盏，调下。厚被盖之，一时大汗出也。医方捷径。

## ‖集解‖

[时珍曰] 太昊始作历日，是有书。礼记：十二月天子颁朔于诸侯。

## ‖主治‖

邪疟。用隔年全历，端午午时烧灰，糊丸梧子大。发日早用无根水，下五十丸。卫生易简方。

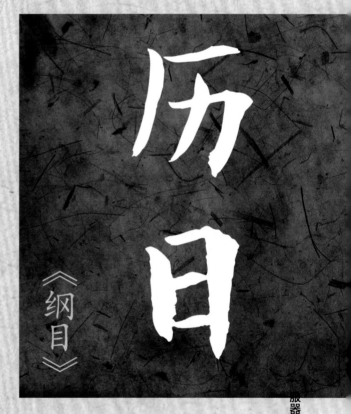

历日 《纲目》

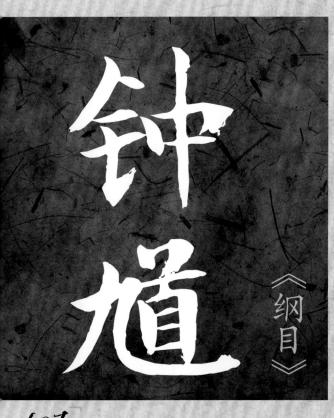

钟馗 《纲目》

李时珍 本草纲目 全本图典【第十七册】

## ‖集解‖

[时珍曰] 逸史云：唐高祖时，钟馗应举不第，触阶而死，后明皇梦有小鬼盗玉笛，一大鬼破帽蓝袍捉鬼啖之。上问之。对曰：臣终南山进士钟馗也。蒙赐袍带之葬，誓除天下虚耗之鬼。乃命吴道子图象，传之天下。时珍谨按尔雅云：钟馗，菌名也。考工记注云：终葵，椎名也，菌似椎形，椎似菌形，故得同称。俗画神执一椎击鬼，故亦名钟馗。好事者因作钟馗传，言是未第进士，能啖鬼。遂成故事，不知其讹矣。

## ‖主治‖

辟邪止疟。时珍。

## ‖附方‖

新二。**妇人难产** 钟馗左脚烧灰，水服。杨起简便方。**鬼疟来去** 画钟馗纸烧灰二钱，阿魏、砒霜、丹砂各一皂子大，为末。寒食面和，丸小豆大。每服一丸，发时冷水下。正月十五日、五月初五日修合。圣济录。

## ‖ 集解 ‖

[时珍曰] 风俗通云：东海度朔山有大桃，蟠屈千里。其北有鬼门，二神守之，曰神荼、郁垒，主领众鬼。黄帝因立桃板于门，画二神以御凶鬼。典术云：桃乃西方之木，五木之精，仙木也。味辛气恶，故能厌伏邪气，制百鬼。今人门上用桃符辟邪，以此也。

## ‖ 主治 ‖

中恶，精魅邪气，煮汁服。甄权。

## ‖ 发明 ‖

[时珍曰] 钱乙小儿方有桃符圆，疏取积热及结胸，用巴豆霜、黄檗、大黄各一钱一字，轻粉、硇砂各半钱，为末，面糊丸粟米大。量大小，用桃符汤下，无则以桃枝代之。盖桃性快利大肠，兼取厌伏邪恶之义耳。

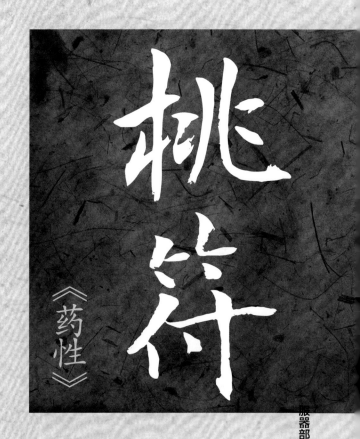

桃符

《药性》

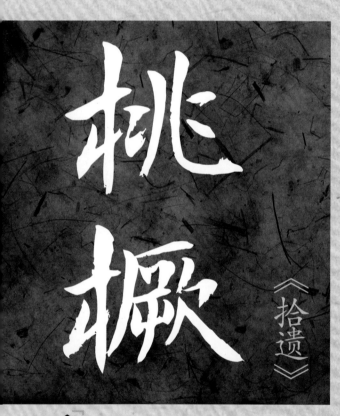

桃橛 《拾遗》

## ‖释名‖

桃杙。[时珍曰] 橛音厥，即杙也，人多削桃木钉于地上，以镇家宅。三载者尤良。许慎云：羿死于桃棓。棓，杖也。故鬼畏桃，而今人以桃梗作杙橛，以辟鬼也。礼记云：王吊则巫祝以桃茢前引，以辟不祥。茢者，桃枝作帚也。博物志云：桃根为印，可以召鬼。甄异传云：鬼但畏东南桃枝尔。观诸说，则桃之辟鬼祟疰忤，其来有由矣。

## ‖主治‖

卒心腹痛，鬼疰，破血，辟邪恶气，腹满，煮汁服之，与桃符同功。藏器。风虫牙痛，烧取汁，少少纳孔中，以蜡固之。时珍。

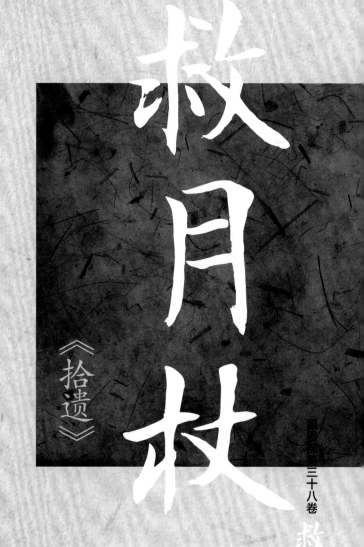

**救月杖**

《拾遗》

||集解||

[藏器曰] 即月食时，救月，击物木也。

||主治||

月蚀疮及月割耳，烧为灰，油和傅之。藏器。乃治噎之神药。思邈。

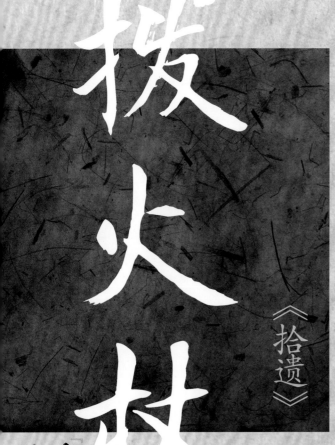

拨火杖

《拾遗》

‖ **释名** ‖

火槽头拾遗火柴头。[时珍曰] 拨火之杖，烧残之柴，同一理。

‖ **主治** ‖

蝎螫，以横井上立愈。其上立炭，刮傅金疮，止血生肉。带之。辟邪恶鬼。带火纳水底，取得水银着出。藏器。止小儿惊忤夜啼。时珍。

‖ **附方** ‖

新一。**客忤夜啼**用本家厨下烧残火柴头一个，削平焦处。向上朱砂书云：拨火杖，拨火杖，天上五雷公，差来作神将。捉住夜啼鬼，打杀不要放。急急如律令。书毕，勿令人知，安立床前脚下，男左女右。屺嵝神书。

**‖主治‖**
小儿阴被蚯蚓呵肿，令妇人以筒吹其肿处，
即消。时珍。

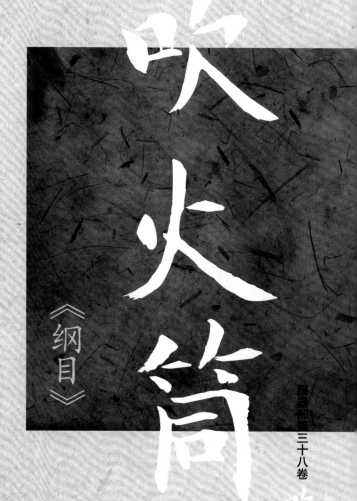

吹火筒

《纲目》

服器部第三十八卷 吹火筒

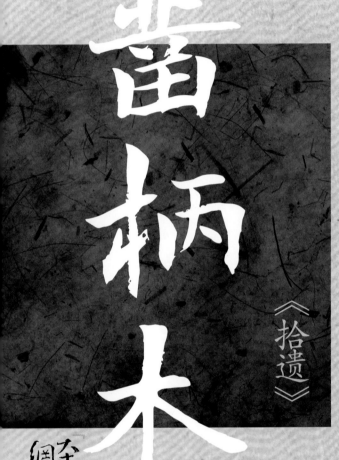

# 凿柄木

《拾遗》

‖释名‖

千椎草纲目。

‖主治‖

难产。取入铁孔中木，烧末酒服。藏器。刺在肉中，烧末，酒服二方寸匕。思邈。

‖发明‖

[时珍曰] 女科有千椎草散：用凿柄承斧处打卷者，烧灰，淋汁饮，李魁甫言其有验，此亦取下往之义耳。

‖附方‖

新一。反胃吐食千槌花一枚烧研，酒服。卫生易简方。

**‖主治‖**

鬼打，及强鬼排突人中恶者，和桃奴、鬼箭等，作丸服之。藏器。[时珍曰]务成子治瘟疾鬼病，萤火丸中亦用之。

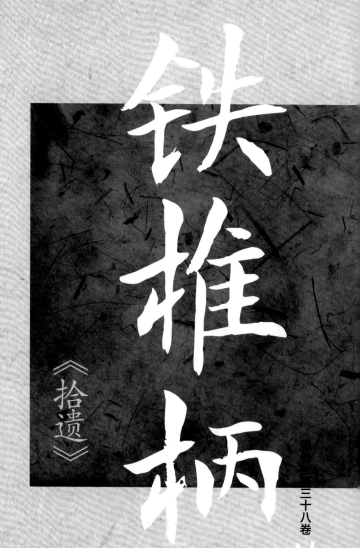

铁椎柄

《拾遗》

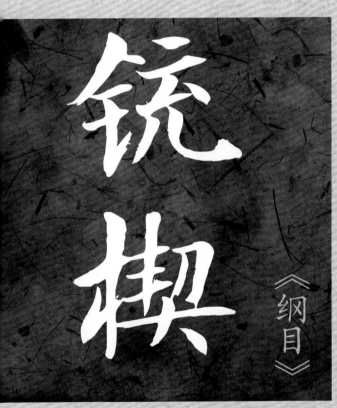

铳楔

《纲目》

‖**主治**‖
难产，烧灰酒服，又辟忤恶邪气。时珍。

**‖主治‖**

鬼打卒得，取二三寸烧末，水服。腰刀者弥
佳。藏器。

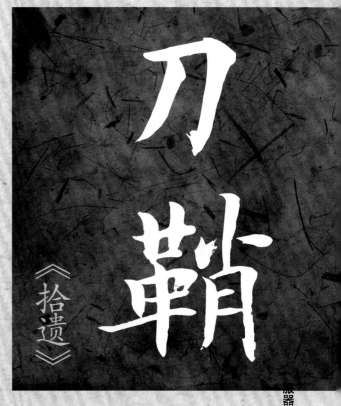

刀鞘

《拾遗》

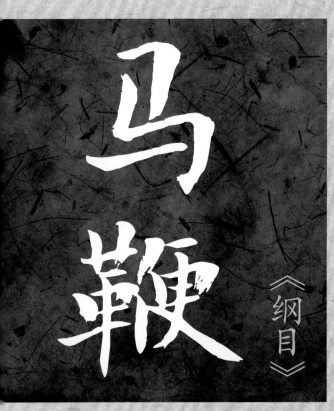

## ‖释名‖
马策。[时珍曰] 竹柄编革为之。故鞭从革便，策从竹束，会意。

## ‖主治‖
马汗气入疮或马毛入疮，肿毒烦热，入腹杀人，烧鞭皮末，和膏傅之。又治狐尿刺疮肿痛，取鞭梢二寸，鼠屎二七枚，烧研，和膏傅之。时珍。

## ‖释名‖

[时珍曰] 扬雄方言云：自关而东谓之矢，自关而西谓之箭，江淮之间谓之镞。刘熙释名云：矢又谓之镝。本曰足，末曰栝。体曰干，旁曰羽。

## ‖主治‖

妇人产后腹中瘄，密安所卧席下，勿令妇知。藏器。刺伤风水，刮箭下漆涂之。又主疗疮恶肿，刮箭筈茹作炷，灸二七壮。时珍。

## ‖附方‖

新一。**妇人难产**外台秘要用箭干三寸，弓弦三寸，烧末，酒服，方出崔氏。小品方治难产，飞生丸用故箭羽。方见禽部鼺鼠下。

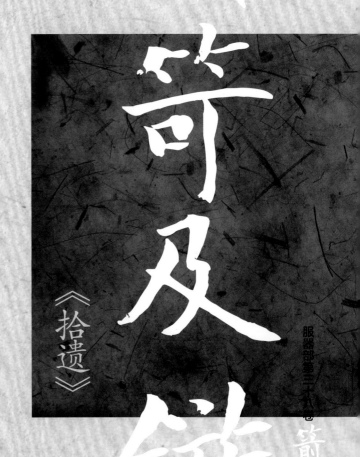

箭笴及镞

《拾遗》

服器部第三十八卷 箭笴及镞

# 弓弩弦

《别录》下品

‖ 释名 ‖

[时珍曰] 黄帝时始作弓，有臂者曰弩。以木为干，以丝为弦。

‖ 气味 ‖

平，无毒。[权曰] 微寒。

‖ 主治 ‖

难产，胞衣不出。别录。鼻衄及口鼻大衄不止，取折弓弦烧灰，同枯矾等分吹之，即止。时珍。

‖ 发明 ‖

[弘景曰] 产难，取弓弩弦以缚腰，及烧弩牙纳酒中饮之，皆取发放快速之义。[时珍曰] 弓弩弦催生，取其速离也。折弓弦止血，取其断绝也。礼云：男子生，以桑弧、蓬矢射天地四方。示男子之事也。巢元方论胎教云：妊娠三月，欲生男。宜操弓矢，乘牡马。孙思邈千金方云：妇人始觉有孕，取弓弩弦一枚，缝袋盛，带左臂上，则转女为男。房室经云：凡觉有娠，取弓弩弦缚妇人腰下，满百日解却。此乃紫宫玉女秘传方也。

‖ 附方 ‖

新四。胎动上逼弩弦系带之立下。医林集要。胎滑易产弓弩弦烧末，酒服二钱。续十全方。胞衣不出水煮弓弩弦，饮汁五合。或烧灰酒服。千金方。耳中有物不出。用弓弩弦长三寸，打散一头，涂好胶。挂着耳中，徐徐粘引出。圣惠方。

‖**主治**‖

坐马痈，烧灰傅之。时珍。凡人逃走，取其发于纬车上逆转之，则迷乱不知所适。藏器。

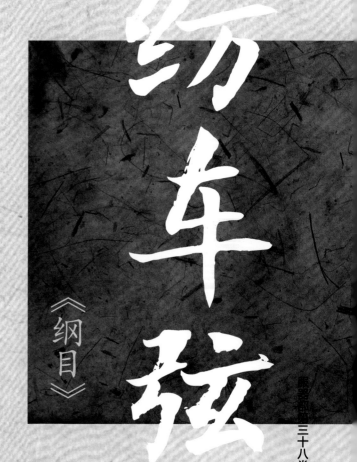

纺车弦

《纲目》

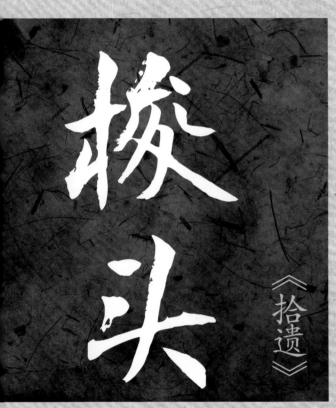

撥头

《拾遗》

**‖主治‖**

失音不语，病吃者，刺手心令痛即语。男左女右。

藏器。

**‖主治‖**

转胞，小便不通。烧灰水服。时珍。千金方。

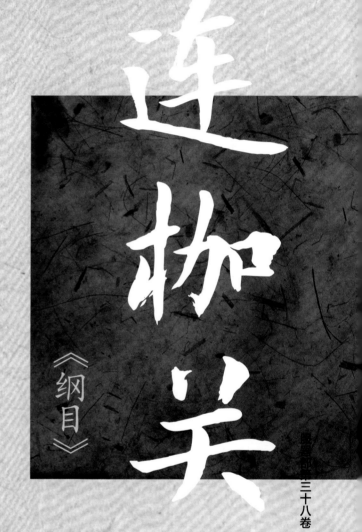

连枷关

《纲目》

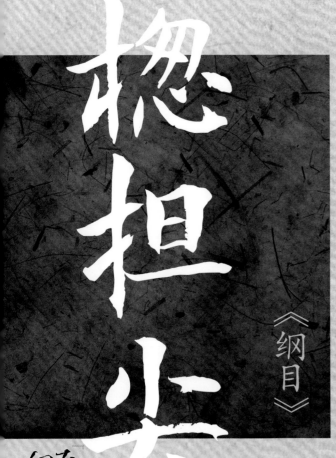

愁担尖 《纲目》

‖**主治**‖
肠痈已成，取少许烧灰，酒服，当作孔出脓。
思邈。

‖释名‖

栉。[时珍曰] 刘熙释名云：梳，其齿疏通也。篦，其齿细密相比也。栉，其齿连节也。赫连氏始作之。

‖主治‖

虱病，煮汁服之。及活虱入腹为病成癥瘕者。藏器。主小便淋沥，乳汁不通，霍乱转筋，噎塞。时珍。

‖附方‖

新八。**啮虱成癥**山野人好啮虱，在腹生长为虱癥。用败梳、败篦各一枚，各破作两分。以一分烧研，以一分用水五升，煮取一升，调服，即下出。千金方。**霍乱转筋**入腹痛。用败木梳一枚烧灰，酒服，永瘥。千金方。**噎塞不通**寡妇木梳一枚烧灰，煎锁匙汤调下二钱。生生编。**小便淋痛**多年木梳烧存性，空心冷水服。男用女，女用男。救急方。**发哽咽中**旧木梳烧灰，酒服之。集玄方。**乳汁不行**内服通乳药。外用木梳梳乳，周回百余遍，即通。儒门事亲方。**猘犬咬伤**故梳，韭根各二枚，水二升，煮一升，顿服。外台秘要。**蜂虿叮螫**油木梳炙热，熨之。救急方。

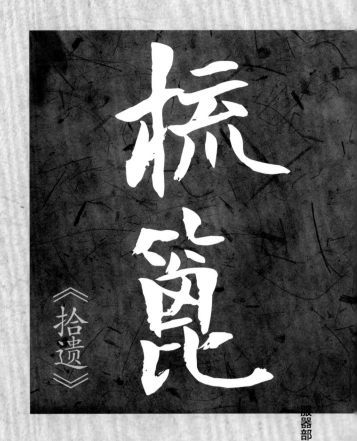

梳篦

《拾遗》

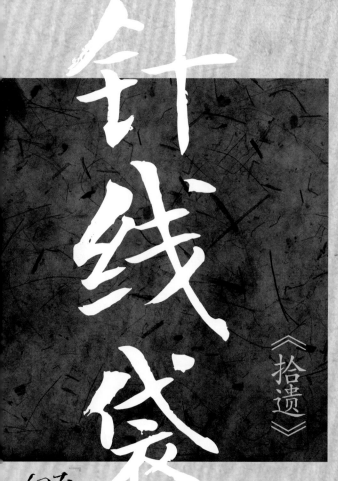

针线袋 《拾遗》

**‖主治‖**

痔疮，用二十年者，取袋口烧灰，水服。又妇人产后肠中痒不可忍，密安所卧褥下，勿令知之。凡人在牢狱日，经赦得出，就于囚枷上，取线为囚缝衣，令人犯罪经恩也。藏器。

## ‖释名‖

箑。[时珍曰] 上古以羽为扇，故字从羽。后人以竹及纸为箑，故字从竹。扬雄方言云：自关而东谓之箑，自关而西谓之扇。东人多以蒲为之，岭南以蒲葵为之。

## ‖主治‖

败蒲扇灰和粉，粉身止汗，弥败者佳。新造屋柱下四隅埋之，蚊永不入。藏器。烧灰酒服一钱，止盗汗，及妇人血崩，月水不断。时珍。

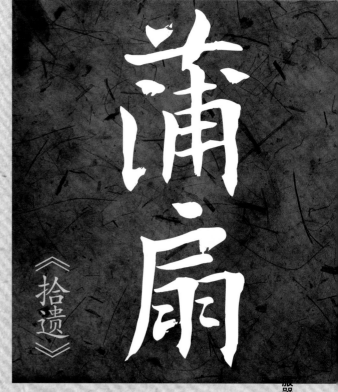

蒲扇

《拾遗》

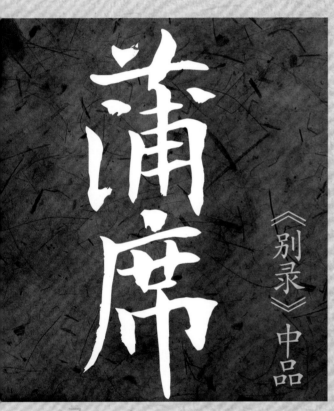

蒲席

《别录》中品

## ‖释名‖

荐。[弘景曰]蒲席惟船家用之，状如蒲帆。人家所用席，皆是菅草，而荐多是蒲也。方家烧用。[恭曰]席、荐皆人所卧，以得人气为佳，不论荐、席也。青齐间人谓蒲荐为蒲席，亦曰蒲簟，音合，谓藁作者为荐。山南、江左机上织者为席，席下重厚者为荐。[时珍曰]席、荐皆以蒲及稻藁为之，有精粗之异。吴人以龙须草为席。

## ‖主治‖

败蒲席：平。主筋溢恶疮。别录。单用破血。从高坠下，损瘀在腹刺痛，取久卧者烧灰，酒服二钱。或以蒲黄、当归、大黄、赤芍药、朴消，煎汤调服，血当下。甄权。

编荐索：烧研，酒服二指撮，治霍乱转筋入腹。藏器。

寡妇荐：治小儿吐利霍乱，取二七茎煮汁服。藏器。

## ‖附方‖

旧三，新三。**霍乱转筋**垂死者。败蒲席一握切，浆水一盏煮汁，温服。圣惠方。**小便不利**蒲席灰七分，滑石二分，为散。饮服方寸匕，日三。金匮要略。**妇人血奔**旧败蒲席烧灰，酒服二钱。胜金方。**五色丹游**多致杀人。蒲席烧灰，和鸡子白，涂之良。千金方。**痈疽不合**破蒲席烧灰，腊月猪脂和，纳孔中。千金方。**夜卧尿床**本人荐草烧灰，水服，立瘥。千金方。

**‖释名‖**

簟簏　苻箈　笋席。[时珍曰] 簟可延展，故字从竹、覃。覃，延长也。

**‖主治‖**

蜘蛛尿、蠼螋尿疮，取旧者烧灰傅之。时珍。

**‖附方‖**

新一。**小儿初生吐不止者**。用簟簏少许，同人乳二合，盐二粟许，煎沸，入牛黄粟许，与服。此刘五娘方也。外台秘要。

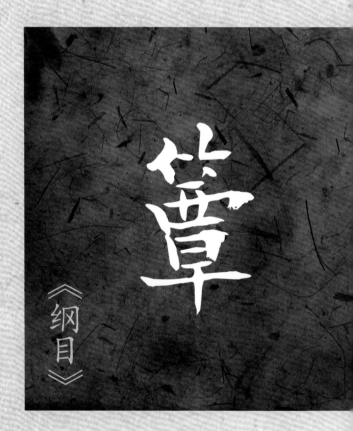

簟

《纲目》

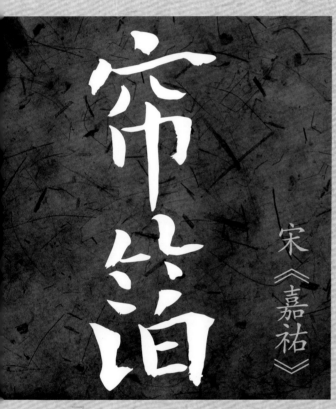

帘箔

宋《嘉祐》

‖释名‖

[时珍曰] 其形方廉而薄，故曰帘、曰箔，以竹及苇芒编成。其帛幕曰幨。[藏器曰] 今东人多以芒草为箔，入药用弥久着烟者佳。

## 败芒箔

‖主治‖

无毒。主产妇血满腹胀痛，血渴，恶露不尽，月闭，下恶血，止好血，去鬼气疰痛癥结，酒煮服之。亦烧末，酒服。藏器。

## 箔经绳

‖主治‖

痈疽有脓不溃，烧研，和腊猪脂傅下畔，即溃，不须针灸。时珍。千金方。

## 厕屋户帘

‖主治‖

小儿霍乱，烧灰，饮服一钱。时珍。外台秘要。

‖**主治**‖
产后血运，烧烟熏之即苏。又杀诸虫。时珍。

‖**附方**‖
新三。**血崩不止**漆器灰、棕灰各一钱，柏叶煎汤下。集简方。**白秃头疮**破朱红漆器，剥取漆朱烧灰，油调傅之。救急方。**蝎虿螫伤**漆木碗合螫处，神验不传。古今录验方。

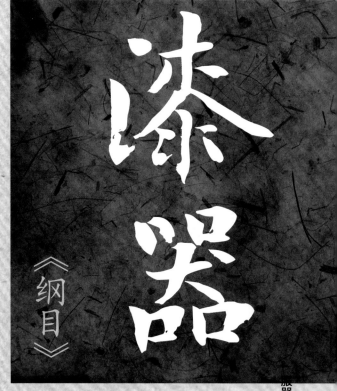

漆器

《纲目》

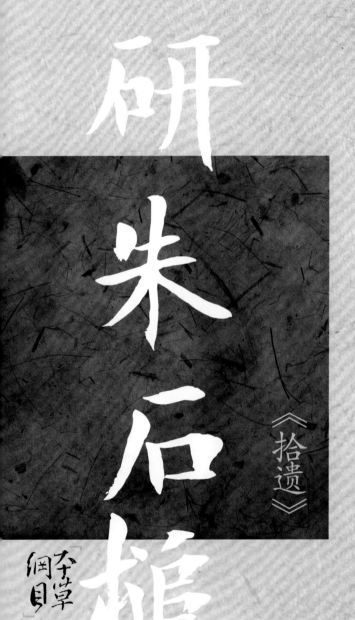

研朱石槌

《拾遗》

「本草纲目」全本图典【第十七册】

‖**主治**‖

妒乳，煮热熨乳上，以二槌更互用之，数十遍，热彻取瘥。藏器。

‖释名‖
缸。

‖主治‖
上元盗取富家灯盏，置床下，令人有子。时
珍。韵府。

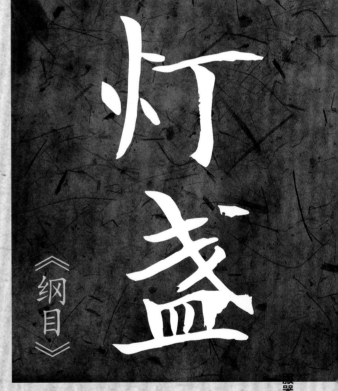

灯盏

《纲目》

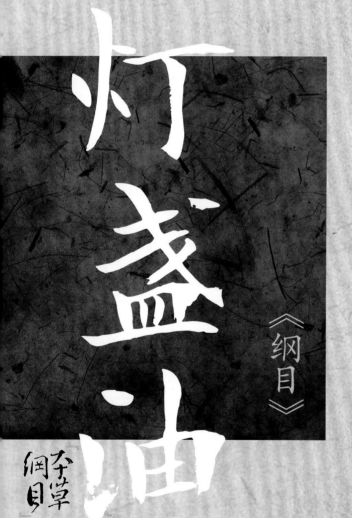

灯盏油

《纲目》

‖**释名**‖
灯窝油。

‖**气味**‖
辛，苦，有毒。

‖**主治**‖
一切急病，中风、喉痹、痰厥，用鹅翎扫入喉内，取吐即效。又涂一切恶疮疥癣。时珍。

‖**附方**‖
新二。**乳上生痈**脂麻炒焦捣烂，以灯盏内油脚调傅，即散。集玄方。**走马喉痹**诗云：急喉肿痹最堪忧，急取盛灯盏内油。甚者不过三五呷，此方原是至人留。

校正：并入缸中膏。

## ‖释名‖
车毂脂纲目 轴脂纲目 辖脂纲目 缸膏音公。〔时珍曰〕毂即轴也。辖即缸也。乃裹轴头之铁，频涂以油，则滑而不涩。史记齐人嘲淳于髡为炙毂輠即此，今云油滑是矣。

## ‖气味‖
辛，无毒。

## ‖主治‖
卒心痛，中恶气，以热酒服之。中风发狂，取膏如鸡子大，热醋搅消服。又主妇人妒乳、乳痈，取熬热涂之，并和热酒服。开宝。去鬼气，温酒烊热服。藏器。治霍乱、中蛊、妊娠诸腹痛，催生，定惊，除疟，消肿毒诸疮。时珍。

## ‖附方‖
旧七，新十。**中恶蛊毒**车缸脂如鸡子大，酒化服。千金方。**虾蟆蛊病**及蝌蚪蛊，心腹胀满痛，口干思水，不能食，闷乱大喘。用车辖脂半斤，渐渐服之，其蛊即出。圣惠方。**霍乱转筋入腹痛**。车毂中脂涂足心。千金方。**少小腹胀**车毂中脂和轮下土，如弹丸，吞之立愈。千金方。**妊妇腹痛**烧车缸脂末，纳酒中，随意饮。千金方。**妊妇热病**车辖脂随意酒服，大良。千金方。**妇人难产**三日不出。车轴脂吞大豆许二丸。千金方。**妇人逆产**车缸膏画儿脚底，即正。开宝本草。**产后阴脱**烧车缸头脂，纳酒中服。子母秘录。**小儿惊啼**车轴脂小豆许，纳口中及脐中良。千金方。**儿脐不合**车辖脂烧灰，傅之。外台秘要。**疟疾不止**不拘久近。车轴垢，水洗，下面和丸弹子大，作烧饼。未发时食一枚，发时又食一枚。圣惠方。**瘰疬已溃**车缸脂和梁上尘，傅之。外台秘要。**灸疮不瘥**车缸脂涂之，良。千金方。**聤耳脓血**绵裹车辖脂塞之。外台秘要。**诸虫入耳**车缸脂涂孔中，自出。梅师方。**针刺入肉**车脂摊纸上如钱大，贴上。二日一易，三五次即出。集玄方。

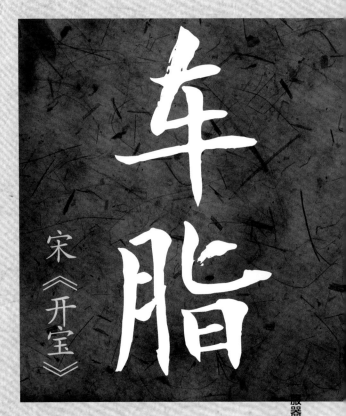

车脂

宋《开宝》

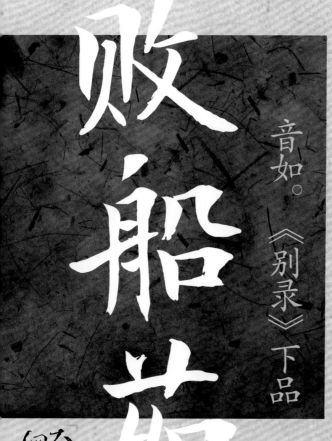

败船茹

音如。《别录》下品

‖ 集解 ‖

[弘景曰] 此是大艑艑，刮竹茹以补漏处者。

[时珍曰] 古人以竹茹。今人只以麻筋和油石灰为之。

‖ 主治 ‖

平。疗妇人崩中，吐血、痢血不止。别录。治金疮，刮败船茹灰傅之，功同牛胆石灰。苏颂。

‖ 附方 ‖

旧一，新二。**妇人遗尿**船故茹为末，酒服三钱。千金方。**月水不断**船茹一斤净洗，河水四升半，煮二升半，分二服。千金方。**妇人尿血**方同上。

‖释名‖

百味拾遗柵几。

# 几上屑

‖主治‖

吻上馋疮，烧末傅之。藏器。

# 砧上垢

‖主治‖

卒心腹痛。又凡人病后食、劳复，取当时来参病人行止脚下土一钱许，男左女右，和垢及鼠头一，或鼠屎三七枚煮服，神效。藏器。干霍乱，不吐不利，烦胀欲死，或转筋入腹，取屠儿几垢一鸡子大，温酒调服，得吐即愈。又主唇疮、耳疮、虫牙。时珍。

‖附方‖

新二。**唇紧疮裂**屠儿几垢烧存性，傅之。千金方。**小儿耳疮**屠儿上垢，傅之。千金方。

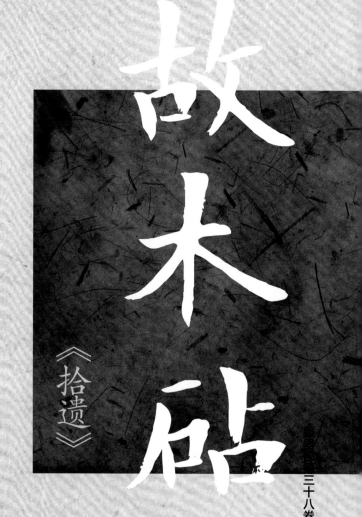

故木砧

《拾遗》

三十八卷 故木砧

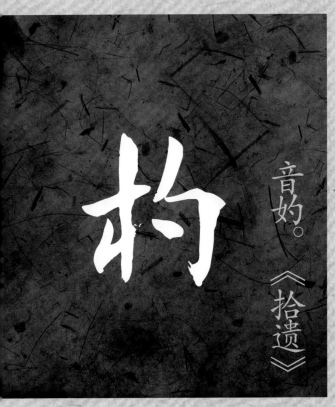

音勺。《拾遗》

杓

‖释名‖

[时珍曰] 木曰杓，瓠曰瓢。杓者勺也，瓢者漂也。

‖主治‖

人身上结筋，打之三下；自散。藏器。

# 瓠瓢

见菜部。

## ‖释名‖

箸。[时珍曰]古箸以竹，故字从竹。近人兼用诸木及象牙为之矣。

## ‖主治‖

吻上燕口疮，取箸头烧灰傅之。又狂狗咬者，乞取百家箸，煎汁饮。藏器。咽喉痹塞，取漆箸烧烟，含咽烟气入腹，发咳即破。时珍。

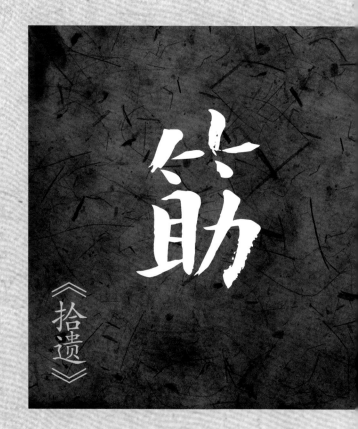

竹筋

《拾遗》

校正：并入拾遗瓦甑、故甑蔽。

‖ **集解** ‖

[时珍曰] 黄帝始作甑、釜。北人用瓦甑，南人用木甑，夷人用竹甑。术家云：凡甑鸣、釜鸣者，不得惊怖。但男作女拜，女作男拜，即止，亦无殃咎。感应类从志云：瓦甑之契，投枭自止。注云：取故甑书"契"字，置墙上，有枭鸣时投之，自止也。

# 瓦甑

‖ **主治** ‖

魇寐不寤，取覆人面，疾打破之。藏器。

# 甑垢一名阴胶

‖ **主治** ‖

口舌生疮，刮傅之。时珍。

‖ **发明** ‖

[时珍曰] 雷氏炮炙论序云：知疮所在，口点阴胶。注云：取甑中气垢少许于口中，即知脏腑所起，直彻至患处，知痛所在，可医也。

# 甑带

‖ **气味** ‖

辛，温，无毒。

‖ **主治** ‖

煮汁服，除腹胀痛，脱肛，胃反，小便失禁、不通及淋，中恶尸注。烧灰，封金疮，

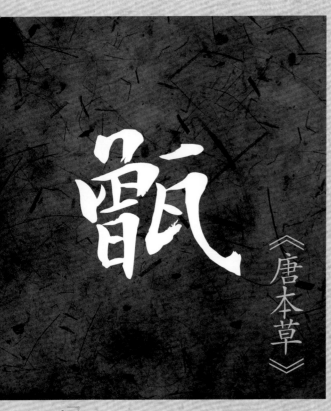

甑 《唐本草》

止血，止痛，出刃。苏恭。主大小便不通，疟疾，妇人带下，小儿脐疮，重舌夜啼，癜风白驳。时珍。

## ‖发明‖

[志曰] 江南以蒲为甑带，取久用败烂者用之。取其久被蒸气，故能散气也。

## ‖附方‖

旧五，新六。**小便不通**以水四升，洗甑带取汁，煮葵子二升半，分三服。圣惠方。**大小便闭**甑带煮汁，和蒲灰末方寸匕服，日三次。千金方。**五色带下**甑带煮汁，温服一盏，日二服。千金方。**小儿下血**甑带灰涂乳上，饮之。外台秘要。**小儿夜啼**甑带悬户上，即止。子母秘录。**小儿重舌**甑带烧灰，傅舌下。圣惠方。**小儿鹅口**方同上。**小儿脐疮**甑带烧灰傅之。子母秘录。**五色丹毒**甑带烧灰，鸡子白和，涂之。卫生易简方。**沙芒眯目**甑带灰，水服一钱。外台秘要。**草石在咽不出**。方同上。

# 故甑蔽 拾遗

或作闭。

## ‖主治‖

无毒。主石淋，烧研，水服三指撮。又主盗汗。藏器。烧灰，水服三撮，治喉闭咽痛及食复，下死胎。时珍。

## ‖发明‖

[时珍曰] 甑蔽通气，理似优于甑带。雷氏炮炙论序云：弊箄淡卤。注云：常使旧甑中箄，能淡盐味。此物理之相感也。

## ‖附方‖

新二。**胎死腹中**及衣不下者。取炊蔽，户前烧末，水服即下。千金方。**骨疽出骨**愈而复发，骨从孔中出，宜疮上灸之。以乌雌鸡一只，去肉取骨，炒成炭，以三家甑蔽、三家砧木刮屑各一两，皆烧存性，和导疮中，碎骨当出尽而愈。千金方。

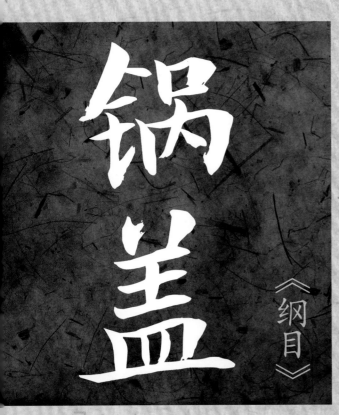

锅盖 《纲目》

‖**主治**‖

牙疳、阴疳，取黑垢，同鸡膍胵黄皮灰、蚕茧灰、枯矾等分为末，米泔洗后频傅之。时珍。

**‖释名‖**

筥。[藏器曰] 以竹为之，南方人谓之筥。

**‖主治‖**

时行病后食、劳复，烧取方寸匕，水服。
藏器。

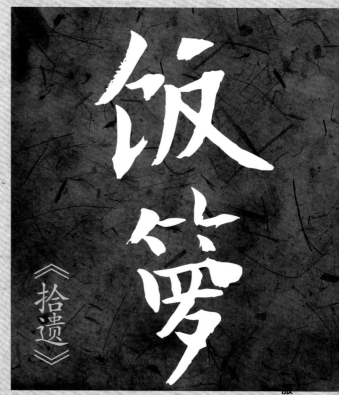

饭箩

《拾遗》

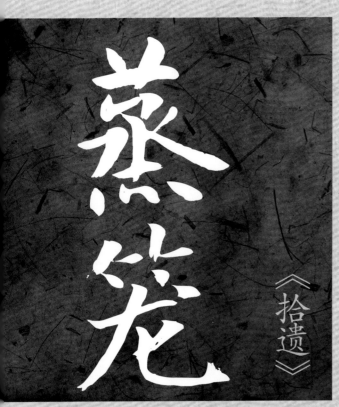

蒸笼

《拾遗》

‖主治‖

取年久竹片，同弊帛扎缚草、旧麻鞋底系及蛇蜕皮，烧灰，擦白癜风。时珍。圣惠方。

**‖主治‖**

坠马，及一切筋骨伤损，张仲景方中用之。
时珍。

**‖发明‖**

[时珍曰] 按王璆百一选方云：一人因开甑，
热气蒸面，即浮肿眼闭。一医以意取久用炊
布为末，随傅随消。盖此物受汤上之气多，
故用此引出汤毒。亦犹盐水取咸味，以类相
感也。

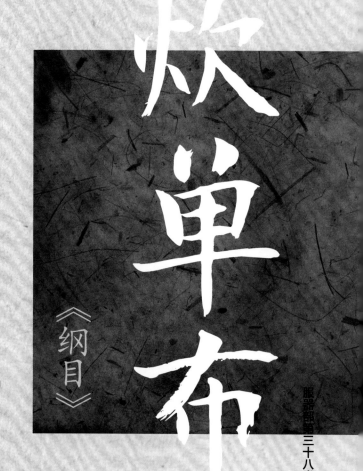

炊单布

《纲目》

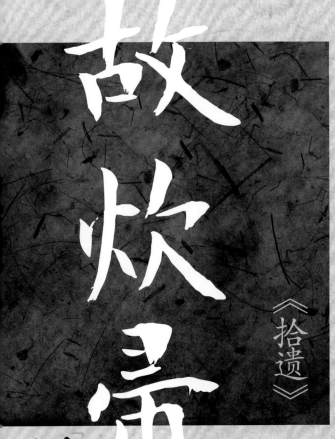

故炊帚

《拾遗》

‖**主治**‖

人面生白驳，以月食夜，和诸药烧灰，苦酒调傅
之。藏器。

## ‖ 释名 ‖

彗。[时珍曰] 许慎说文云"帚从手持巾"，以扫除也。竹帚曰彗。凡竹枝、荆苕、黍秫、茭蒲、芒草、落帚之类，皆可为帚也。

## ‖ 主治 ‖

白驳癫风，烧灰入药。时珍。

## ‖ 附方 ‖

新二。**白驳风** 弊帚、弊帛、履底、甑带、脯腊、蝉颈、蛇皮等分，以月食时合烧为末。酒服方寸匕，日三服。仍以醇醋和涂之。忌食发风物。此乃徐王方也。古今录验。**身面疣目** 每月望子时，以秃帚扫疣目上，三七遍。圣惠方。

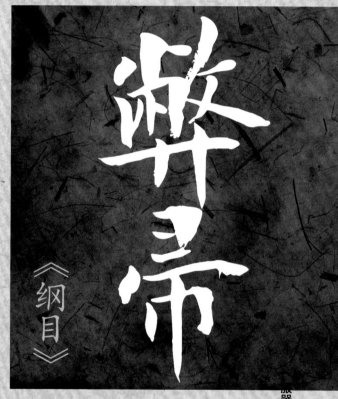

弊帚

《纲目》

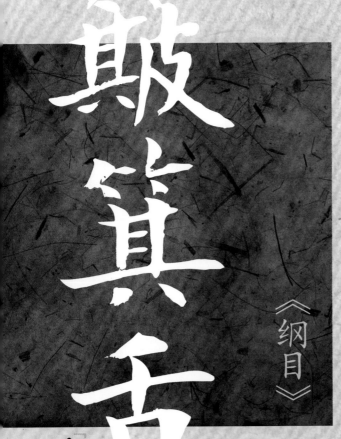

簸箕舌 《纲目》

## ‖释名‖

[时珍曰] 簸扬之箕也。南人用竹，北人用杞柳为之。

## ‖主治‖

重舌出涎，烧研，酒服一钱。又主月水不断。时珍。千金、圣惠方。

## ‖附方‖

新一。**催生**簸箕淋水一盏，饮数口。集玄方。

**‖释名‖**

[藏器曰] 竹器也。

**‖主治‖**

取耳烧灰，傅狗咬疮。藏器。

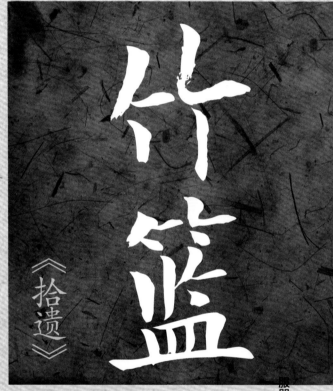

竹篮

《拾遗》

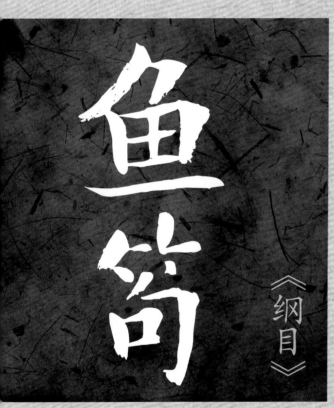

鱼笱

《纲目》

‖释名‖

[时珍曰] 徐坚初学记云：取鱼之器曰笱，音苟；曰
篃，音留；曰罛，音孤；曰篧，音罩；曰翼，音
抄也。

‖主治‖

旧笱须：疗鱼骨哽，烧灰，粥饮服方寸匕。时珍。
肘后方。

‖**释名**‖

罟。[时珍曰] 易云：庖牺氏结绳而为网罟，
以田以渔，盖取诸离。

‖**主治**‖

鱼骨哽者，以网覆颈，或煮汁饮之，当自
下。藏器。亦可烧灰，水服，或乳香汤服。
甚者并进三服。时珍。

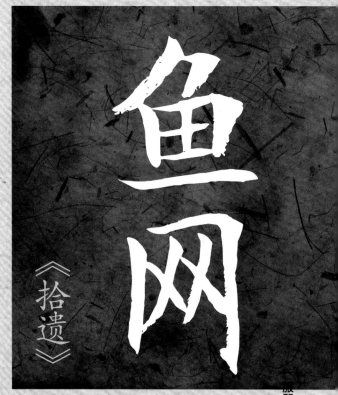

鱼网

《拾遗》

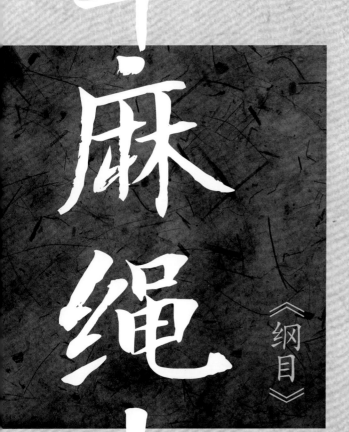

草麻绳索 《纲目》

‖释名‖
[时珍曰] 小曰索，大曰绳。

‖主治‖
大腹水病，取三十枚去皮，研水三合，旦服，日中当吐下水汁。结囊若不尽，三日后再作。未尽更作。瘥后，禁水饮、咸物。时珍。

‖附方‖
新二。**断瘟不染**以绳度所住户中壁，屈绳结之，即不染也，肘后方。**消渴烦躁**取七家井索，近瓶口结处，烧灰。新汲水服二钱，不过三五服效。圣惠方。

‖**主治**‖
煎水，洗小儿痫。苏恭。烧灰，掺鼻中疮。
时珍。

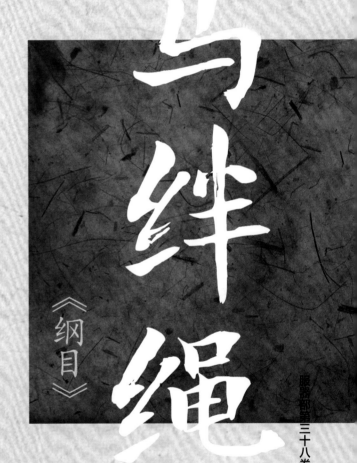

马绊绳

《纲目》

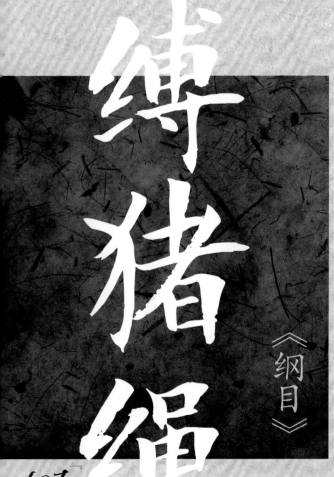

# 缚猪绳

《纲目》

‖ **主治** ‖

小儿惊啼，发歇不定，用腊月者烧灰，水服少许。
藏器。

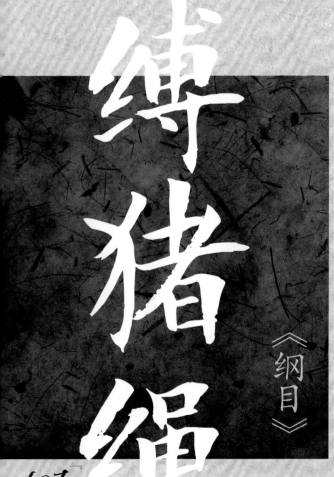

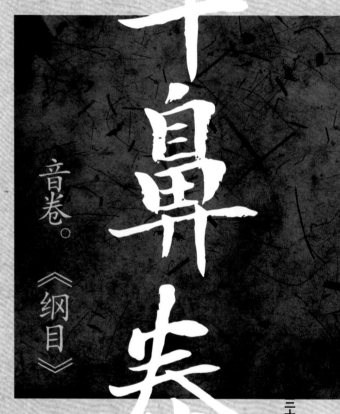

**‖释名‖**

[时珍曰] 穿牛鼻绳木也。

**‖主治‖**

木桊：主小儿痫。草桊：烧研，傅小儿鼻下疮。别录。草桊灰：吹喉风有效。木桊：煮汁或烧灰酒服，治消渴。时珍。

**‖附方‖**

新二。**消渴饮水**牛鼻木二个，男用牝牛，女用牡牛者，洗剉，人参、甘草半两，大白梅一个，水四碗，煎三碗，热服甚妙。普济方。**冬月皲裂**牛鼻绳末，和五倍子末，填入薄纸，贴之。救急方。

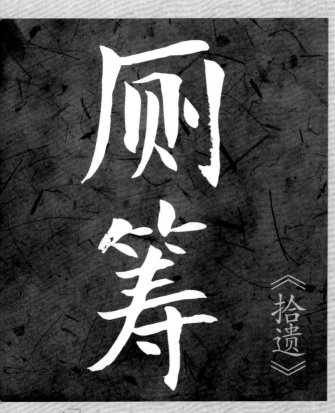

厕筹

《拾遗》

‖**主治**‖

难产，及霍乱身冷转筋，于床下烧取热气彻上，亦主中恶鬼气。此物最微，其功可录。藏器。

‖**附方**‖

新二。**小儿惊窜**两眼看地不上者，皂角烧灰，以童尿浸刮屎柴竹，用火烘干，为末，贴其囟门，即苏。王氏小儿方。**小儿齿迟**正旦，取尿坑中竹木刮涂之，即生。圣惠。

# 旧板

‖**主治**‖

霍乱吐利，煎水服。山村宜之。时珍。如宜方。

# 旧箍

‖**主治**‖

脚缝搔痒，或疮有窍，出血不止，烧灰傅之。年久者佳。时珍。

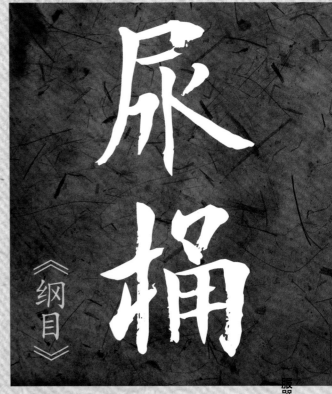

尿桶

《纲目》

# 本草纲目

## 虫部第三十九卷

虫之一卵生类上二十三种

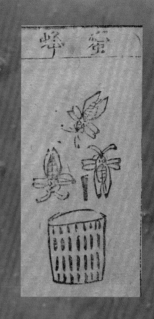

## ‖ 基原 ‖

据《中华本草》《纲目图鉴》《中药志》等综合分析考证，本品为蜜蜂科昆虫中华蜜蜂 *Apis cerana* Fabricius 等所采集酿造的蜜浆；石蜜为岩峰（野蜜蜂）*A. dorsata* Fabr. 所酿，家产蜂蜜为中华蜜蜂所酿。现代石蜜罕见，蜂蜜多为中华蜜蜂和意大利蜜蜂 *A. mellifera* Linnaeus 所酿，全国大部分地区均产。《药典》收载蜂蜜药材为中华蜜蜂或意大利蜂所酿的蜜；春至秋季采收，滤过。

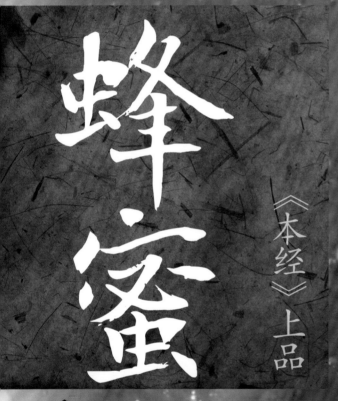

# 蜂蜜

《本经》上品

▷蜂蜜（*Mel*）

## ‖ 释名 ‖

**蜂糖**俗名**生岩石者名石蜜**本经**石饴**同上**岩蜜**。[时珍曰] 蜜以密成，故谓之蜜。本经原作石蜜，盖以生岩石者为良耳，而诸家反致疑辩。今直题曰蜂蜜，正名也。

## ‖ 正误 ‖

[恭曰] 上蜜出氐、羌中最胜。今关中白蜜，甘美耐久，全胜江南者。陶以未见，故以南土为胜耳。今以水牛乳煎沙糖作者，亦名石蜜。此蜜既蜂作，宜去石字。
[宗奭曰] 嘉祐本草石蜜有二：一见虫鱼，一见果部。乳糖既曰石蜜，则虫部石蜜，不当言石矣。石字乃白字误耳，故今人尚

言白沙蜜。盖新蜜稀而黄，陈蜜白而沙也。[藏器曰] 岩蜜出南方岩岭间，入药最胜，石蜜宜改为岩字。苏恭是荆襄间人，地无崖险，不知石蜜之胜故也。[时珍曰] 按本经云：石蜜生诸山石中，色白如膏者良。则是蜜取山石者为胜矣。苏恭不考山石字，因乳糖同名而欲去石字；寇氏不知真蜜有白沙而伪蜜稀黄，但以新久立说，并误矣。凡试蜜以烧红火箸插入，提出起气是真，起烟是伪。

‖ 集解 ‖

[别录曰] 石蜜生武都山谷、河源山谷及诸山石间。色白如膏者良。
[弘景曰] 石蜜即崖蜜也。在高山岩石间作之，色青，味小酸，食之心烦，其蜂黑色似虻，其木蜜悬树枝作之，色青白。土蜜在土中作之，色亦青白，味醶。人家及树空作者亦白，而浓厚味美。今出晋安檀崖者多土蜜，云最胜。出东阳临海诸处，及江南向西者多木蜜。出於潜、怀安诸县者多崖蜜。亦有树木及人家养者，诸蜜例多添杂及煎煮，不可入药。必须亲自看取，乃无杂耳。凡蜂作蜜，皆须人小便以酿诸花，乃得和熟，状似作饴须蘖也。[藏器曰] 寻常蜜亦有木上作者，土中作者。北方地燥，多在土中；南方地湿，多在木中。各随土地所宜，其蜜一也。崖蜜别是一蜂，如陶所说出南方崖岭间，房悬崖上，或土窟中。人不可到，但以长竿刺令蜜出，以物承取，多者至

三四石，味醺色绿，入药胜于凡蜜。张华博物志云：南方诸山，幽僻处出蜜蜡。蜜蜡所着，皆绝岩石壁，非攀缘所及。惟于山顶以篮舆悬下，遂得采取。蜂去余蜡在石，有鸟如雀，群来啄之殆尽，名曰灵雀，至春蜂归如旧，人亦占护其处，谓之蜜塞。此即石蜜也。[颂曰] 食蜜亦有两种：一在山林木上作房，一在人家作窠槛收养之，蜜皆浓厚味美。近世宣州有黄连蜜，色黄，味小苦，主目热。雍、洛间有梨花蜜，白如凝脂。亳州太清宫有桧花蜜，色小赤。柘城县有何首乌蜜，色更赤。并蜂采其花作之，各随花性之温凉也。[宗奭曰] 山蜜多在石中木上，有经一二年者，气味醇厚。人家者，一岁二取，气味不足，故不及，且久收易酸也。[时珍曰] 陈藏器所谓灵雀者，小鸟也。一名蜜母，黑色。正月则至岩石间寻求安处，群蜂随之也。南方有之。

## ‖修治‖

[敩曰] 凡炼蜜一斤，只得十二两半是数。若火少、火过，并用不得。[时珍曰] 凡炼沙蜜，每斤入水四两，银石器内，以桑柴火慢炼，掠去浮沫，至滴水成珠不散乃用，谓之水火炼法。又法：以器盛，置重汤中煮一日，候滴水不散，取用亦佳，且不伤火也。

## ‖气味‖

甘，平，无毒。[别录曰] 微温。[颖曰] 诸蜜气味，当以花为主。冬、夏为上，秋次之，春则易变而酸。闽、广蜜极热，以南方少霜雪，诸花多热也。川蜜温，西蜜则凉矣。[刘完素曰] 蜜成于蜂，蜂寒而蜜温，同质异性也。[时珍曰] 蜂蜜生凉熟温，不冷不燥，得中和之气，故十二脏腑之病，罔不宜之。但多食亦生湿热虫䘌，小儿尤当戒之。王充论衡云：蜂虿禀太阳火气而生，故毒在尾。蜜为蜂液，食多则令人毒，不可不知。炼过则无毒矣。[宗奭曰] 蜜虽无毒，多食亦生诸风也。[朱震亨曰] 蜜喜入脾。西北高燥，故人食之有益；东南卑湿，多食则害生于脾也。[思邈曰] 七月勿食生蜜，令人暴下霍乱。青赤酸者，食之心烦。不可与生葱、莴苣同食，令人利下。食蜜饱后，不可食鲊，令人暴亡。

## ‖主治‖

心腹邪气，诸惊痫痉，安五脏诸不足，益气补中，止痛解毒，除众病，和百药。久服，强志轻身，不饥不老，延年神仙。本经。养脾气，除心烦，饮食不下，止肠澼，肌中疼痛，口疮，明耳目。别录。牙齿疳䘌，唇口疮，目肤赤障，杀虫。藏器。治卒心痛及赤白痢，水作蜜浆，顿服一碗止；或以姜汁同蜜各一合，水和顿服。常服，面如花红。甄权。治心腹血刺痛，及赤白痢，同生地黄汁各一匙服，即下。孟诜。同薤白捣，涂汤火伤，即时痛止。宗奭。肘后用白蜜涂上，竹膜贴之，日三。和营卫，润脏腑，通三焦，调脾胃。时珍。

## ‖发明‖

[弘景曰] 石蜜道家丸饵，莫不须之。仙方亦单服食，云致长生不老也。[时珍曰] 蜂采无毒之花，酿以小便而成蜜，所谓臭腐生神奇也。其入药之功有五：清热也，补中也，解毒也，润燥也，止痛也。生则性凉，故能清热；熟则性温，故能补中。甘而和平，故能解毒；柔而濡泽，故能润燥。缓可以去急，故能止心腹、肌肉、疮疡之痛；和可以致中，故能调和百药，而与甘草同功。张仲景治阳明结燥，大便不通，蜜煎导法，诚千古神方也。[诜曰] 但凡觉有热，四肢不和，即服蜜浆一碗，甚良。又点目中热膜，以家养白蜜为上，木蜜次之，崖蜜更次之也。与姜汁熬炼，治癞甚效。

## ‖附方‖

旧十三，新六。**大便不通**张仲景伤寒论云：阳明病，自汗，小便反利，大便硬者，津液内竭也，蜜煎导之。用蜜二合，铜器中微火煎之，候凝如饴状，至可丸，乘热捻作挺，令头锐，大如指，长寸半许。候冷即硬，纳便道中，少顷即通也。一法：加皂角、细辛为末少许，尤速。**噎不下食**取崖蜜含，微微咽下。广利方。**产后口渴**用炼过蜜，不计多少，熟水调服，即止。产书。**难产横生**蜂蜜、真麻油各半碗，煎减半服，立下。海上方。**天行虏疮**比岁有病天行斑疮，头面及身，须臾周匝，状如火疮，皆戴白浆，随决随生。不即疗，数日必死。差后疮瘢黯色，一岁方灭，此恶毒之气。世人云：建武中，南阳击虏所得，仍呼为虏疮。诸医参详疗之，取好蜜通摩疮上，以蜜煎升麻数匕，拭之。肘后。**痘疹作痒**难忍，抓成疮及疱，欲落不落。百花膏：用上等石蜜，不拘多少，汤和，时时以翎刷之。其疮易落，自无瘢痕。全幼心鉴。**癮疹瘙痒**白蜜不以多少，好酒调下，有效。**五色丹毒**蜜和干姜末傅之。肘后。**口中生疮**蜜浸大青叶含之。药性论。**阴头生疮**以蜜煎甘草涂之瘥。外台。**肛门生疮**肛门主肺，肺热即肛塞肿缩生疮。白蜜一升，猪胆汁一枚相和，微火煎令可丸，丸三寸长作挺，涂油纳下部，卧令后重，须臾通泄。梅师。**热油烧痛**以白蜜涂之。梅师。**疔肿恶毒**用生蜜与隔年葱研膏，先刺破涂之。如人行五里许，则疔出，后以热醋汤洗去。济急仙方。**大风癞疮**取白蜜一斤，生姜二斤捣取汁。先秤铜铛斤两，下姜汁于蜜中消之。又秤之，令知斤两。即下蜜于铛中，微火煎令姜汁尽，秤蜜斤两在，即药已成矣。患三十年癞者，平旦服枣许大一丸，一日三服，温酒下。忌生冷醋滑臭物。功用甚多，不能一一具之。食疗方。**面上皯点**取白蜜和茯苓末涂之，七日便瘥也。孙真人食忌。**目生珠管**以生蜜涂目，仰卧半日，乃可洗之。日一次。肘后方。**误吞铜钱**炼蜜服二升，可出矣。葛氏方。**诸鱼骨鲠**以好蜜稍稍服之令下。葛氏。**拔白生黑**治年少发白。拔去白发，以白蜜涂毛孔中，即生黑发。不生，取梧桐子捣汁涂上，必生黑者。梅师方。

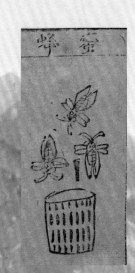

‖ **基原** ‖

据《纲目图鉴》《中华本草》《中药志》等综合分析考证，本品为中华蜜蜂 *Apis cerana* Fabricius 等的工蜂分泌的蜡质，经精制而成。全国大部分地区均产。《药典》收载蜂蜡药材为蜜蜂科昆虫中华蜜蜂或意大利蜂 *A. mellifera* Linnaeus 分泌的蜡；将蜂巢置水中加热，滤过，冷凝取蜡或再精制而成。

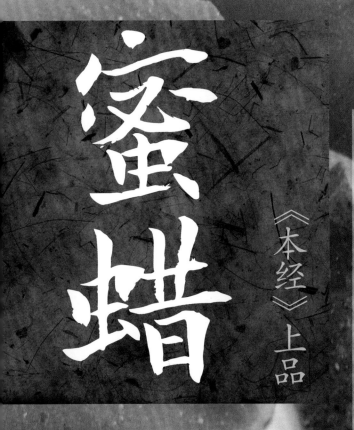

# 蜜蜡

《本经》上品

‖ **释名** ‖

[弘景曰] 生于蜜中，故谓蜜蜡。[时珍曰] 蠟，犹鬣也。蜂造蜜蠟而皆成鬣也。

‖ **集解** ‖

[别录曰] 蜡生武都山谷蜜房木石间。[弘景曰] 蜂先以此为蜜跖，煎蜜亦得之。初时极香软。人更煮炼，或少加醋酒，便黄赤，以作烛色为好。今医家皆用白蜡，但取削之，于夏月暴百日许，自然白也。卒用之，烊内水中十余遍，亦白。[宗奭曰] 新蜡色白，随久则黄。白蜡乃蜡之精英者也。[时珍曰] 蜡乃蜜脾底也。取蜜后炼过，滤入水中，候凝取之，色黄者俗名黄蜡，煎炼极净色白者为白蜡，非新则白而久则黄也。与今时所用虫造白蜡不同。

‖ **气味** ‖

甘，微温，无毒。[之才曰] 恶芫花、齐蛤。

‖ **主治** ‖

蜜蜡：主下痢脓血，补中，续绝伤金疮，益气，不饥，耐老。本经。[权曰] 和松脂、杏仁、枣肉、茯苓等分合成，食后服五十丸，便不饥。[颂曰] 古人荒岁多食蜡以度饥，但合大枣咀嚼，即

纲目草全本图典 [第十七册]

▷蜂蜡（*Cera Flava*）

易烂也。**白蜡**：疗人泄澼后重见白脓，补绝伤，利小儿。久服，轻身不饥。别录。孕妇胎动，下血不绝，欲死。以鸡子大，煎三五沸，投美酒半升服，立瘥。又主白发，镊去，消蜡点孔中，即生黑者。甄权。

## ‖ 发明 ‖

[时珍曰] 蜜成于蜡，而万物之至味，莫甘于蜜，莫淡于蜡。得非厚于此，必薄于彼耶？蜜之气味俱厚，属乎阴也，故养脾；蜡之气味俱薄，属乎阳也，故养胃。厚者味甘，而性缓质柔，故润脏腑；薄者味淡，而性啬质坚，故止泄痢。张仲景治痢有调气饮，千金方治痢有胶蜡汤，其效甚捷，盖有见于此欤？又华佗治老少下痢，食入即吐。用白蜡方寸匕，鸡子黄一个，石蜜、苦酒、发灰、黄连末，各半鸡子壳。先煎蜜蜡、苦酒、鸡子四味令匀，乃纳连、发，熬至可丸乃止。二日服尽，神效无比也。此方用之，屡经效验，乃知本经主下痢脓血之言，深当膺服也。

## ‖ 附方 ‖

旧十八，新十五。**仲景调气饮**治赤白痢，小腹痛不可忍，下重，或面青手足俱变者。用黄蜡三钱，阿胶三钱，同熔化，入黄连末五钱搅匀，分三次热服，神妙。金匮。**千金胶蜡汤**治热痢，及妇人产后下痢。用蜡二棋子大，阿胶二钱，当归二钱半，黄连三钱，黄檗一钱，陈廪米半升，水三钟，煮米至一升，去米入药，煎至一钟，温服神效。千金方。**急心疼痛**用黄蜡灯上烧化，丸芡子大，百草霜为衣。井水下三丸。**肺虚咳嗽立效丸**：治肺虚膈热，咳嗽气急烦满，咽干燥渴，欲饮冷水，体倦肌瘦，发热减食，喉音嘶不出。黄蜡熔滤令净，浆水煮过八两，再化作一百二十丸，以蛤粉四两为衣养药。每服一丸，胡桃半个，细嚼温水下，即卧，闭口不语，日二。普济方。**肝虚雀目**黄蜡不俱多少，熔汁取出，入蛤粉相和得所。每用刀子切下二钱，以猪肝二两批开，掺药在内，麻绳扎定。水一碗，同入铫子内煮熟，取出乘热蒸眼。至温，并肝食之，日二，以平安为度。其效如神。集验方。**头风掣疼**湖南押衙颜思退传方：用蜡二斤，盐半斤相和，于铫罗中熔令相入，捏作一兜鍪，势可合脑大小。搭头至额，其痛立止也。经验方。**脚上转筋**刘禹锡续传信方用蜡半斤销之，涂旧绢帛上，随患大小阔狭，乘热缠脚，须当脚心，便着袜裹之，冷即易。仍贴两手心。图经。**暴风身冷**暴风，通身冰冷如瘫缓者。用上方法，随所患大小阔狭摊贴，并裹手足心。**风毒惊悸**同上方法。**破伤风湿**如疟者。以黄蜡一块，热酒化开服，立效。与玉真散对用，尤妙。瑞竹堂方。**代指疼痛**以蜡、松胶相和，火炙笼指，即瘥。千金翼。**脚上冻疮**浓煎黄蜡涂之。姚和众。**狐尿刺人**肿痛。用热蜡着疮，并烟熏之，令汁出即愈。肘后方。**犬咬疮发**以蜡炙熔，灌入疮中。葛氏方。**蛇毒螫伤**以竹筒合疮上，熔蜡灌之，效。徐王方。**汤火伤疮**焮赤疼痛，毒腐成脓。用此拔热毒，止疼痛，敛疮口。用麻油四两，当归一两，煎焦去滓。入黄蜡一两，搅化放冷，摊帛贴之，神效。医林集要。**臁胫烂疮**用桃、柳、槐、椿、楝五枝，同荆芥煎汤，洗拭净。以生黄蜡摊油纸上，随疮大小贴十层，以帛拴定。三日一洗，除去一层不用，一月痊愈。医林集要。**妊娠胎漏**黄蜡一两，老酒一碗，熔化热服，顷刻即止。**呃逆不止**黄蜡烧烟熏，二三次即止。医方摘要。**霍乱吐利**蜡一弹丸，热酒一升化服，即止。肘后方。**诸般疮毒**臁疮、金疮、汤火等疮。用黄蜡一两，香油二两，黄丹半两，同化开，顿冷，瓶收。摊贴。王仲勉经验方。

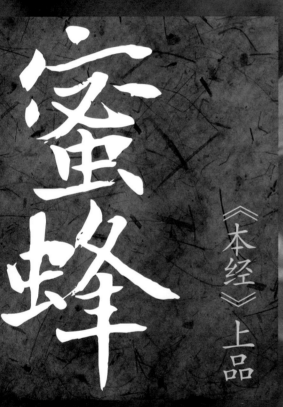

## 蜜蜂
《本经》上品

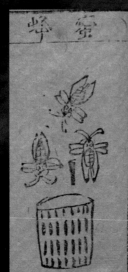

‖ 基原 ‖

据《中华本草》《纲目图鉴》《中药志》等综合分析考证,本品为蜜蜂科昆虫中华蜜蜂 *Apis cerana* Fabricius 等所采集酿造的蜜浆;石蜜为岩蜂(野蜜蜂)*A. dorsata* Fabr. 所酿,家产蜂蜜为中华蜜蜂所酿。现代石蜜罕见,蜂蜜多为中华蜜蜂和意大利蜜蜂 *A. mellifera* Linnaeus 所酿,全国大部分地区均产。《药典》收载蜂蜜药材为中华蜜蜂或意大利蜂所酿的蜜;春至秋季采收,滤过。

‖ 释名 ‖

蜡蜂纲目蠡。[时珍曰]蜂尾垂锋,故谓之蜂。蜂有礼范,故谓之蠡。礼记云:范则冠而蝉有缕。化书云:蜂有君臣之礼。是矣。

‖ 集解 ‖

[别录曰]蜂子生武都山谷。[颂曰]今处处有之,即蜜蜂子也。在蜜脾中,如蚕蛹而白色。岭南人取头足未成者,油炒食之。[时珍曰]蜂子,即蜜蜂子未成时白蛹也。礼记有雀、鷃、蜩、范,皆以供食,则自古食之矣。其蜂有三种:一种在林木或土穴中作房,为野蜂;一种人家以器收养者,为家蜂,并小而微黄,蜜皆浓美;一种在山岩高峻处作房,即石蜜也,其蜂黑色似牛虻。三者皆群居有王。王大于众蜂,面色青苍。皆一日两衙,应潮上下。凡蜂之雄者尾锐,雌者尾歧,相交则黄退。嗅花则

以须代鼻，采花则以股抱之。按王元之蜂记云：蜂王无毒。窠之始营，必造一台，大如桃李。王居台上，生子于中。王之子尽复为王，岁分其族而去。其分也，或铺如扇，或圆如罂，拥其王而去。王之所在，蜂不敢螫。若失其王，则众溃而死。其酿蜜如脾，谓之蜜脾。凡取其蜜不可多，多则蜂饥而不蕃；又不可少，少则蜂惰而不作。呜呼！王之无毒，似君德也。营巢如台，似建国也。子复为王，似分定也。拥王而行，似卫主也。王所不螫，似遵法也。王失则溃，守义节也。取惟得中，似什一而税也。山人贪其利，恐其分而刺其子，不仁甚矣。

# 蜂子

**‖气味‖**

甘，平、微寒，无毒。[大明曰] 凉，有毒。食之者须以冬瓜、苦荬、生姜、紫苏制其毒。[之才曰] 畏黄芩、芍药、牡蛎、白前。

**‖主治‖**

头疯，除蛊毒，补虚羸伤中。久服令人光泽，好颜色，不老。本经。[弘景曰] 酒渍傅面，令人悦白。轻身益气，治心腹痛，面目黄，大人小儿腹中五虫从口吐出者。别录。主丹毒风疹，腹内留热，利大小便涩，去浮血，下乳汁，妇人带下病。藏器。大风疠疾。时珍。

**‖发明‖**

[时珍曰] 蜂子，古人以充馔品，故本经、别录著其功效。而圣济总录治大风疾，兼用诸蜂子，盖亦足阳明、太阴之药也。

**‖附方‖**

新一。**大风疠疾**须眉堕落，皮肉已烂成疮者。用蜜蜂子、胡蜂子、黄蜂子并炒各一分，白花蛇、乌蛇并酒浸去皮骨炙干、全蝎去土炒、白僵蚕炒各一两，地龙去土炒半两，蝎虎全者炒、赤足蜈蚣全者炒各十五枚，丹砂一两，雄黄醋熬一分，龙脑半钱，右为末。每服一钱匕，温蜜汤调下，日三五服。总录。

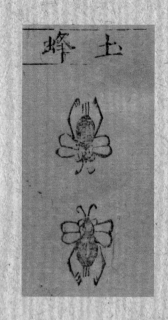

## ‖ 基原 ‖

据《中华本草》《纲目图鉴》《纲目彩图》等综合分析考证：本品为胡蜂科昆虫环黄胡蜂 *Vespula koreensis orbata* Buysson 等的全虫，分布于四川等地；现今所用之土蜂，多为土蜂科昆虫赤纹土蜂 *Scolia vittifrons* Sau.，分布于东北及河北、山西、甘肃、山东等地。

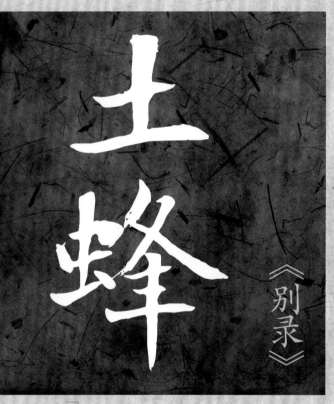

土蜂 《别录》

李时珍 本草纲目 全本图典 [第十七册]

校正：旧与蜜蜂子同条，今分出。

## ‖ 释名 ‖

蜚零本经蟺蜂音蝉。同上。马蜂。[颂曰]郭璞注尔雅云：今江东呼大蜂在地中作房者为土蜂，即马蜂也。荆、巴间呼为蟺蜂。

## ‖ 集解 ‖

[别录曰] 土蜂生武都山谷。[藏器曰] 土蜂穴居作房，赤黑色，最大，螫人至死，亦能酿蜜，其子亦大而白。[颂曰] 土蜂子，江东人亦啖之。又有木蜂似土蜂，人亦食其子。然则蜜蜂、土蜂、木蜂、黄蜂子俱可食。大抵蜂类同科，其性效不相远矣。

# 蜂

**‖主治‖**

烧末，油和，傅蜘蛛咬疮。[藏器曰]此物能食蜘蛛，取其相伏也。

# 蜂子

**‖气味‖**

甘，平，有毒。[大明曰]同蜜蜂。畏亦同也。

**‖主治‖**

痈肿。本经。嗌痛。别录。利大小便，治妇人带下。日华。功同蜜蜂子。藏器。酒浸傅面，令人悦白。时珍。

**‖附方‖**

新一。面黑令白土蜂子未成头翅者，炒食，并以酒浸傅面。圣惠方。

# 房

**‖主治‖**

痈肿不消。为末，醋调涂之，干更易之。不入服食。药性。疗疔肿疮毒。时珍。

**‖附方‖**

新一。疗肿疮毒已笃者，二服即愈，轻者一服立效。用土蜂房一个，蛇蜕一条，黄泥固济，煅存性，为末。每服一钱，空心好酒下。少顷腹中大痛，痛止，其疮已化为黄水矣。普济方。

## ‖ 基原 ‖

据《纲目图鉴》《大辞典》《纲目彩图》等综合分析考证，本品为胡蜂科昆虫黄星长脚黄蜂（大黄蜂）*Polistes mandarinus* Saussure。分布于黑龙江、吉林、辽宁、河北、山西、江苏等地。《药典》四部收载胡蜂药材为胡蜂科昆虫胡蜂 *Vespa magnifica* Smith 的虫体。

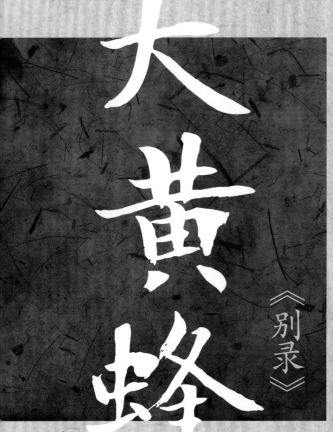

校正：旧与蜜蜂同条，今分出。

## ‖ 释名 ‖

**黑色者名胡蜂**广雅**壶蜂**方言**㸚瓠蜂**音钩娄。**玄瓠蜂**。[时珍曰] 凡物黑色者，谓之胡。其壶、瓠、㸚瓠，皆象形命名也。㸚瓠，苦瓠之名。楚辞云："玄蜂若壶"，是矣。大黄蜂色黄，㸚瓠蜂色黑，乃一类二种也。陶说为是。苏颂以为一种，非矣。然蜂蛹、蜂房，功用则一，故不必分条。

## ‖集解‖

[弘景曰] 大黄蜂子，乃人家屋上者及䗣䗝蜂也。

[颂曰] 大黄蜂子，在人家屋上作房及大木间即䗣䗝蜂之子也。岭南人取其子作馔食之。其蜂黄色，比蜜蜂更大。按岭表录异云：宣、歙人好食蜂儿。山林间大蜂结房，大者如巨钟，其房数百层。土人采时，着草衣蔽身，以捍其毒螫。复以烟火熏散蜂母，乃敢攀缘崖木断其蒂。一旁蜂儿五六斗至一石。拣状如蚕蛹莹白者，以盐炒暴干，寄入京洛，以为方物。然房中蜂儿三分之一翅足已成，则不堪用。据此，则木上作房，盖䗣䗝之类。然今宣城蜂子，乃掘地取之，似土蜂也。郭璞注尔雅云：土蜂乃大蜂，在地中作房；木蜂似土蜂而小，江东人并食其子。然则二蜂皆可食久矣。大抵性味亦不相远也。

# 蜂子

## ‖气味‖

甘，凉，有小毒。[大明曰]（见蜜蜂下）。

## ‖主治‖

心腹胀满痛，干呕，轻身益气。别录。治雀卵斑，面疱。余功同蜜蜂子。时珍。

## ‖附方‖

新一。**雀斑面疱**七月七日取露蜂子，于漆碗中水酒浸过，滤汁，调胡粉傅之。普济方。

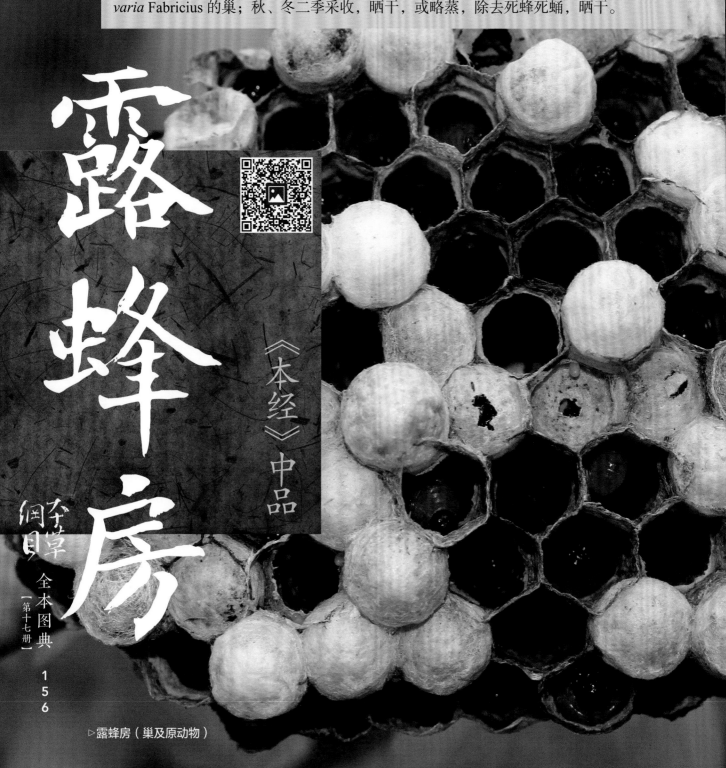

‖ **基原** ‖

　　据《纲目图鉴》《纲目彩图》《动物药志》《中华本草》等综合分析考证，本品主要为胡蜂科（*Vespidae*）某些胡蜂的巢，如斑胡蜂 *Vespa mandarinia* Sm. 和墨胸胡蜂 *V. nigrithorax* Buysson。斑胡蜂分布于全国各地，墨胸胡蜂分布于浙江、江西、四川、福建、广东等地。目前多数地区使用的露蜂房以马蜂科（*Polistidae*）多种马蜂的巢为主，如陆马蜂 *Polistes rothneyi grahami van der* Vecht、柞蚕马蜂 *P. gallicus gallicus* (L.)、黄星长脚黄蜂 *P. mandarinus* Saussure。《药典》收载蜂房药材为胡蜂科昆虫果马蜂 *P. olivaceous*（DeGeer）、日本长脚胡蜂 *P. japonicus* Saussure 或异腹胡蜂 *Parapolybia varia* Fabricius 的巢；秋、冬二季采收，晒干，或略蒸，除去死蜂死蛹，晒干。

露蜂房

《本经》中品

纲目草本

全本图典

【第十七册】

▷露蜂房（巢及原动物）

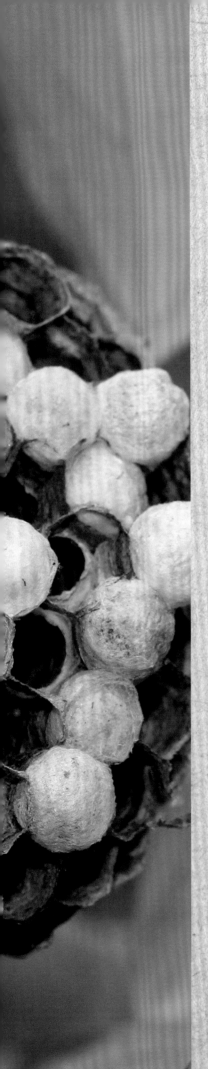

## ‖释名‖

蜂肠本经蜂勒勒与窠同。百穿并别录紫金沙。

## ‖集解‖

[别录曰] 露蜂房生牂牁山谷。七月七日采，阴干。
[弘景曰] 此蜂房多在树木中及地中。今曰露蜂房，当用人家屋间及树枝间苞裹者。乃远举牂牁，未解所以。[恭曰] 此房悬在树上得风露者。其蜂黄黑色，长寸许，螫马、牛及人，乃至欲死。非人家屋卜小小蜂房也。[韩保升曰] 此树上大黄蜂窠也。所在皆有，大者如瓮，小者如桶。十一二月采之。[宗奭曰] 露蜂房有二种：一种小而色淡黄，窠长六七寸至一尺，阔二三寸，如蜜脾下垂一边，多在丛木深林之中，谓之牛舌蜂；一种多在高木之上，或屋之下，外面围如三四斗许，或一二斗，中有窠如瓠状，由此得名玄瓠蜂，其色赤黄，大于诸蜂。今人皆兼用之。[敩曰] 蜂房有四件：一名革蜂窠，大者一二丈围，在树上、内窠小隔六百二十六个，大者至一千二百四十个，其裹粘木蒂是七姑木汁，其盖是牛粪沫，其隔是叶蕊也；二名石蜂窠，只在人家屋上，大小如拳，色苍黑，内有青色蜂二十一个，或只十四个，其盖是石垢，其粘处是七姑木汁，其隔是竹蛀也；三名独蜂窠，大小如鹅卵大，皮厚苍黄色，是小蜂并蜂翅，盛向里只有一个蜂，大如小石燕子许，人马被螫着立亡也；四名是草蜂窠也。入药以革蜂窠为胜。[时珍曰] 革蜂，乃山中大黄蜂也，其房有重重如楼台者。石蜂、草蜂，寻常所见蜂也。独蜂，俗名七里蜂者是矣，其毒最猛。

## ‖修治‖

[敩曰] 凡使革蜂窠，先以鸦豆枕等同拌蒸，从巳至未时，出鸦豆枕了，晒干用。[大明曰] 入药并炙用。

## ‖气味‖

苦，平，有毒。[别录曰] 咸。[之才曰] 恶干姜、丹参、黄芩、芍药、牡蛎。

▷蜂房（*Nidus Vespae*）

## ‖ 主治 ‖

惊痫瘛疭，寒热邪气，癫疾，鬼精蛊毒，肠痔。火熬之良。本经。疗蜂毒、毒肿。合乱发、蛇皮烧灰，以酒日服二方寸匕，治恶疽、附骨痈，根在脏腑，历节肿出，疗肿恶脉诸毒皆瘥。别录。疗上气赤白痢，遗尿失禁。烧灰酒服，主阴痿。水煮，洗狐尿刺疮。服汁，下乳石毒。苏恭。煎水，洗热病后毒气冲目。炙研，和猪脂，涂瘰疬成瘘。苏颂。煎水漱牙齿，止风虫疼痛。又洗乳痈、蜂叮、恶疮。大明。

## ‖ 发明 ‖

[时珍曰] 露蜂房，阳明药也。外科、齿科及他病用之者，亦皆取其以毒攻毒，兼杀虫之功耳。

## ‖ 附方 ‖

旧十五，新十八。**小儿卒痫**大蜂房一枚，水三升，煮浓汁浴之，日三四次佳。千金方。**脐风湿肿**久不瘥者。蜂房烧末，傅之效。子母秘录。**手足风痹**黄蜂窠大者一个，小者三四个，烧灰，独头蒜一碗，百草霜一钱半，同捣傅上。一时取下，埋在阴处。忌生冷、荤腥。乾坤秘韫。**风气瘙痒**及瘾疹。蜂房炙、蝉蜕等分，为末。酒服一钱，日三服。梅师方用露蜂房煎汁二升，入芒硝傅之，日五次。**风热牙肿**连及头面。用露蜂房烧存性，研末，以酒少许调，噙漱之。十便良方。**风虫牙痛**露蜂房煎醋，热漱之。袖珍方用草蜂房一枚，盐实孔内烧过，研末擦之，盐汤漱去。或取一块咬之。秘方也。普济方用露蜂房一个，乳香三块，煎水漱之。又同细辛煎水漱之。又露蜂房、全蝎同研，擦之。圣惠用蜂房蒂，绵包咬之效。**喉痹肿痛**露蜂房灰、白僵蚕等分，为末。每乳香汤服半钱。食医心镜用蜂房烧灰。每以一钱吹入喉内。不拘大人、小儿。**重舌肿痛**蜂房炙研，酒和傅之，日三四次。圣惠方。**舌上出血**窍如针孔。用紫金沙即露蜂房顶上实处一两，贝母四钱，卢会三钱，为末，蜜和丸雷丸大。每用一丸，水一小盏，煎至五分，温服。吐血，温酒调服。云台方。**吐血衄血**方同上。**崩中漏下**五色，使人无子。蜂房末三指撮，温酒服之，大神效。张文仲方。**小儿下痢**赤白者。蜂房烧末，饮服五分。张杰子母秘录。**小儿咳嗽**蜂房二两，洗净烧研。每服一字，米饮下。胜金方。**二便不通**蜂房烧末，酒服二三钱，日二服。不拘大人、小儿。子母秘录。**阴痿不兴**蜂窠烧研，新汲井水服二钱，可御十女。岣嵝神书。**阴寒痿弱**蜂房灰，夜傅阴上，即热起。千金方。**阴毒腹痛**露蜂房三钱，烧存性，葱白五寸，同研为丸。男左女右，着手中，握阴卧之，汗出即愈。**寸白蛔虫**蜂窠烧存性，酒服一匙。虫即死出。生生编。**乳石热毒**壅闷，头痛口干，便溺赤少者。用蜂房煮汁五合服，乳石末从小便中下，大效。图经云用十二分炙，以水二升，煮八合，分服。**药毒上攻**如圣散：用蜂房、甘草等分，麸炒黄色，去麸为末。水二碗，煎八分，临卧顿服。明日取下恶物。经验方。**鼻外齆瘤**脓水血出。蜂房炙研，酒服方寸匕，日三服。肘后方。**头上疮癣**蜂房研末，腊猪脂和，涂之效。圣惠。**软疖频作**露蜂房二枚，烧存性。以巴豆二十一粒，煎清油二三沸，去豆。用油调傅，甚效。唐氏得效方。**女人妒乳**乳痈汁不出，内结成肿，名妒乳。用蜂房烧灰，研。每服二钱，水一小盏，煎六分，去渣温服。济众方。**风瘘不合**露蜂房一枚，炙黄研末。每以一钱，腊猪脂和涂。肘后方。**下部漏痔**大露蜂房烧存性研，掺之。干则以真菜子油调。唐氏经验方。**蜂螫肿疼**蜂房为末，猪膏和傅。或煎水洗。千金方。

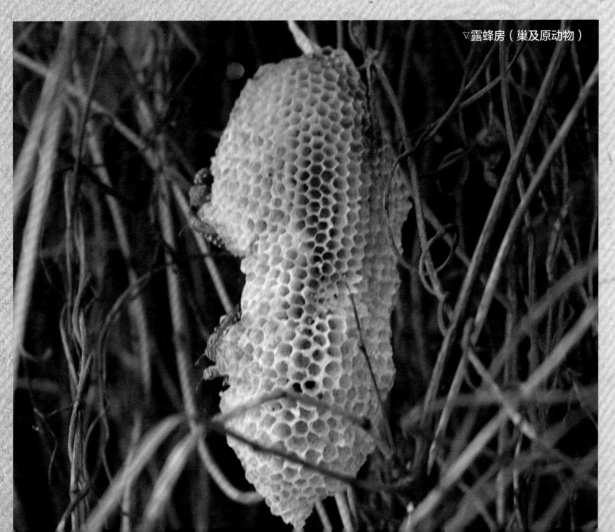

▽露蜂房（巢及原动物）

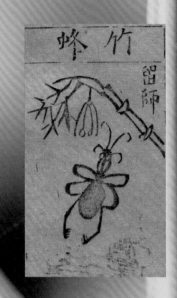

## 基原

据《动物药志》《纲目彩图》《中华本草》《汇编》等综合分析考证，本品为木蜂科昆虫竹蜂 *Xylocopa dissimilis* Lepel.、中华木蜂 *X. sinensis* Smith 等。竹蜂分布于广东、广西、云南等地，中华木蜂分布于辽宁、河北、浙江、江西、四川、广西等地。《中华本草》《动物药志》还收载有灰胸木蜂 *X. appendiculata* Smith 及黄胸木蜂 *X. phalothorax* (Lepeletier)。

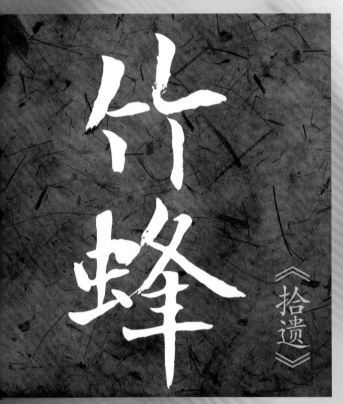

竹蜂《拾遗》

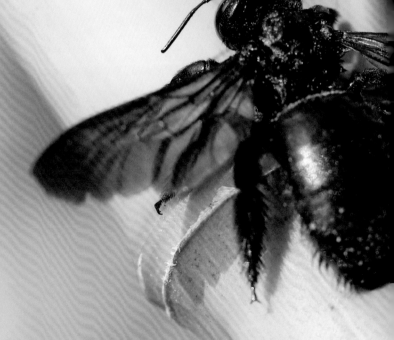

▷竹蜂（*Xylocopa dissimilis*）

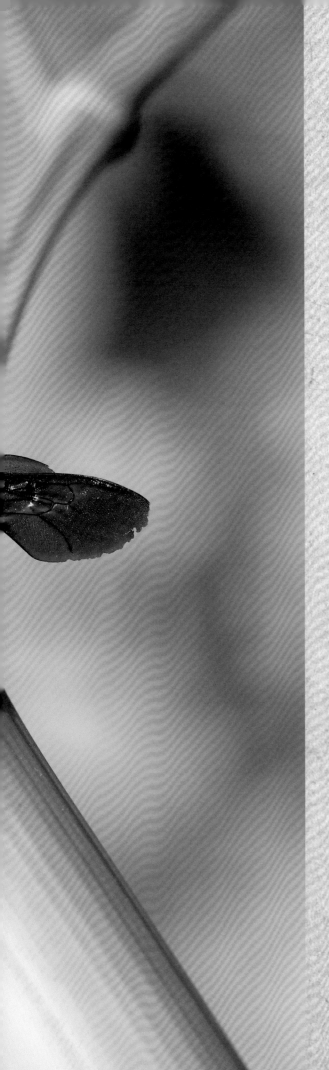

**‖释名‖**

留师郭璞作笛师。

**‖集解‖**

[藏器曰] 方言云：竹蜂，留师也。蜂如小指大，正黑色，啮竹而窠，蜜如稠糖，酸甜好食。[时珍曰] 六帖云：竹蜜蜂出蜀中。于野竹上结窠，绀色，大如鸡子，长寸许，有蒂。窠有蜜，甘倍常蜜。即此也。按今人家一种黑蜂，大如指头，能穴竹木而居，腹中有蜜，小儿扑杀取食，亦此类也。又杜阳编言：外国鸾蜂大十余斤，其蜜碧色，服之成仙。此亦不经之言，未足深信。又有刺蜜、木蜜，生草木上，俱见果部本条。木蜜即枳椇。

# 留师蜜

**‖气味‖**

甘、酸，寒，无毒。

**‖主治‖**

牙齿䘌痛及口疮，并含之良。藏器。

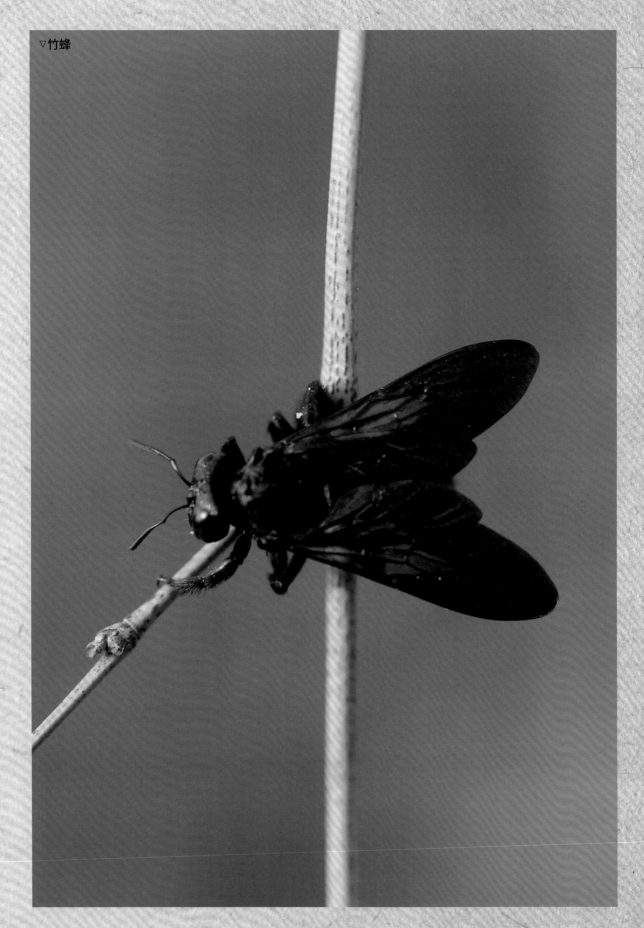

▽竹蜂

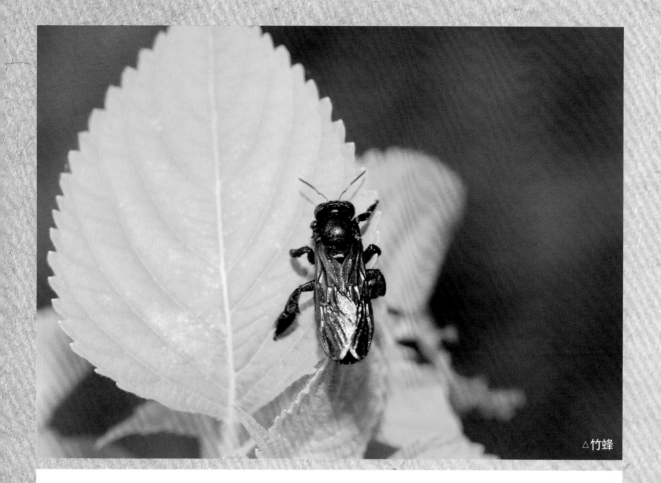

△竹蜂

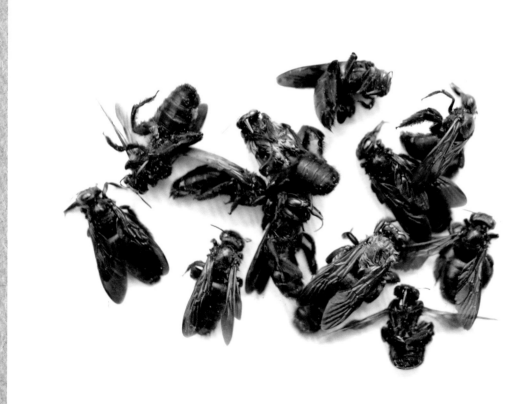

△竹蜂

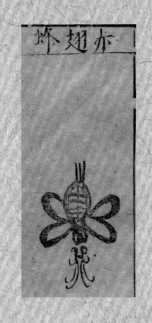

‖ 基原 ‖

《纲目图鉴》认为本品为蛛蜂科昆虫赤翅蜂 *Mignimia sinensis* Smith。分布于华南及台湾等地。

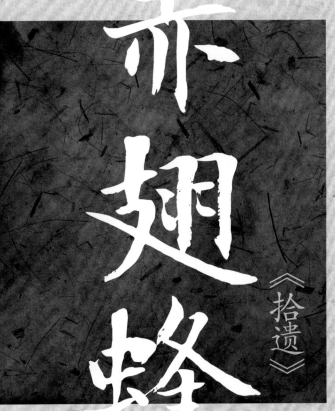

赤翅蜂 《拾遗》

本草纲目全本图典 [第十七册]

‖ 集解 ‖

[藏器曰] 出岭南。状如土蜂，翅赤头黑，大如螃蟹，穿土为窠，食蜘蛛。蜘蛛遥知蜂来，皆狼狈藏隐。蜂以预知其处，食之无遗。[时珍曰] 此毒蜂穿土作窠者。一种独蜂作窠于木，亦此类也。其窠大如鹅卵，皮厚苍黄色。只有一个蜂，大如小石燕子，人马被螫立亡也。又一种蝫蜂，出巴中，在褰鼻蛇穴内。其毒倍常，中人手足辄断，中心胸即圮裂，非方药可疗，惟禁术可制。故元稹诗云：巴蛇蟠窟穴，穴下有巢蜂。近树禽垂翅，依原兽绝踪。微遭断手足，厚毒破心胸。昔甚招魂句，那知眼自逢。此蜂之毒如此，附见于此。养生远害者，不可不知。

‖ 主治 ‖

有毒。疗蜘蛛咬，及疗肿疰病，烧黑和油涂之。或取蜂窠土，以酢和涂之，蜘蛛咬处，当得丝出。藏器。

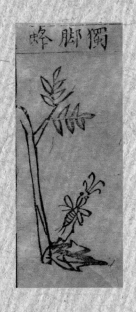

《纲目图鉴》认为本品为树蜂科黑顶树蜂 *Tremex apicalis* Matsunura。分布于辽宁、北京、河北、陕西、江苏、浙江等地。

∥ 集解 ∥

[藏器曰] 出岭南。似小蜂黑色，一足连树根不得去，不能动摇，五月采之。又有独脚蚁，亦连树根下，能动摇，功用与蜂同。[时珍曰] 岭南有树小儿、树蛱蝶，及此蜂、蚁，皆生于树，是亦气化，乃无情而生有情也。西阳杂俎云：岭南毒菌，夜有光，经雨则腐化为巨蜂，黑色，其喙若镖，长三分余，啮人甚毒。物类之变化不一有如此。

∥ 主治 ∥

疗肿痈疽，烧研和油涂之。藏器。

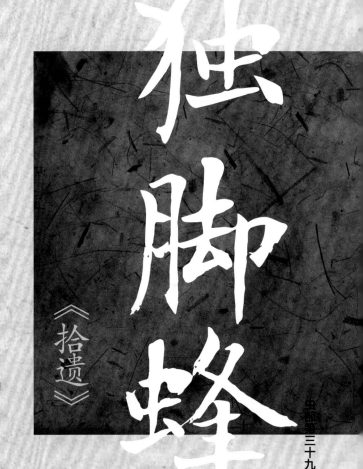

独脚蜂

《拾遗》

据《纲目彩图》《中华本草》《动物药志》等综合分析考证，本品为蜾蠃科昆虫蜾蠃 *Eumenes pomiformis* Fabr.。我国大部分地区均有分布。《中华本草》认为还包括胡蜂科秀蜾蠃属的竹筒蜾蠃。

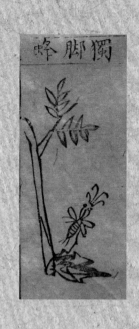

蜾蠃
音噎翁。《本经》下品

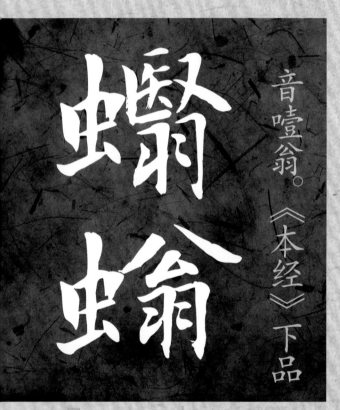

李时珍
纲目草

全本图典
［第十七册］

‖ 释名 ‖

土蜂 别录 细腰蜂 庄子 果蠃 诗经 蒲芦 尔雅。[弘景曰] 此类甚多。虽名土蜂，不就土中作窟，谓挼土作房尔。[时珍曰] 蠮螉，象其声也。

‖ 集解 ‖

[别录曰] 蠮螉生熊耳川谷及牂牁，或人屋间。[弘景曰] 今一种蜂，黑色，腰甚细，衔泥于人屋及器物边作房，如并竹管者是也。其生子如粟米大，置中，乃捕取草上青蜘蛛十余枚，满中，仍塞口，以待其子大为粮也。其一种入芦管中者，亦取草上青虫。诗云：螟蛉有子，果蠃负之。言细腰之物无雌，皆取青虫教祝，便变成己子，斯为谬矣。造诗者未审，而夫子何为因其僻耶？岂圣人有缺，多皆类此。[韩保升曰] 按诗疏云：螟蛉，桑虫也。果蠃，蒲芦也。言蒲芦负桑虫以成其子也。亦负他虫封之，数日则成蜂飞去。今有人候其封穴，坏而看之，见有卵如粟，在死虫之上，果如陶说。盖诗人知其大而不知其细也。此蜂所在有之，随处作窠，或只或双，不拘土石竹木间也。

## ‖正误‖

[李含光曰] 祝变成子，近有数见者，非虚言也。[颂曰] 诗言螟蛉有子，果蠃负之。扬雄法言亦云：螟蛉之子殪，而逢果蠃，祝之曰：类我类我。久之变为蜂。陶氏、蜀本皆以为生子如粟，捕诸虫为粮。段成式亦云：书斋多蟠蜷窠，祝声可听，开而视之，悉是小蜘蛛，以泥隔之，乃知不独负桑虫也。数说不同。然物类变化，固不可度。蚱蝉生于转丸，衣鱼生于瓜子之类，非一。桑虫、蜘蛛之变为蜂，不为异也。如陶所说卵如粟者，未必非祝虫而成之也。宋齐丘所谓蟠蜷之虫，孕螟蛉之子，传其情，交其精，混其气，和其神，随物大小，俱得其真，蠢动无定情，万物无定形。斯言得之矣。[宗奭曰] 诸家之说，终不敢舍诗之义。尝拆窠视之，果有子如粟米大，色白而微黄。所负青菜虫，却在子下，不与虫相着。陶说近之。[时珍曰] 蟠蜷之说各异。今通考诸说，并视验其卵，及蜂之双双往来，必是雌雄。当以陶氏、寇氏之说为正，李氏、苏氏之说为误。按解颐新语云：果蠃自有卵如粟，寄在虫身。其虫不死不生，久则渐枯，子大食之而出。正如蝇卵寄附于蚕身，久则卵化，穴茧而出也。列子言纯雄无雌，其名稚蜂，庄子言细腰者化，则自古已失之矣。罗愿尔雅翼云：陶说实当物理。但以此疑圣人，则不知诗之本旨矣。诗云：螟蛉有子，果蠃负之。教诲尔子；式谷似之。盖言国君之民，为他人所取尔。说者不知似字，乃似续之似，误以为如似之似，遂附会其说尔。犹云鸤鸠鸤鸠，既取我子，亦可谓鸠，以众鸟为子乎？今屡破其房，见子与他虫同处，或子已去而虫存空壳，或虫成蛹而子尚小。盖虫终不坏，至其成蛹，子乃食之而出也。近时王浚川著雅述亦云：年年验之，皆如陶氏之说焉。

## ‖气味‖

辛，平，无毒。[大明曰] 有毒。入药炒用。

## ‖主治‖

久聋，咳逆毒气，出刺出汗。本经。疗鼻窒。别录。治呕逆。生研，能罯竹木刺。大明。岣嵝书云：五月五日，取蟠蜷阴干为末，用兵死人血丸，置衣领中，云令人畏伏。

# 土蜂窠

见土部。

## ‖附录‖

雄黄虫 [别录有名未用曰] 明目，辟兵不祥，益气力。状如蟠蜷。

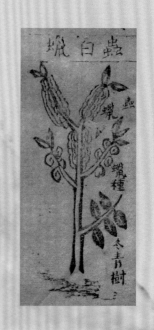

|| 基原 ||

据《纲目图鉴》《汇编》《中药志》《中华本草》等综合分析考证，本品为蚧科（介壳虫科）昆虫白蜡虫 *Ericerus pela* (Chavannes) Guerin 的雄虫所分泌的蜡质精制而成。主产于四川、湖南、贵州、云南等地。《药典》收载虫白蜡药材为白蜡虫的雄虫群栖于木犀科植物白蜡树 *Fraxinus chinensis* Roxb.、女贞 *Ligustrum lucidum* Ait. 或女贞属他种植物枝干上分泌的蜡，经精制而成。

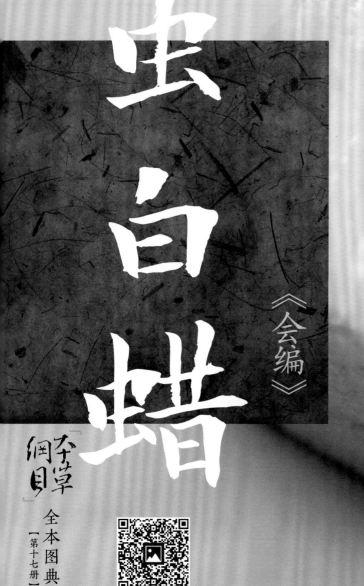

虫白蜡

《会编》

「本草纲目」全本图典
[第十七册]

|| 集解 ||

[机曰] 虫白蜡与蜜蜡之白者不同，乃小虫所作也。其虫食冬青树汁，久而化为白脂，粘敷树枝。人谓虫屎着树而然，非也。至秋刮取，以水煮熔，滤置冷水中，则凝聚成块矣。碎之，文理如白石膏而莹彻。人以和油浇烛，大胜蜜蜡也。[时珍曰] 唐宋以前，浇烛、入药所用白蜡，皆蜜蜡也。此虫白蜡，则自元以来，人始知之，今则为日用物矣。四川、湖广、滇南、闽岭、吴越东南诸郡皆有之，以川、滇、衡、永产者为胜。蜡树枝叶状类冬青，四时不凋。五月开白花成丛，结实累累，大如蔓荆子，生青熟紫。冬青树子，则红色也。其虫大如虮虱，芒种后则延缘树枝，食汁吐涎，粘于嫩茎，化为白脂，乃结成蜡，状如凝霜。处暑后则剥取，谓之蜡渣，若过白露，即粘住难刮矣。其渣炼化滤净，复更入水中蒸化，沥下器中，待凝成块，即为蜡也。其虫嫩时白色作蜡，及老则赤黑色，乃结苞于树枝。初若黍米大，入春渐长，大如鸡头子，紫赤色，累累抱枝，宛若树之结实也。盖虫将遗卵作房，正如雀瓮、

螵蛸之类尔。俗呼为蜡种，亦曰蜡子。子内皆白卵，如细虮，一包数百。次年立夏日摘下，以箬叶包之，分系各树。芒种后苞拆卵化，虫乃延出叶底，复上树作蜡也。树下要洁净，防蚁食其虫。又有水蜡树，叶微似榆，亦可放虫生蜡。甜槠树亦可产蜡。

‖气味‖
甘，温，无毒。

‖主治‖
生肌止血定痛，补虚续筋接骨。震亨。入丸散服，杀瘵虫。时珍。

‖发明‖
[震亨曰] 白蜡属金，禀受收敛坚强之气，为外科要药。与合欢皮同入长肌肉膏中，用之神效，但未试其可服否也。[时珍曰] 蜡树叶亦治疮肿，故白蜡为外科要药，正如桑螵蛸与桑木之气相通也。

‖附方‖
新一。头上秃疮蜡烛频涂，勿令日晒，久则自然生发。集玄方。

◁虫白蜡药材（*Cera chinensis*）

据《纲目图鉴》《动物药志》《中华本草》等综合分析考证，本品为胶蚧科昆虫紫胶虫 *Lecifer lacca* Kerr. 等在树枝上所分泌的干燥胶质。主产于云南、四川、台湾、广东等地。

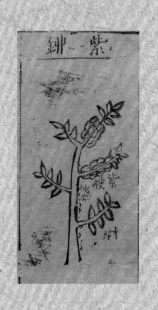

铆－紫

**校正：** 原与骐麟竭同条，今自木部分入此。

‖ 释名 ‖

赤胶苏恭紫梗。[时珍曰] 铆与矿同。此物色紫，状如矿石，破开乃红，故名。今南番连枝折取，谓之紫梗是矣。

‖ 集解 ‖

[恭曰] 紫铆紫色如胶。作赤麖皮及宝钿，用为假色，亦以胶宝物。云蚁于海畔树藤皮中为之。紫铆树名渴廪，骐麟竭树名渴留，正如蜂造蜜也。研取用之。吴录所谓赤胶是也。[珣曰] 广州记云：紫铆生南海山谷。其树紫赤色，是木中津液结成，可作胡䐁脂，余滓则玉作家用之。骐麟竭乃紫铆树之脂也。[志曰] 按别本注言：紫铆、骐麟竭二物同条，功效全别。紫铆色赤而黑，其叶大如盘，铆从叶上出，骐麟竭色黄而赤，从木中出，如松脂也。[颂曰] 按段成式西阳杂俎云：紫铆树出真腊国，彼人呼为勒佉。亦出波斯国。木高丈许，

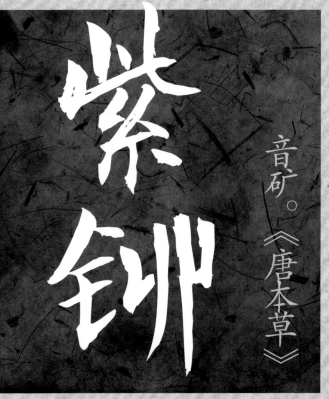

紫铆

音矿。《唐本草》

李时珍 纲目本草 全本图典 [第十七册]

枝叶郁茂，叶似橘柚，经冬不凋。三月开花，白色，不结子。天有雾露及雨沾濡，其枝条即出紫铆。波斯使者所说如此。而真腊使者言：是蚁运土上于树端作窠，蚁壤得雨露凝结而成紫铆。昆仑出者善，波斯次之。又交州地志亦云：本州岁贡紫铆，出于蚁壤。乃知与血竭俱出于木而非一物，明矣。今医家亦罕用，惟染家须之。[宗奭曰] 紫铆状如糖霜，结于细枝上，累累然，紫黑色，研破则红。今人用造绵胭脂，迩来亦难得。[时珍曰] 紫铆出南番。乃细虫如蚁、虱，缘树枝造成，正如今之冬青树上小虫造白蜡一般，故人多插枝造之。今吴人用造胭脂。按张勃吴录云：九真移风县，有土赤色如胶。人视土知其有蚁，因垦发，以木枝插其上，则蚁缘而上，生漆凝结，如螳螂螵蛸子之状。人折漆以染絮物，其色正赤，谓之蚁漆赤絮。此即紫铆也。血竭乃其树之脂膏，别见木部。

## ‖气味‖

甘、咸，平，有小毒。[大明曰] 无毒。

## ‖主治‖

五脏邪气，金疮带下，破积血，生肌止痛，与骐麟竭大同小异。苏恭。湿痒疮疥，宜入膏用。李珣。益阳精，去阴滞气。太清伏炼法。

## ‖附方‖

新三。**齿缝出血**紫矿、乳香、麝香、白矾等分，为末，掺之。水漱。卫生易简方。**产后血运**狂言失志。用紫铆一两，为末，酒服二钱匕。徐氏家传方。**经水不止**日渐黄瘦。紫铆末，每服二钱，空心白汤下。杨氏家藏方。

‖ **基原** ‖

据《纲目图鉴》《大辞典》《中华本草》等综合分析考证，本品为绵蚜科昆虫（主要为五倍子蚜 *Melaphis chinensis* (Bell) Baker）寄生在寄主漆树科盐肤木 *Rhus chinensis* Mill. 及同属近缘种植物叶上产生的虫瘿。分布于四川、云南、贵州、湖北、福建等地。《药典》收载五倍子药材为漆树科植物盐肤木、青麸杨 *R. potaninii* Maxim. 或红麸杨 *R. punjabensis* Stew. var. *sinica* (Diels) Rehd. et Wils. 叶上的虫瘿，主要由五倍子蚜寄生而形成。秋季采摘，置沸水中略煮或蒸至表面呈灰色，杀死蚜虫，取出，干燥；按外形不同，分为"肚倍"和"角倍"。

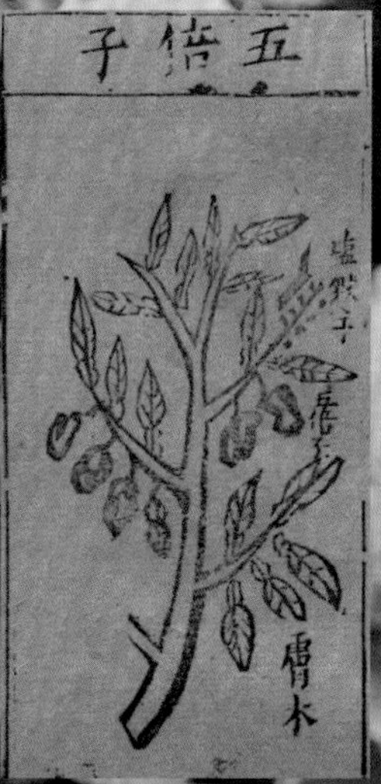

五倍子

《开宝》

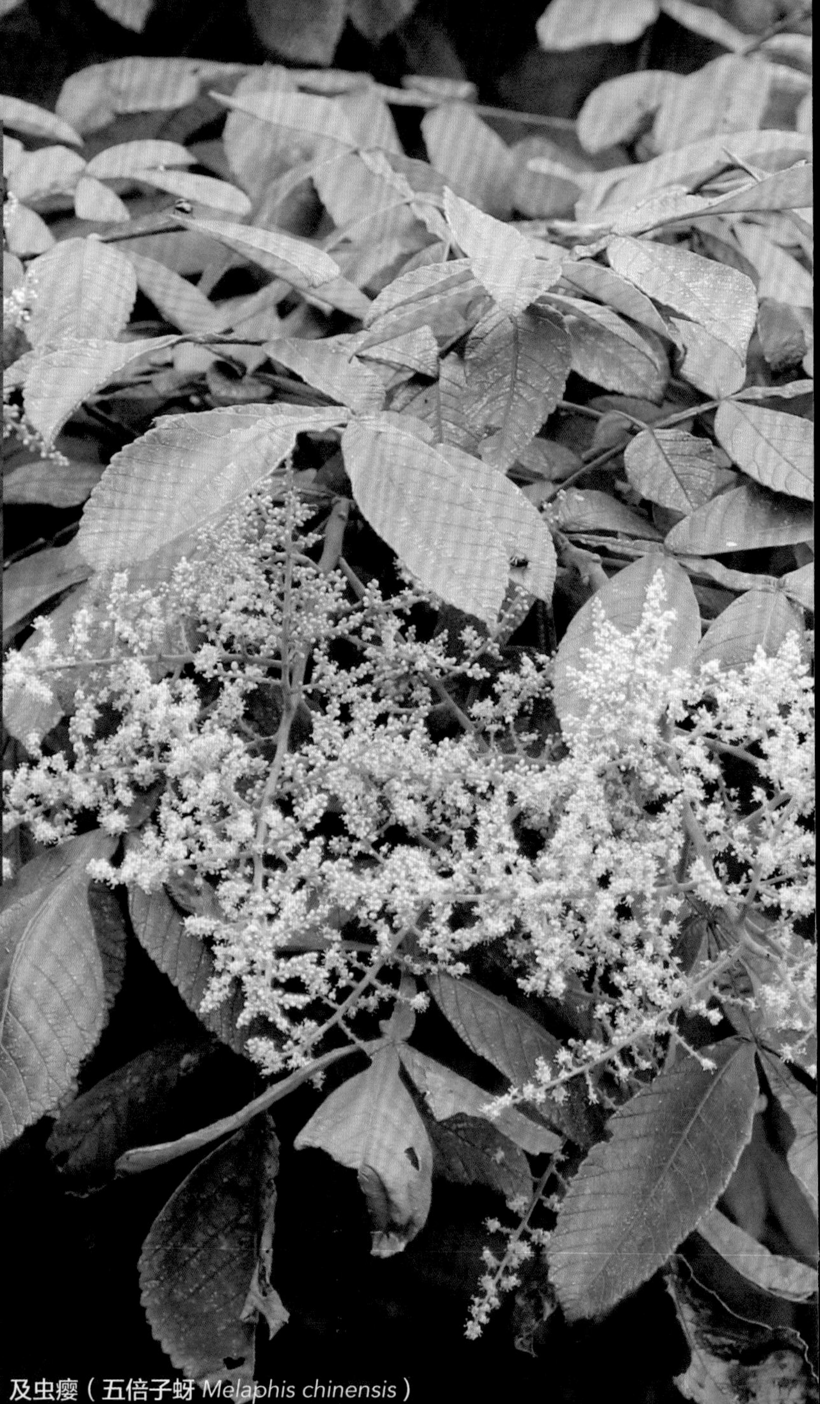

本草纲目全本图典 [第十七册]

△寄主盐肤（ *Rhus chinensis* ）及虫瘿（ 五倍子蚜 *Melaphis chinensis* ）

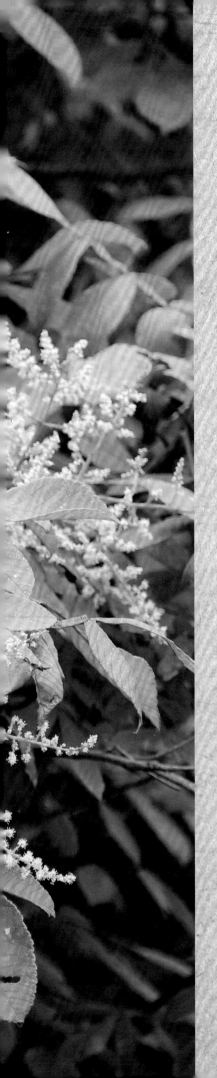

校正：自木部移入此。

||释名||

文蛤开宝 百虫仓拾遗 法酿过名百药煎。[时珍曰] 五倍当作五棓，见山海经。其形似海中文蛤，故亦同名。百虫仓，会意也。百药煎，隐名也。

||集解||

[志曰] 五倍子在处有之。其子色青，大者如拳，而内多虫。[颂曰] 以蜀中者为胜。生于肤木叶上，七月结实，无花。其木青黄色。其实青，至熟而黄。九月采子，曝干，染家用之。[时珍曰] 五倍子，宋开宝本草收入草部，嘉祐本草移入木部，虽知生于肤木之上，而不知其乃虫所造也。肤木，即盐肤子木也。详见果部盐麸子下。此木生丛林处者，五六月有小虫如蚁，食其汁，老则遗种，结小球于叶间，正如蜡蟋之作雀瓮，蜡虫之作蜡子也。初起甚小，渐渐长坚，其大如拳，或小如菱，形状圆长不等。初时青绿，久则细黄，缀于枝叶，宛若结成。其壳坚脆，其中空虚，有细虫如蠛蠓。山人霜降前采取，蒸杀货之。否则，虫必穿坏，而壳薄且腐矣。皮工造为百药煎，以染皂色，大为时用。他树亦有此虫球，不入药用，木性殊也。

||气味||

酸，平，无毒。

||主治||

齿宣疳䘌，肺脏风毒流溢皮肤，作风湿癣，瘙痒脓水，五痔下血不止，小儿面鼻疳疮。开宝。肠虚泄痢，为末，熟汤服之。藏器。生津液，消酒毒，治中蛊毒、毒药。日华。口疮掺之，便可饮食。宗奭。敛肺降火，化痰饮，止咳嗽、消渴、盗汗、呕吐、失血、久痢、黄病、心腹痛、小儿夜啼，乌须发，治眼赤湿烂，消肿毒、喉痹，敛溃疮、金疮，收脱肛、子肠坠下。时珍。

## ‖发明‖

[震亨曰] 五倍子属金与水，噙之善收顽痰，解热毒，佐他药尤良。黄昏咳嗽，乃火气浮入肺中，不宜用凉药，宜五倍、五味敛而降之。[时珍曰] 盐麸子及木叶，皆酸咸寒凉，能除痰饮咳嗽，生津止渴，解热毒酒毒，治喉痹下血血痢诸病。五倍子乃虫食其津液结成者，故所主治与之同功。其味酸咸，能敛肺止血化痰，止渴收汗；其气寒，能散热毒疮肿；其性收，能除泄痢湿烂。

## ‖附方‖

旧二，新六十九。**虚劳遗浊**玉锁丹：治肾经虚损，心气不足，思虑太过，真阳不固，漩有余沥，小便白浊如膏，梦中频遗，骨节拘痛，面黧肌瘦，盗汗虚烦，食减乏力。此方性温不热，极有神效。用五倍子一斤，白茯苓四两，龙骨二两，为末，水糊丸梧子大。每服七十丸，食前用盐汤送下，日三服。和剂方。**寐中盗汗**五倍子末、荞麦面等分，水和作饼，煨熟。夜卧待饥时，干吃二三个，勿饮茶水，甚妙。集灵。**自汗盗汗**常出为自汗，睡中出为盗汗。用五倍子研末，津调填脐中，缚定，一夜即止也。同上。**心疼腹痛**五倍子生研末。每服一钱，铁杓内炒，起烟黑色者为度。以好酒一钟，倾入杓内，服之立止。邵真人经验方。**消渴饮水**五倍子为末，水服方寸匕，日三服。危氏得效。**小儿呕吐**不定。用五倍子二个，一生一熟，甘草一握，湿纸裹，煨过，同研为末。每服半钱，米泔调下，立瘥。经验后方。**小儿夜啼**五倍子末，津调，填于脐内。杨起简便方。**暑月水泄**五倍子末，饭丸黄豆大。每服二十丸，荷叶煎水下，即时见效。余居士选奇方。**热泻下痢**五倍子一两，枯矾五钱，为末，

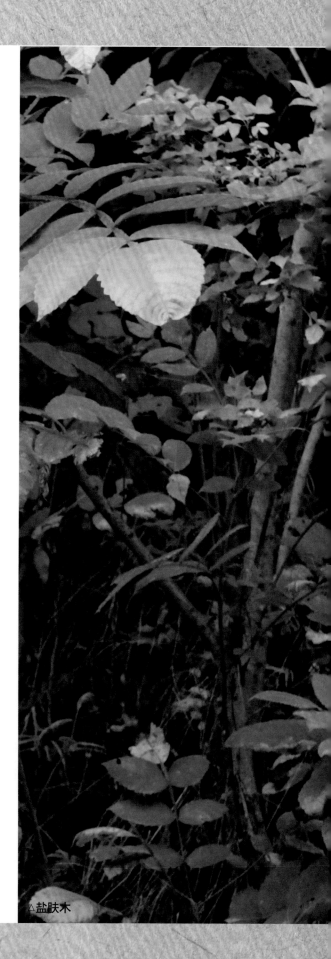
△盐肤木

糊丸梧子大。每服五十丸，米汤送下。邓笔峰杂兴方。**泻痢不止**五倍子一两，半生半烧。为末，糊丸梧子大。每服三十丸。红痢，烧酒下；白痢，水酒下；水泄，米汤下。集灵用五倍子末，每米饮服一钱。**滑痢不止**用五倍子醋炒七次，为末。米汤送下。**脾泄久痢**五倍子炒半斤，仓米炒一升，白丁香、细辛、木香各三钱，花椒五钱，为末。每服一钱，蜜汤下，日二服。忌生冷、鱼肉。集灵方。**赤痢不止**文蛤炒研末，水浸乌梅肉和丸梧子大。每服七十丸，乌梅汤下。**肠风下血**五倍子、白矾各半两，为末，顺流水丸梧子大。每服七丸，米下。忌酒。本事方。**脏毒下血**五倍子不拘多少，为末，大鲫鱼一枚，去肠胃鳞腮，填药令满，入瓶内煅存性，为末。每服一钱，温酒下。王璆百一选方。**粪后下血**不拘大人、小儿。五倍子末，艾汤服一钱。全幼心鉴。**肠风脏毒**下血不止。五倍子半生半烧，为末，陈米饭和丸如梧子大。每服二十丸，食前粥饮送下，日三服。圣惠方。**酒痢肠风**下血。见百药煎。**小儿下血**肠风脏毒。五倍子末，炼蜜丸小豆大。每米饮服二十丸。郑氏。**大肠痔疾**五倍子煎汤熏洗，或烧烟熏之，自然收缩。直指方。**脱肛不收**三因方用五倍子末三钱，入白矾一块，水一碗煎汤，洗之立效。简便用五倍子半斤，水煮极烂，盛坐桶上熏之。待温，以手轻托上。内服参、芪、升麻药。普济方用五倍子、百草霜等分，为末，醋熬成膏。鹅翎扫傅上，即入。**产后肠脱**五倍子末掺之。或以五倍子、白矾煎汤熏洗。妇人良方。**女人阴血**因交接伤动者。五倍子末掺之，良。熊氏。**孕妇漏胎**五倍子末，酒服二钱，神效。朱氏集验方。**风毒攻眼**肿痒涩痛不可忍者，或上下睑赤烂，或浮翳、瘀肉侵睛。神效驱风散用五倍子一两，蔓荆子一两半，为末。服二钱，水二盏，铜、石器内煎汁去

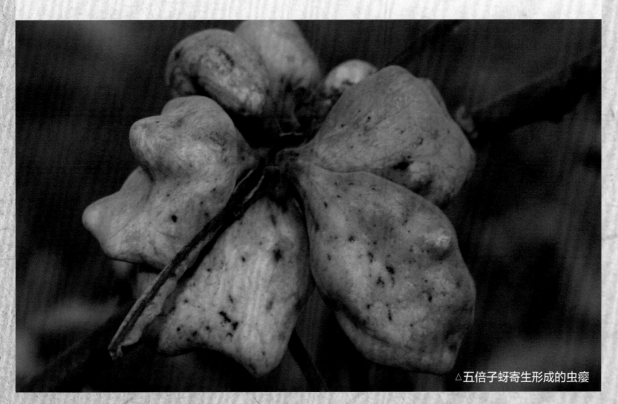

△五倍子蚜寄生形成的虫瘿

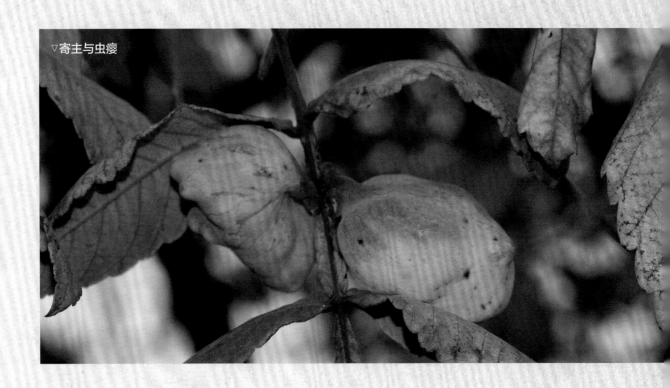
▽寄主与虫瘿

滓，乘热洗。留滓再煎用。大能明目去涩。博济方。**小便尿血**五倍子末，盐梅捣和丸梧子大。每空心酒服五十丸。集简方。**风眼赤烂**集灵方用五倍子煅存性，为末。入飞过黄丹少许，傅之。日三上，甚良。普济方用五倍子研末傅之。名拜堂散。**烂弦风眼**五倍子、铜青、白墡土等分，为末。热汤泡开，闭目淋洗。冷即再热洗之。眼弦不可入汤。济急方。**眼中弩肉**方同上。**耳疮肿痛**五倍子末，冷水调涂。湿则干掺之。海上名方。**聤耳出脓**普济方用五倍子末吹之。经验：用五倍子焙干一两，全蝎烧存性三钱，为末。掺耳中。**鼻出衄血**五倍子末吹之。仍以末同新绵灰等分，米饮服二钱。**牙缝出血**不止者。五倍子烧存性，研末，傅之即止。卫生易简方。**牙齿动摇**及外物伤动欲落者。五倍子、干地龙炒等分，为末。先以姜揩过，然后傅之。御药院方。**牙龈肿痛**五倍子一两，瓦焙研末。每以半钱傅痛处，片时吐去涎。内服去风热药。杨子建护命方。**风牙肿痛**五倍子一钱，黄丹、花椒各五分，为末，掺之即止也。五倍末，冷水调，涂颊外，甚效。**唇紧作痛**五倍子、诃子等分，为末，傅之。端效方。**天行口疮**五倍子末掺之，吐涎即愈。庞氏伤寒论。**咽中悬痈**舌肿塞痛。五倍子末、白僵蚕末、甘草末等分，白梅肉捣和丸弹子大。噙咽，其痛自破也。朱氏经验方。**口舌生疮**儒门事亲赴筵散：用五倍子、密陀僧等分，为末。浆水漱过，干贴之。院方加晚蚕蛾。澹寮方用五倍子一两，滑石半两，黄柏蜜炙半两，为末。漱净掺之，便可饮食。**白口恶疮**状似木耳。不拘大人、小儿，并用五倍子、青黛等分，为末。以筒吹之。端效方。**走马牙疳**五倍子、青黛、枯矾、黄檗等分，为末。先以盐汤漱净，掺之，立效。便览。**牙龈疳臭**五倍子炒焦一两，枯矾、铜青各一钱，为末。先以米泔漱净，掺之。绝效方也。集简方。**疳蚀口鼻**五倍子烧存性，研末，掺之。普济方。**小儿口疳**白矾装入五倍子内，烧过同研，掺之。简便方。**下部疳疮**全幼心鉴用五倍子、枯矾等分，研末。先以淘水洗过，搽之。杏林摘要用五倍子、花椒去子炒各一钱，细辛焙三分，为末。先以葱汤洗净，搽之。一二日生肉也。**阴囊湿疮**出水不瘥。用五倍子、腊茶各五钱，腻粉少许，研末。先以葱椒汤洗过，香油调搽，以瘥为度。太平圣惠方。**鱼口疮毒**初起，未成脓者。用南五倍子炒黄研末，入百草霜等分，以腊醋调，涂于患处。一日一夜即消。杏林摘要。**一切诸疮**五倍子、黄檗等分，为末，傅之。普济方。**一切肿毒**五倍子炒紫黑色，蜜调，涂之。简便治一切肿毒，初起无头者。五倍子、大黄、黄檗等分，为末。新汲水调涂四围，日三五次。**一切癣疮**五倍子去虫、白矾烧过各等分，为末，搽之。干则油调。简便方。**癞头软疖**及诸热疮。用五倍子七个，研末，香油四两，熬至一半，布绞去渣，搽之。三四遍即可。勿以水洗之。普济方。**风癞湿烂**五倍子末，津调涂之。同上。**头疮热疮**风湿诸毒。用五倍子、白芷等分，研末。掺之，脓水即干。如干者，以清油调涂。卫生易简。**疮口不收**五倍焙，研末。以腊醋脚调，涂四围效。**一切金疮**五倍子、降真香等分，炒研末。傅之，皮肉自痊。名啄合山。拔萃方。**金疮出血**不止者。五倍子末贴之。若闭气者，以五倍子末二钱，入龙骨末少许，汤服，立效。谈野翁方。**杖疮肿痛**五倍子去穰，米醋浸一日，慢火炒黄，研末，干掺之。不破者，醋调涂之。卫生易简方。**手足皲裂**五倍子末，同牛骨髓，填纳缝中，即安也。医方大成。**鸡骨哽咽**五倍子末，掺入喉中，即化下。海上名方。**小儿脱肛**五倍子为末。先以艾绒卷倍子末成筒，放便桶内，以瓦盛之。令病者坐于桶上，以火点着，使药烟熏入肛门，其肛自上。随后将白矾为末，复搽肛门，其肛自紧，再不复脱。**鱼口便毒**五倍子不拘多少，以净瓦器盛之，用陈醋熬成膏，用绵布摊贴之。如干即换，三五次即愈。**偏坠气痛**用五倍子一个，放食盐少许在内，以火纸包定，用水浸湿，放文武火灰内，煨存性，为末，酒调服。**染乌须发**圣济总录用针砂八两，米醋浸五日，炒略红色，研末。五倍子、百药煎、没石子各二两，诃黎勒皮三两，研末各包。先以皂荚水洗髭须，用米醋打荞麦面糊，和针砂末傅上，荷叶包，过一夜，次日取去。以荞麦糊四味敷之，一日洗去即黑。杏林摘要用五倍子一斤，研末，铜锅炒之，勿令成块。如有烟起，即提下搅之。从容上火慢炒，直待色黑为度。以湿青布包扎，足踏成饼，收贮听用。每用时，以皂角水洗净

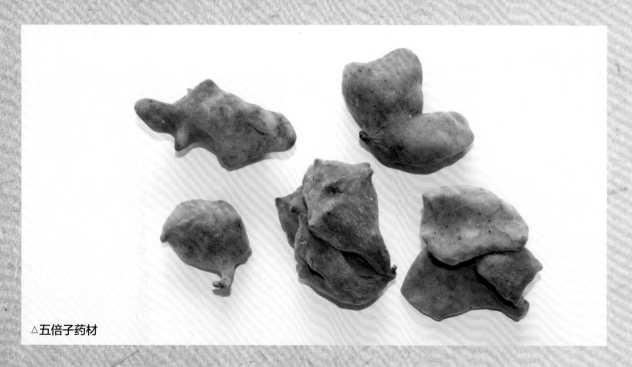

△五倍子药材

须发。用五倍子一两，红铜末酒炒一钱六分，生白矾六分，诃子肉四分，没石子四分，硇砂一分，为末。乌梅、酸榴皮煎汤。调匀碗盛，重汤煮四五十沸，待如饴状。以眉掠刷于须发上，一时洗去，再上包住。次日洗去，以核桃油润之。半月一染，甚妙。**中河豚毒**五倍子、白矾末等分，以水调下。出事林广记。

# 百药煎

## ‖修治‖

[时珍曰] 用五倍子为粗末。每一斤，以真茶一两煎浓汁，入酵糟四两，擂烂拌和，器盛置糠缸中罨之，待发起如发面状即成矣。捏作饼丸，晒干用。[嘉谟曰] 入药者，五倍子鲜者十斤，舂细，用瓷缸盛，稻草盖，盒七日夜。取出再捣，入桔梗、甘草末各二两，又盒一七。仍捣仍盒，满七次，取出捏饼，晒干用。如无鲜者，用干者水渍为之。**又方**：五倍子一斤，生糯米一两，滚水浸过，细茶一两，上共研末，入罐内封固，六月要一七，取开配合用。**又方**：五倍子一斤，研末，酒曲半斤，细茶一把，研末。上用小蓼汁调匀，入钵中按紧，上以长稻草封固。另用箩一个，多着稻草，将药钵坐草中，上以稻草盖，置净处。过一七后，看药上长起长霜，药则已成矣。或捏作丸，或作饼，晒干才可收用。

## ‖气味‖

酸、咸、微甘，无毒。

## ‖主治‖

清肺化痰定嗽，解热生津止渴，收湿消酒，乌须发，止下血，久痢脱肛，牙齿宣蟨，面鼻疳蚀，口舌糜烂，风湿诸疮。时珍。

## ‖发明‖

[时珍曰] 百药煎，功与五倍子不异。但经酿造，其体轻虚，其性浮收，且味带余甘，治上焦心肺咳嗽痰饮、热渴诸病，含噙尤为相宜。

## ‖附方‖

新二十二。**敛肺劫嗽**百药煎、诃黎勒、荆芥穗等分为末，姜汁入蜜和丸芡子大。时时噙之。丹溪心法。**定嗽化痰**百药煎、片黄芩、橘红、甘草各等分，共为细末，蒸饼丸绿豆大。时时干咽数丸，佳。濒湖医案。**清气化痰**百药煎、细茶各一两，荆芥穗五钱，海螵蛸一钱，蜜丸芡子大。每服噙一丸，炒。笔峰杂兴。**染乌须发**川百药煎一两，针砂醋炒、荞麦面各半两。先洗须发，以荷叶熬醋调刷，荷叶包一夜，洗去即黑，炒。普济方。**沐发除腻**百药煎末，干搽发上，一夜篦之。同上。**揩牙乌须**川百药煎半两，玄胡索三钱，雄黄三钱，为末。先以姜擦去涎，用此揩牙，以津洗目。日日用之，甚佳。普济。**牙痛引头**方同上。**风热牙痛**百药煎泡汤噙漱。圣

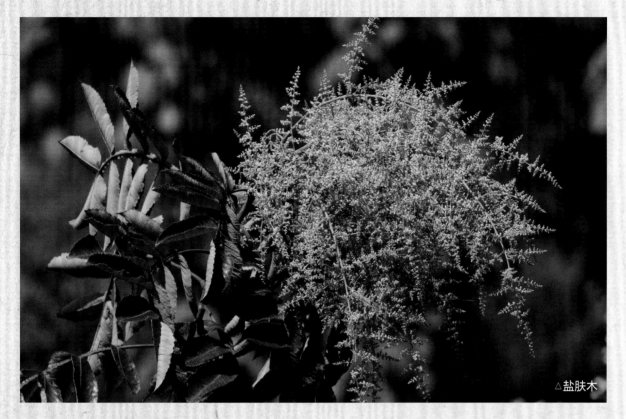

△盐肤木

济总录。**牙龈疳蚀**百药煎、五倍子、青盐煅各一钱半，铜绿一钱，为末。日掺二三次，神效。
普济方。**炼眉疮癣**小儿面湮疮，又名炼银疮，乃母受胎时，食酸辣邪物所致。用百药煎五钱，
生白矾二钱，为末，油调搽之。外科精义。**脚肚生疮**初起如粟米大，搔之不已，成片包脚相
交，黄水出，痒不可忍，久成痼疾。用百药煎末唾调，逐疮四围涂之，自外入内，先以贯众煎
汤洗之，日一次。医林集要。**乳结硬痛**百药煎末。每服三钱，酒一盏，煎数沸，服之取效。经
验方。**肠痈内痛**大枣连核烧存性、百药煎等分，为末。每服一钱，温酒服，日一，取效。直指
方。**大肠便血**百药煎、荆芥穗烧存性等分为末，糊丸梧子大。每服五十丸，米饮下。圣惠方。
**肠风下血**百药煎二两，半生用，半炒存性，为末，饭丸梧子大。每服五十丸，米饮下。名圣金
丸。王璆百一选方。**大肠气痔**作痛下血。百药煎末，每服三钱，稀粥调服，日二次。集简。**肠
风脏毒**下血者，用百药煎烧存性，乌梅连核烧过，白芷不见火为末，水糊丸如梧子大。每服七
十丸，米饮下。济生。**酒痢下血**百药煎、五倍子、陈槐花等分，焙研末，酒糊丸梧子大。每服
五十丸，米饮送下。本事方。**下痢脱肛**百药煎一块，陈白梅三个，木瓜一握，以水一碗，煎半
碗。日二服。圣济总录。**男妇血淋**用真百药煎、车前子炒、黄连各三钱半，木香二钱，滑石一
钱，为末。空心灯草汤服二钱，日二服。普济方。**消暑止渴**百药煎、腊茶等分为末，乌梅肉捣
和丸芡子大。每含一丸。名水瓢丸。事林广记。

# 五倍子内虫

## ‖主治‖
赤眼烂弦。同炉甘石末乳细。点之。时珍。

# 螳螂 桑螵蛸

《本经》上品

纲目 孕廿草 全本图典 [第十七册]

‖ 基原 ‖

据《纲目图鉴》《动物药志》等综合分析考证，本品为螳螂科昆虫大刀螂（中华绿螳螂）Tenodera sinensis Saussure。分布于全国各地。《纲目彩图》《中药志》《中华本草》认为还包括南方刀螂 T. aridifolia Stoll.、小刀螂 Stalilia maculata (Thunberg) 或巨斧螳螂 Hierodula patellifera (Serville) 等。《药典》收载桑螵蛸药材为螳螂科昆虫大刀螂、小刀螂或巨斧螳螂的干燥卵鞘。以上三种分别习称"团螵蛸""长螵蛸"及"黑螵蛸"；深秋至次春收集，除去杂质，蒸至虫卵死后，干燥。

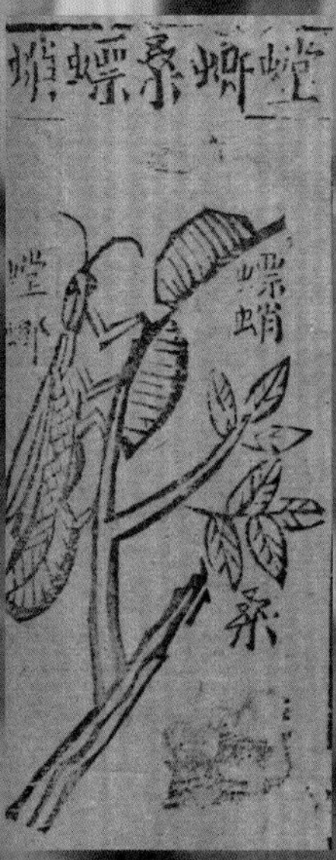

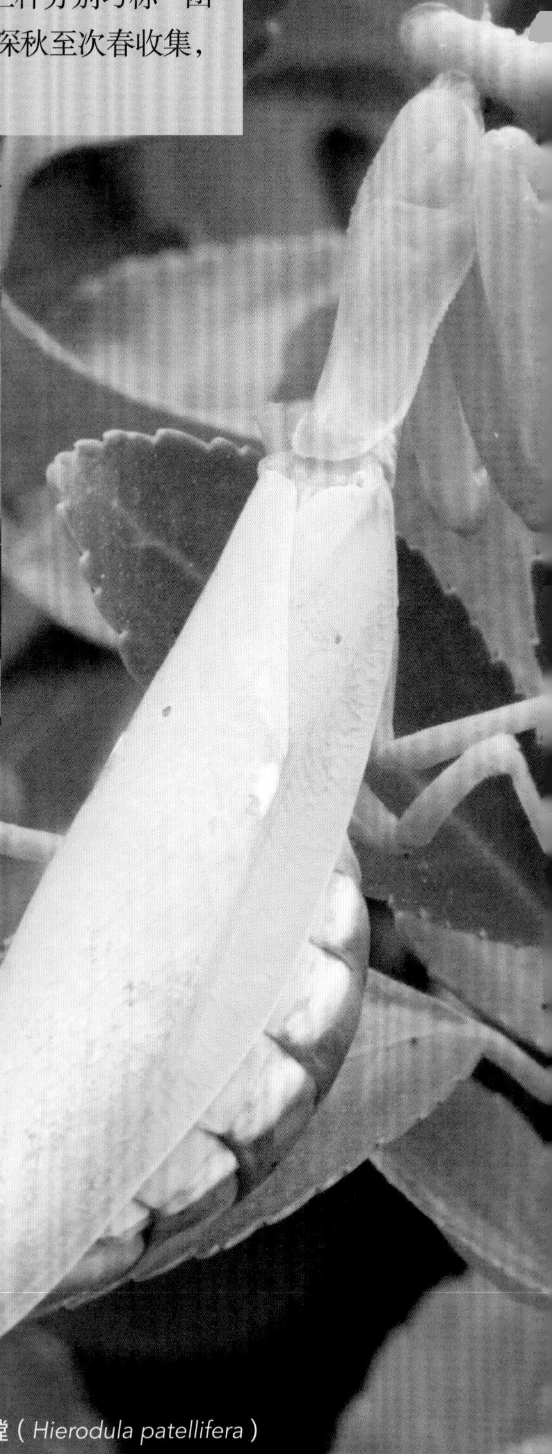

△广斧螳（Hierodula patellifera）

## ‖ 释名 ‖

螳螂音当郎。刀螂纲目拒斧说文不过尔雅蚀疣音尤。其子房名螵蛸音飘绡。蜱蛸音皮。蟷蠰音焊焦。致神别录野狐鼻涕。[颂曰] 尔雅云莫貈、螳蠰、不过，螳螂也。其子蜱蛸。郭璞云：江东呼为石螂。[时珍曰] 螳螂，两臂如斧，当辙不避，故得当郎之名。俗呼为刀螂，兖人谓之拒斧，又呼不过也。代人谓之天马，因其首如骧马也。燕赵之间谓之蚀疣。疣即疣子，小肉赘也。今人病疣者，往往捕此食之，其来有自矣。其子房名螵蛸者，其状轻飘如绡也。村人每炙焦饲小儿，云止夜尿，则蟷蠰、致神之名，盖取诸此。酉阳杂俎谓之野狐鼻涕，象形也。又杨雄方言云：螳螂或谓之髦，或谓之羊羊。齐兖以东谓之敷常。螵蛸亦名夷冒。

## ‖ 集解 ‖

[弘景曰] 螳螂俗呼石螂，逢树便产，以桑上者为好，是兼得桑皮之津气也。惟连枝断取者为真，伪者亦以胶着桑枝之上也。[保升曰] 螵蛸在处有之，螳螂卵也。多在小桑树上，丛荆棘间。三四月中，一枝出小螳螂数百枚。[时珍曰] 螳螂，骧首奋臂，修颈大腹，二手四足，善缘而捷，以须代鼻，喜食人发，能翳叶捕蝉。或云术家取翳作法，可以隐形。深秋乳子作房，粘着枝上，即螵蛸也。房长寸许，大如拇指，其内重重有隔房。每房有子如蛆卵，至芒种节后一齐出。故月令有云：仲夏螳螂生也。

## ‖ 修治 ‖

[别录曰] 桑螵蛸生桑枝上，螳螂子也。二月三月采，蒸过火炙用。不尔，令人泄。[敩曰] 凡使勿用杂树上生者，名螺螺。须觅桑树东畔枝上者。采得去核子，用沸浆水浸淘七次，锅中熬干用。别作修事，无效也。[韩保升曰] 三四月采得，以热浆水浸一伏时，焙干，于柳木灰中炮黄用。

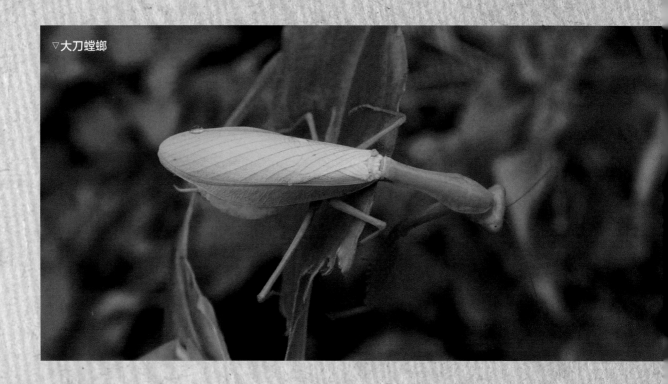

▽大刀螳螂

# 螳螂

‖ **主治** ‖

小儿急惊风搐搦，又出箭镞。生者能食疣目。时珍。

‖ **发明** ‖

[时珍曰] 螳螂，古方不见用者，惟普济方治惊风，吹鼻定搐法中用之，盖亦蚕、蝎定搐之义。古方风药多用螵蛸，则螳螂治风，同一理也。又医林集要出箭镞亦用之。

‖ **附方** ‖

新二。惊风定搐中分散：用螳螂一个，蜥蜴一条，赤足蜈蚣一条，各中分之，随左右研末。记定男用左，女用右。每以一字吹鼻内，搐之。吹左即左定，吹右即右定也。普济。**箭镞入肉不可拔者**。用螳螂一个，巴豆半个，同研，傅伤处。微痒且忍，极痒乃撼拔之。以黄连、贯众汤洗拭，石灰傅之。

# 桑螵蛸

‖ **气味** ‖

咸、甘，平，无毒。[之才曰] 得龙骨，疗泄精。畏旋覆花（戴椹）。

## ‖主治‖

伤中疝瘕阴痿，益精生子，女子血闭腰痛，通五淋，利小便水道。本经。疗男子虚损，五脏气微，梦寐失精遗溺。久服益气养神。别录。炮熟空心食之，止小便利。甄权。

## ‖发明‖

[时珍曰] 桑螵蛸，肝、肾、命门药也，古方盛用之。[权曰] 男子肾衰精自出，及虚而小便利者，加而用之。[颂曰] 古方漏精及风药中，多用之。[宗奭曰] 男女虚损，肾衰阴痿，梦中失精遗溺，白浊疝瘕，不可阙也。邻家一男子，小便日数十次，如稠米泔，心神恍惚，瘦瘠食减，得之女劳。令服桑螵蛸散药，未终一剂而愈。其药安神魂，定心志，治健忘，补心气，止小便数。用桑螵蛸、远志、龙骨、菖蒲、人参、茯神、当归、龟甲醋炙各一两，为末。卧时，人参汤调下二钱。如无桑上者，即用他树者，以炙桑白皮佐之。桑白皮行水，以接螵蛸就肾经也。

## ‖附方‖

旧三。新七。**遗精白浊**盗汗虚劳。桑螵蛸炙、白龙骨等分，为细末。每服二钱，空心用盐汤送下。外台。**小便不通**桑螵蛸炙黄三十枚，黄芩二两，水煎。分二服。圣惠。**妇人胞转**小便不通。用桑螵蛸炙为末，饮服方寸匕，日三。产书。**妇人遗尿**桑螵蛸酒炒为末，姜汤服二钱。千金翼。**妊娠遗尿**不禁。桑螵蛸十二枚，为末。分二服，米饮下。产乳书。**产后遗尿**或尿数。桑螵蛸炙半两，龙骨一两，为末。每米饮服二钱。徐氏胎产方。**咽喉肿塞**桑上螳螂窠一两，烧灰，马屁勃半两，研匀，蜜丸梧子大。煎犀角汤，每服三五丸。总病论。**咽喉骨哽**桑螵蛸醋煎，呷之。经验良方。**底耳疼痛**桑螵蛸一个，烧存性，麝香一字，研末。每用半字掺入，神效。有脓先缴净。经验方。**小儿软疖**桑螵蛸烧存性，研末，油调傅之。危氏方。

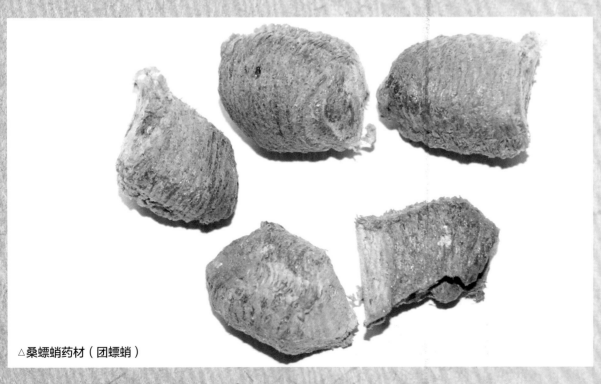

△桑螵蛸药材（团螵蛸）

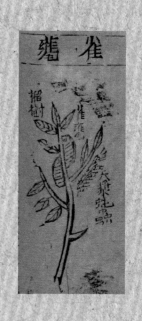

‖ 基原 ‖

据《纲目图鉴》《纲目彩图》《汇编》等综合分析考证，本品为刺蛾科昆虫黄刺蛾 *Monema flavescens* Walker 的虫茧。全国各地均有分布。

# 雀瓮

《本经》下品

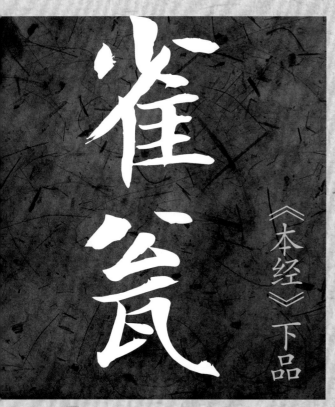

李时珍
纲目

全本图典
【第十七册】

184

‖ 释名 ‖

雀儿饭瓮蜀本 蛄蟖房别录 音髯斯。蚝虫窠音刺。躁舍本经 天浆子图经 棘刚子衍义 红姑娘纲目 毛虫。[藏器曰] 毛虫作茧，形如瓮，故名雀瓮。俗呼雀痈，声相近也。[保升曰] 雀好食其瓮中子，故俗呼雀儿饭瓮。[弘景曰] 蛄蟖背毛螫人，故名蚝，音刺，与蜇同。[时珍曰] 俗呼毛虫，又名杨瘌子，因有螫毒也。此虫多生石榴树上，故名天浆。天浆乃甜榴之名也。[宗奭曰] 多在棘枝上，故曰棘刚子。

‖ 集解 ‖

[别录曰] 雀瓮出汉中。生树枝间，蛄蟖房也。八月采，蒸之。[弘景曰] 蛄蟖，蚝虫也。在石榴树上。其背毛螫人。生卵形如鸡子，大如巴豆。[藏器曰] 蚝虫好在果树上，大小如蚕，身面背上有五色斑毛，有毒能刺螫人。欲老者，口中吐白汁，凝聚渐硬，正如雀卵。其虫以瓮为茧，在中成蛹，如

蚕之在茧也。夏月羽化而出作蛾，放子于叶间如蚕子。陶言其生卵如鸡子，误矣。[恭曰] 雀瓮在树间，似螵蛸虫。此物紫白裥斑，状似砗磲文可爱也。[时珍曰] 蛄蟖处处树上有之，牡丹上尤多。入药惟取榴棘上、房内有蛹者，正如螵蛸取桑上者。

## ‖气味‖

甘，平，无毒。[日华曰] 有毒。

## ‖主治‖

寒热结气，蛊毒鬼疰，小儿惊痫。本经。[颂曰] 今医家治小儿慢惊。用天浆子有虫者、白僵蚕、干蝎三物各三枚，微炒捣末。煎麻黄汤，调服一字，日三服，随儿大小加减，大有效也。[藏器曰] 雀瓮打破取汁，与小儿饮，令无疾。小儿病撮口者，渐渐口撮不得饮乳。但先劈口傍见血，以瓮研汁涂之。或同鼠妇生捣涂之。今人产子时，凡诸物皆令开口不令闭者，盖厌禳之也。

## ‖附方‖

新五。**撮口噤风**用棘科上雀儿饭瓮子未开口者，取内物和乳汁研，灌之。又方：棘刚子五枚，赤足蜈蚣一条，烧存性，研匀，饭丸麻子大。每服三五丸，乳汁下。亦可末服一字。并圣惠。**小儿脐风**白龙膏用天浆子有虫者一枚，真僵蚕炒一枚，腻粉少许，研匀。以薄荷自然汁调，灌之。取下毒物神效。圣惠。**急慢惊风**口眼㖞斜，搐搦痰盛。用天浆子房去皮生用三枚，干蝎生用七枚，朱砂一钱，研匀，饭丸粟大。每服二丸，荆芥汤送下。圣惠方。**乳蛾喉痹**用天浆子，即红姑娘，徐徐嚼咽。**小儿痫疾**棘枝上雀瓮，研，其间虫出，取汁灌之。圣惠方。

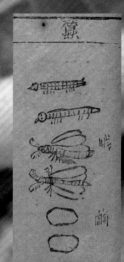

据《动物药志》《纲目彩图》《纲目图鉴》《中华本草》等综合分析考证，本品为蚕蛾科昆虫家蚕 *Bombyx mori* Linnaeus。全国各地均有分布。《药典》收载僵蚕药材为蚕蛾科昆虫家蚕 4～5 龄的幼虫感染（或人工接种）白僵菌 *Beauveria bassiana* (Bals.) Vuillant 而致死的干燥体；多于春、秋季生产，将感染白僵菌病死的蚕干燥。

# 蚕

《本经》中品

李时珍<br>纲目<br>全本图典<br>[第十七册]

▷蚕（*Bombyx mori* Linnaeus）

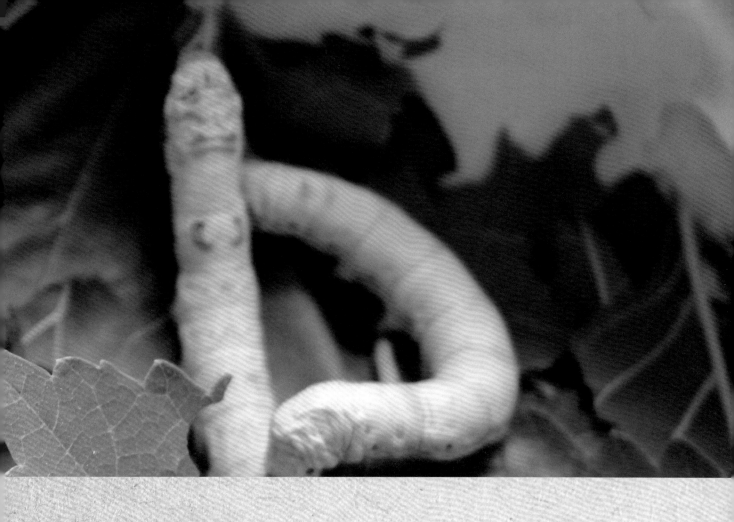

校正：拾遗乌烂蚕及茧卤汁，嘉祐蚕蜕，今并为一。

## ‖释名‖

**自死者名白僵蚕。**[时珍曰] 蚕从朁，象其头身之形，从䖵，以其繁也。俗作蚕字者，非矣。蚕音腆，蚯蚓之名也。蚕病风死，其色自白，故曰白僵。死而不朽曰僵。再养者曰原蚕。蚕之屎曰沙，皮曰蜕，瓮曰茧，蛹曰蚀，音龟，蛾曰罗，卵曰蜕，蚕初出曰蚁，音苗，蚕纸曰连也。

## ‖集解‖

[时珍曰] 蚕，孕丝虫也。种类甚多，有大、小、白、乌、斑色之异。其虫属阳，喜燥恶湿，食而不饮，三眠三起，二十七日而老。自卵出而为蚁，自蚁蜕而为蚕，蚕而茧，茧而蛹，蛹而蛾，蛾而卵，卵而复蚁，亦有胎生者，与母同老，盖神虫也。南粤有三眠、四眠、两生、七出、八出者。其茧有黄、白二色。尔雅云：蠚，桑茧也。雠由，栲茧、棘茧、栾茧也。蚢，萧茧也。皆各因所食之叶命名，而蠚即今桑上野蚕也。今之柘蚕与桑蚕并育，即棘茧是也。南海横州有风茧，丝作钓缗。凡诸草木皆有蚖蠋之类，食叶吐丝，不如蚕丝可以衣被天下，故莫得并称。凡蚕类入药，俱用食桑者。

# 白僵蚕

‖ 修治 ‖

[别录曰] 生颖川平泽。四月取自死者。勿令中湿，有毒不可用。[弘景曰] 人家养蚕时，有合箔皆僵者，即暴燥都不坏。今见小白似有盐度者为好。[恭曰] 蚕自僵死，其色自白。云有盐度，误矣。[颂曰] 所在养蚕处有之。不拘早晚，但用白色而条直、食桑叶者佳。用时去丝绵及子，炒过。[宗奭曰] 蚕有两三番，惟头番僵蚕最佳，大而无蛆。[斅曰] 凡使，先以糯米泔浸一日，待蚕桑涎出，如蜗涎浮水上，然后漉出，微火焙干，以布拭净黄肉、毛，并黑口甲了，捣筛如粉，入药。

‖ 气味 ‖

咸、辛，平，无毒。[甄权曰] 微温，有小毒。恶桑螵蛸、桔梗、茯苓、茯神、萆薢。

‖ 主治 ‖

小儿惊痫夜啼，去三虫，灭黑䵟，令人面色好，男子阴痒病。本经。女子崩中赤白，产后腹痛，灭诸疮瘢痕。为末，封疔肿，拔根极效。别录。治口噤发汗。同白鱼、鹰屎白等分，治疮灭痕。药性。以七枚为末，酒服，治中风失音，并一切风疮，小儿客忤，男子阴痒痛，女子带下。日华。焙研姜汁调灌，治中风、喉痹欲绝，下喉立愈。苏颂。散风痰结核瘰疬，头风，风虫齿痛，皮肤风疮，丹毒作痒，痰疟癥结，妇人乳汁不通，崩中下血，小儿疳蚀鳞体，一切金疮，疔肿风痔。时珍。

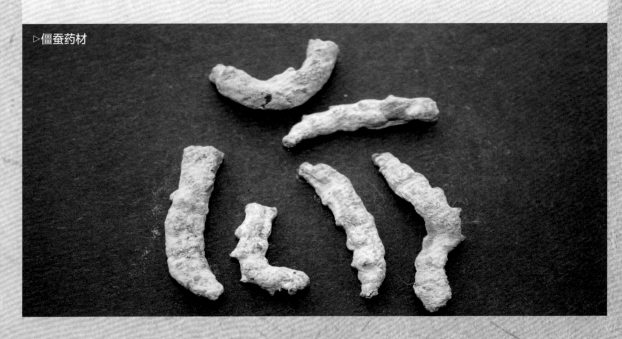

▷僵蚕药材

## ‖发明‖

[元素曰]僵蚕性微温，味微辛，气味俱薄，轻浮而升，阳中之阳，故能去皮肤诸风如虫行。[震亨曰]僵蚕属火，兼土与金、木。老得金气，僵而不化。治喉痹者，取其清化之气，从治相火，散浊逆结滞之痰也。[王贶曰]凡咽喉肿痛及喉痹，用此下咽立愈，无不效也。大能救人。吴开内翰云：屡用得效。[时珍曰]僵蚕，蚕之病风者也。治风化痰，散结行经，所谓因其气相感，而以意使之者也。又人指甲软薄者，用此烧烟熏之则厚，亦是此义。盖厥阴、阳明之药，故又治诸血病、疟病、疳病也。

## ‖附方‖

旧十五，新十九。**一切风痰**白僵蚕七个，直者，细研，姜汁调灌之。胜金方。**小儿惊风**白僵蚕、蝎梢等分，天雄尖、附子尖各一钱，微炮为末。每服一字，或半钱，以姜汤调灌之，甚效。寇氏衍义。**风痰喘嗽**夜不能卧。白僵蚕炒研、好茶末各一两，为末。每用五钱，卧时泡沸汤服。瑞竹堂方。**酒后咳嗽**白僵蚕焙研末，每茶服一钱。怪证奇方。**喉风喉痹**仁存开关散：用白僵蚕炒、白矾半生半烧等分，为末。每以一钱，用自然姜汁调灌，得吐顽疾立效。小儿加薄荷、生姜少许，同调。一方用白梅肉和丸，绵裹含之，咽汁也。朱氏集验用白僵蚕炒半两，生甘草一钱，为末。姜汁调服，涎出立愈。圣惠用白僵蚕三七枚，乳香一分，为末。每以一钱烧烟，熏入喉中，涎出即愈。**急喉风痹**王氏博济如圣散：用白僵蚕、天南星等分，生研为末。每服一字，姜汁调灌，涎出即愈。后以生姜炙过，含之。百一选方无南星。**撮口噤风**面黄赤，气喘，啼声不出。由胎气挟热，流毒心脾，故令舌强唇青，聚口发噤。用直僵蚕二枚，去嘴，略炒为末。蜜调傅唇中，甚效。圣惠方。**大头风 小儿惊风**并用大蒜七个，先烧红地，以蒜逐个于地上磨成膏，却以僵蚕一两，去头足，安蒜上，碗覆一夜，勿令泄气，只取蚕研末。每用嗜鼻，口内含水，有效。普济方。**偏正头风**并夹头风，连两太阳穴痛。圣惠方用白僵蚕为末，葱茶调服方寸匕。叶椿治头风：用白僵蚕、高良姜等分，为末。每服一钱，临卧时茶服，日二服。**卒然头痛**白僵蚕为末，每用熟水下二钱，立瘥。斗门方。**牙齿疼痛**白僵蚕直者、生姜同炒赤黄色，去姜为末。以皂角水调擦之，即止。普济。**风虫牙痛**白直僵蚕炒、蚕蜕纸烧等分为末，擦之。良久，以盐汤嗽口。直指方。**疟疾不止**白僵蚕直者一个，切作七段，绵裹为丸，朱砂为衣，作一服。日末出时，面向东，用桃、李枝七寸煎汤，吞下。院方。**腹内龟病**普济方诗云：人间龟病不堪言，肚里生成硬似砖。自死僵蚕、白马尿，不过时刻软如绵。神效。**面上黑黯**白僵蚕末，水和搽之。圣惠方。**粉滓面黯**令人面色好。用白僵蚕、黑牵牛，细研等分为末，如澡豆，日用之。斗门方。**瘾疹风疮**疼痛。白僵蚕焙研，酒服一钱，立瘥。圣惠。**野火丹毒**从背上两胁起者。僵蚕二七枚，和慎火草捣涂。杨氏产乳。**小儿鳞体**皮肤如蛇皮鳞甲之状，由气血否涩，亦曰胎垢，又曰蛇体。白僵蚕去嘴为末，煎汤浴之。一加蛇蜕。保幼大全。**小儿久疳**体虚不食，诸病后天柱骨倒，医者不识，谓之五软者。用白僵蚕直者，炒研。每服半钱，薄荷酒下。名金灵散。郑氏方。**小儿口疮**通白者。白僵蚕炒黄，拭去黄肉、毛，研末，蜜和傅之，立效。小儿宫气方。**风疳蚀疮**同上方。**项上瘰疬**白僵蚕为末。水服五分，日三服。十日瘥。外台。**风痔肿痛**发歇不定者，是也。白僵蚕二两，洗剉，炒黄为末，乌梅肉和丸梧桐子大。每姜蜜汤空心下五丸，妙。胜金方。**一切金疮**及刀斧伤。白僵蚕炒黄研末，傅之立愈。斗门。**乳汁不通**白僵蚕末二钱，酒服。少顷，以脂麻茶一盏投之，梳头数十遍，奶汁如泉也。经验方。**崩中下血**不止。用白僵蚕、衣中白鱼等分，为末。井华水服之，日二。千金。**重舌木舌**僵蚕为末吹之，吐痰甚妙。一方：僵蚕一钱，黄连蜜炒二钱，为末，掺之，涎出为妙。陆氏积德方。**肠风下血**僵蚕炒去嘴足、乌梅肉焙各一两，为末，米糊丸梧子大。每服百丸，食前白汤下，一日三服。笔峰杂兴方。

# 乌烂死蚕 拾遗

## ‖气味‖

有小毒。[藏器曰] 此在簇上乌臭者。

## ‖主治‖

蚀疮有根者，及外野鸡病，并傅之。白死者主白游疹，赤死者主赤游疹。藏器。

# 蚕蛹

[瑞曰] 缫丝后蛹子。今人食之，呼小蜂儿。[思邈曰] 猘犬啮者，终身忌食，发则难免。

## ‖主治‖

炒食，治风及劳瘦。研傅瘑疮恶疮。大明。为末饮服，治小儿疳瘦，长肌退热，除蛔虫。煎汁饮，止消渴。时珍。

## ‖附方‖

新一。**消渴烦乱**蚕蛹二两，以无灰酒一中盏，水一大盏，同煮一中盏，温服。圣惠方。

# 茧卤汁

[藏器曰] 此是茧中蛹汁，非碱卤也。于茧瓮下收之。

## ‖主治‖

百虫入肉，蜃蚀瘑疥，及牛马虫疮。为汤浴小儿疮疥，杀虫。以竹筒盛之，浸山蜍、山蛭入肉，蚊子诸虫咬毒。亦可预带一筒，取一蛭入中，并持干海苔一片，亦辟诸蛭。藏器。

## ‖发明‖

[藏器曰] 苏恭注蛭云：山人自有疗法，盖此法也。[时珍曰] 山蛭见蛭条。山蜍，音余，蜘蛛也。啮人甚毒。

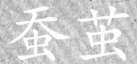

# 蚕茧

已出蛾者。

‖气味‖

甘，温，无毒。

‖主治‖

烧灰酒服，治痈肿无头，次日即破。又疗诸疳疮，及下血血淋血崩。煮汁饮，止消渴反胃，除蛔虫。时珍。[弘景曰] 茧瓮入术用。

‖发明‖

[时珍曰] 蚕茧方书多用，而诸家本草并不言及，诚缺文也。近世用治痈疽代针，用一枚即出一头，二枚即出二头，神效无比。煮汤治消渴，古方甚称之。丹溪朱氏言此物属火，有阴之用，能泻膀胱中相火，引清气上朝于口，故能止渴也。缫丝汤及丝绵煮汁，功并相同。又黄丝绢能补脬，锦灰止血，并见服器部。

‖附方‖

新五。**痘疮疳蚀**脓水不绝。用出了蚕蛾茧，以生白矾末填满，煅枯为末，擦之甚效。陈文中小儿方。**口舌生疮**蚕茧五个，包蓬砂，瓦上焙焦为末，抹之。**大小便血**茧黄散：治肠风，大小便血，淋沥疼痛。用茧黄、蚕蜕纸并烧存性、晚蚕沙、白僵蚕并炒等分为末，入麝香少许。每服二钱，用米饮送下，日三服，甚效。圣惠方。**妇人血崩**方法同上。**反胃吐食**蚕茧十个煮汁，烹鸡子三枚食之，以无灰酒下，日二服，神效。或以缫丝汤煮粟米粥食之。普济方。

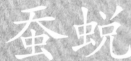

# 蚕蜕

‖释名‖

马明退嘉祐佛退。

‖气味‖

甘，平，无毒。

‖主治‖

血病，益妇人。嘉祐。**妇人血风**。宗奭。治目中翳障及疳疮。时珍。

# 蚕连

## ‖主治‖

吐血鼻洪，肠风泻血，崩中带下，赤白痢。傅疔肿疮。日华。治妇人血露。宗奭。牙宣牙痛，牙痈牙疳，头疮喉痹，风癫狂祟，蛊毒药毒，沙证腹痛，小便淋闷，妇人难产及吹乳疼痛。时珍。

## ‖发明‖

[禹锡曰] 蚕蜕，今医家多用初出蚕子壳在纸上者，东方诸医用老蚕眠起所蜕皮，功用相近，当以蜕皮为正。入药微炒用。[宗奭曰] 蚕蜕，当用眠起时所蜕皮。蚕连烧灰亦可用。[时珍曰] 马明退、蚕连纸，功用相同，亦如蝉蜕、蛇蜕之义，但古方多用蚕纸者，因其易得耳。

## ‖附方‖

旧四，新十五。**吐血不止**蚕蜕纸烧存性，蜜和丸如芡实大。含化咽津。集验。**牙宣牙痛**及口疮。并用蚕蜕纸烧灰，干傅之。集验。**风虫牙痛**蚕纸烧灰擦之。良久，盐汤漱口。直指方。**走马牙疳**集验用蚕蜕纸灰，入麝香少许，贴之。直指：加白僵蚕等分。**一切疳疮**马明退烧灰三钱，轻粉、乳香少许。先以温浆水洗净，傅之。儒门事亲。**小儿头疮**蚕蜕纸烧存性，入轻粉少许，麻油调傅。圣惠。**缠喉风疾**用蚕蜕纸烧存性，炼蜜和丸如芡实大。含化咽津。集验。**熏耳治聋**蚕蜕纸作捻，入麝香二钱，入笔筒烧烟熏之。三次即开。**癫狂邪祟**凡狂发欲走，或自高贵称神，或悲泣呻吟，此为邪祟。以蚕纸烧灰，酒、水任下方寸匕。亦治风癫。肘后方。**沙证壮热**江南有沙证，状如伤寒，头痛壮热呕恶，手足指末微厥，或腹痛闷乱，须臾杀人。先用蚕蜕纸剪碎，安于瓶中，以碟盖之，滚汤沃之，封固良久。乘热服，暖卧取汗。活人书。**中蛊药毒**虽面青脉绝，腹胀吐血者，服之即活。用蚕蜕纸烧存性，为末。新汲水服一钱。岭南卫生方。**中诸药毒**用蚕纸数张烧灰，冷水服。卫生易简方。**小便涩痛**不通。用蚕蜕纸烧存性，入麝香少许，米饮每服二钱。王氏博济方。**热淋如血**蚕种烧灰，入麝香少许，水服二钱，极效方也。卫生家宝。**崩中不止**蚕故纸一张，剪碎炒焦、槐子炒黄各等分，为末。酒服立愈。卫生易简方。**吹奶疼痛**马明退烧灰一钱五分，轻粉五分，麝香少许，酒服。儒门事亲。**妇人难产**蚕布袋一张，蛇蜕一条，入新瓦中，以盐泥固，煅为末。以榆白皮汤调服。集成方。**妇人断产**蚕子故纸一尺，烧为末，酒服。终身不产。千金。**痔漏下血**蚕纸半张，碗内烧灰，酒服自除。奚囊备急方。

# 缫丝汤

## ‖主治‖

止消渴，大验。时珍。

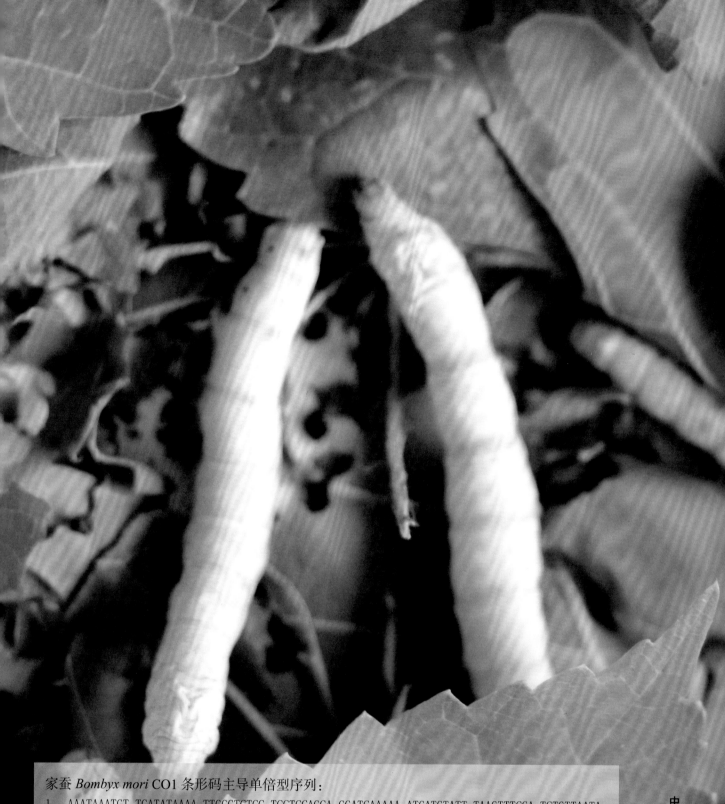

家蚕 *Bombyx mori* CO1 条形码主导单倍型序列：

```
1    AAATAAATGT TGATATAAAA TTGGGTCTCC TCCTCCAGCA GGATCAAAAA ATGATGTATT TAAGTTTCGA TCTGTTAATA
81   ATATTGTAAT AGCTCCAGCT AAAACAGGTA GTGATAATAA TAATAAAAAT GCTGTAATCC CTACAGCTCA TACAAATAAG
161  GGTAATTGAT CAAATGATAT ATTATTTAAT CGTATATTAA TTATTGTTGT AATAAAATTA ATTGCTCCTA TAATTGATGA
241  AATACCTGCT AAATGTAGTG AAAAAATAGC AAGATCTACG GATCTTCCTC TATGTGCGAT ATTAGATGAA AGTGGGGGGT
321  AAACTGTTCA TCCTGTTCCT GCACCATTTT CTACAATTCT TCTTGAAATT AATAATATAA GGGAGGGGGG TAGGAGTCAA
401  AATCTTATAT TATTTATTCG TGGGAATGCT ATATCTGGTG CTCCTAGTAT AAGAGGAACT AATCAATTTC CAAATCCTCC
481  AATTATAATA GGTAATAACTA TAAAAAAAAT TATAATAAAA GCATGTGCTG TTACAATAGT ATTATAAATT TGATCATCTC
561  CAATTAATGA TCCTGGATTT CCTAATTCAG CTCGAATTAA AAGTCTTAAA GATGTTCCAA TTATTCCTGA TCAAATACCA
641  AAAATAAAAT ATAATGTT
```

据《纲目彩图》《纲目图鉴》《中华本草》等综合分析考证，本品为夏、秋季饲养的第二茬家蚕 *Bombyx mori* Linnaeus。现均为人工饲养，一年可达3代，主要以桑叶为食；产于全国大部分地区。参见本卷"蚕"项下。《药典》四部收载蚕沙药材为蚕蛾科昆虫家蚕的干燥粪便。

原蚕

《别录》中品

▷家蚕（*Bombyx mori* Linnaeus）

## ‖释名‖

**晚蚕**日华**魏蚕**方言**夏蚕**广志**热蚕**。[弘景曰] 原蚕是重养者,俗呼为魏蚕。[宗奭曰] 原者,有原复敏速之义,此是第二番蚕也。[时珍曰] 按郑玄注周礼云:原,再也。谓再养者。郭璞注方言云:魏,细也。秦晋人所呼。今转为二蚕是矣。永嘉记云:郡蚕自三月至十月有八辈。谓蚕种为蚬,再养为珍,珍子为爱。

## ‖集解‖

[颂曰] 原蚕东南州郡多养之。此是重养者,俗呼为晚蚕。北人不甚养之。周礼禁原蚕。郑康成注云:蚕生于火而藏于秋,与马同气。物莫能两大,禁原蚕为其害马也。然害马亦一事耳。淮南子云:原蚕一岁再收,非不利也。而王法禁之者,为其残桑是也。人既稀养,货者多是早蛾,不可用也。[弘景曰] 僵蚕为末,涂马齿,即不能食草。以桑叶拭去,乃还食。此见蚕即马类也。[时珍曰] 马与龙同气,故有龙马;而蚕又与马同气,故蚕有龙头、马头者。蜀人谓蚕之先为马头娘者以此。好事者因附会其说,以为马皮卷女,入桑化蚕,谬矣。北人重马,故禁之。南方无马,则有一岁至再、至三,及七出、八出者矣。然先王仁爱及物,盖不忍其一岁再致汤镬,且妨农事,亦不独专为害马、残桑而已。

雄原蚕蛾

## ‖气味‖

咸,温,有小毒。[时珍曰] 按徐之才药对云:热,无毒。入药炒,去翅、足用。

## ‖主治‖

益精气,强阴道,交接不倦,亦止精。别录。壮阳事,止泄精、尿血,暖水脏,治暴风、金疮、冻疮、汤火疮,灭瘢痕。时珍。

## ‖发明‖

[宗奭曰] 蚕蛾用第二番，取其敏于生育也。[时珍曰] 蚕蛾性淫，出茧即媾，至于枯槁乃已，故强阴益精用之。

## ‖正误‖

[颂曰] 今治小儿撮口及发噤者。用晚蚕蛾二枚，炙黄研末，蜜和涂唇内，便瘥。[时珍曰] 此方出圣惠，乃是白僵蚕。苏氏引作蚕蛾，误矣。蚕蛾原无治惊之文，今正之。

## ‖附方‖

旧二，新八。**丈夫阴痿**未连蚕蛾二升，去头、翅、足，炒为末，蜜丸梧子大。每夜服一丸，可御十室。以菖蒲酒止之。千金方。**遗精白浊**晚蚕蛾焙干，去翅足，为末，饭丸绿豆大。每服四十丸，淡盐汤下。此丸常以火烘，否则易糜湿也。唐氏方。**血淋疼痛**晚蚕蛾为末，热酒服二钱。圣惠方。**小儿口疮**及风疳疮。宫气方用晚蚕蛾为末，贴之，妙。普济方治小儿口疮，及百日内口疮。入麝香少许，掺之。**止血生肌**蚕蛾散：治刀斧伤创，血出如箭。用晚蚕蛾炒为末，傅之即止，甚效。胜金方。**刀斧金疮**端午午时，取晚蚕蛾、石灰、茅花，捣成团，草盖令发热过，收贮。每用，刮下末掺之。**竹刺入肉**五月五日，取晚蚕蛾生投竹筒中，令自干死，为末。取少许，津和涂之。便民图纂。**蛇虺咬伤**生蚕蛾研，傅之。必效方。**玉枕生疮**生枕骨上如痛，破后如筋头。用原蚕蛾炒、石韦等分，为末。干贴取瘥。圣济总录。

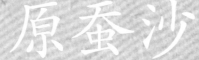

# 原蚕沙

[颂曰] 蚕沙、蚕蛾，皆用晚出者良。[时珍曰] 蚕沙用晒干，淘净再晒，可久收不坏。

## ‖气味‖

甘、辛，温，无毒。[时珍曰] 伏硇砂、焰消、粉霜。

## ‖主治‖

肠鸣，热中消渴，风痹瘾疹。别录。炒黄，袋盛浸酒，去风缓，诸节不随，皮肤顽痹，腹内宿冷，冷血瘀血，腰脚冷疼。炒热袋盛，熨偏风，筋骨瘫缓，手足不随，腰脚软，皮肤顽痹。藏器。治消渴癥结，及妇人血崩，头风、风赤眼，去风除湿。时珍。

## ‖发明‖

[弘景曰] 蚕沙多入诸方，不但熨风而已。[宗奭曰] 蚕屎饲牛，可以代谷。用三升醇酒，伴蚕沙五斗，甑蒸，于暖室中，铺油单上。令患风冷气痹及近感瘫风人，就以患处一边卧沙上，厚盖取汗。若虚人须防大热昏闷，令露头面。若未全愈，间日再作。[时珍曰] 蚕属火，其性燥，燥能胜风去湿，故蚕沙主疗风湿之病。有人病风痹，用此熨法得效。按陈氏经验方一抹膏：治烂

弦风眼。以真麻油浸蚕沙二三宿，研细，以篦子涂患处。不问新旧，隔宿即愈。表兄卢少樊患此，用之而愈，亲笔于册也。时珍家一婢，病此十余年，试用之，二三次顿瘥，其功亦在去风收湿也。又同桑柴灰淋汁，煮鳖肉作丸，治腹中癥结，见鳖条。李九华云：蚕沙煮酒，色味清美，又能疗疾。

## ‖附方‖

旧四，新六。**半身不遂**蚕沙二硕，以二袋盛之，蒸熟，更互熨患处。仍以羊肚，粳米煮粥，日食一枚，十日即止。千金方。**风瘙瘾疹作痒成疮。**用蚕沙一升，水五斗，煮取一斗二升，去滓，洗浴。避风。圣惠方。**头风白屑作痒。**蚕沙烧灰淋汁洗之。圣惠方。**眯目不出**蚕沙拣净，空心以新汲水吞下十枚。勿嚼破。圣惠。**消渴饮水**晚蚕沙，焙干为末。每用冷水下二钱，不过数服。斗门方。**妇人血崩**蚕沙为末，酒服三五钱。儒门事亲。**月经久闭**蚕沙四两，砂锅炒半黄色，入无灰酒一壶，煮沸，澄去沙。每温服一盏，即通。**转女为男**妇人始觉有孕，用原蚕屎一枚，井华水服之，日三。千金。**跌扑伤损**扭闪出骨窍等证。蚕沙四两炒黄，绿豆粉四两炒黄，枯矾二两四钱，为末，醋调傅之，绢包缚定。换三四次即愈。忌产妇近之。邵真人经验良方。**男妇心痛**不可忍者。晚蚕沙一两，滚汤泡过，滤净，取清水服，即止。瑞竹堂方。

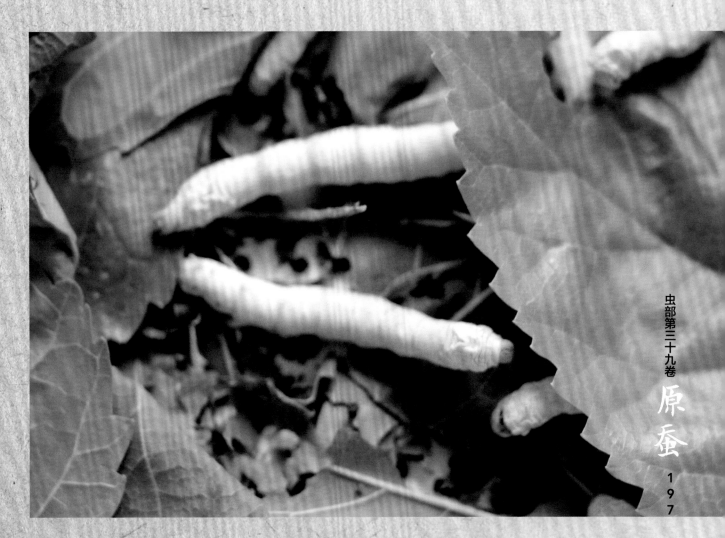

据《纲目图鉴》等综合分析考证，本品为石蛾科昆虫石蛾 *Phryganea japonica* Ml. 幼虫。《纲目彩图》《大辞典》认为还包括其近缘物种。

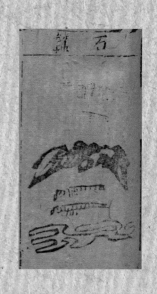

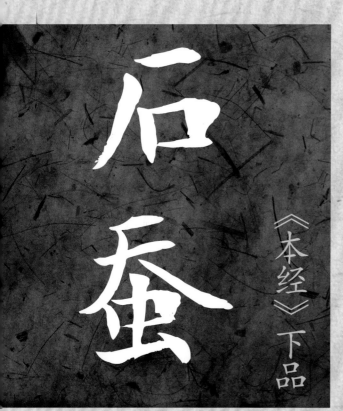

**校正：** 并入有名未用石蠹虫。

‖ 释名 ‖

**沙虱** 本经 **石蠹虫** 别录 **石下新妇** 拾遗。[弘景曰] 沙虱乃东间水中细虫。人入水浴，着身略不可见，痛如针刺，挑亦得之。今此或名同而物异耳。[时珍曰] 按吴普本草沙虱作沙蟀。

‖ 集解 ‖

[别录曰] 石蚕生江汉池泽。[宗奭曰] 石蚕在处山河中多有之。附生水中石上，作丝茧如钗股，长寸许，以蔽其身。其色如泥，蚕在其中，故谓之石蚕，亦水中虫耳。方家用者绝稀。[别录曰] 石蠹虫生石中。[藏器曰] 石蠹虫一名石下新妇，今伊洛间水底石下有之。状如蚕，解放丝连缀小石如茧。春夏羽化作小蛾，水上飞。[时珍曰] 本经石蚕，别录石蠹，今观陈、寇二说及主治功用，盖是一物无疑矣。又石类亦有石蚕，与此不同。

## ‖正误‖

[弘景曰] 李当之云：石蚕江左不识，谓为草根。其实类虫，形如老蚕，生附石上。伧人得而食之，味咸微辛。所言有理，但江汉非伧地。大都是生气物，如海中蛤、蛎辈，附石生不动，皆活物也。今欲用草根，黑色，多角节，亦似蚕。恐未是实，方家不用。[恭曰] 石蚕形似蚕，细小有角节，青黑色，生江汉侧石穴中。岐、陇间亦有，北人多不用，采者遂绝耳。[韩保升曰] 李谓是草根，陶谓是生气物，苏恭之说，半似草，半似虫，皆妄矣。此虫所在水石间有之，取为钩饵。马湖石间最多，彼人啖之，云咸、微辛。[颂曰] 石蚕，陶、苏都无定论，蜀本之说为是。今川、广中多有之。其草根之似蚕者，亦名石蚕，出福州。今信州山石上，四时常有之，亦采入药。详见菜部草石蚕下。

## ‖气味‖

咸，寒，有毒。[保升曰]-咸、微辛。[吴普曰] 雷公：咸，无毒。

## ‖主治‖

五癃，破石淋堕胎。其肉：解结气，利水道，除热。本经。石蠹虫：主石癃，小便不利。别录。

## ‖发明‖

[宗奭曰] 石蚕谓之草者，谬也。经言肉解结气，注中更不辨定，何耶？[时珍曰] 石蚕连皮壳用也，肉则去皮壳也。

## ‖附录‖

云师 雨虎 [时珍曰] 按遁甲开山图云：霍山有云师、雨虎。荣氏注云：云师如蚕，长六寸，有毛似兔。雨虎如蚕长七八寸，似蛭。云雨则出在石上。肉甘，可炙食之。此亦石蚕之类也。

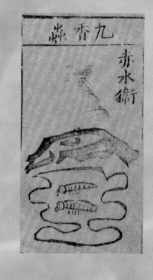

**‖ 基原 ‖**

据《纲目彩图》《汇编》《大辞典》等综合分析考证，本品为蝽科昆虫九香虫 *Aspongopus chinensis* Dallas 的干燥成虫全体。主产于四川、贵州等地。《药典》收载九香虫药材为九香虫的干燥体。11 月至次年 3 月前捕捉，置适宜容器内，用酒少许将其闷死，取出阴干；或置沸水中烫死，取出，干燥。

# 九香虫

《纲目》

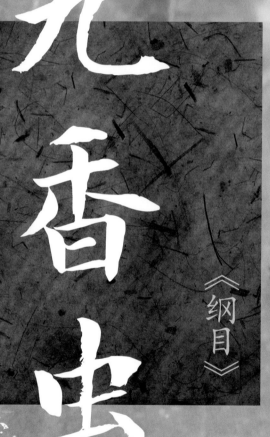

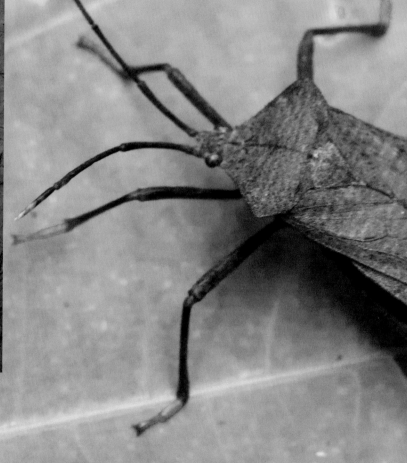

△九香虫（*Aspongopus chinensis*）

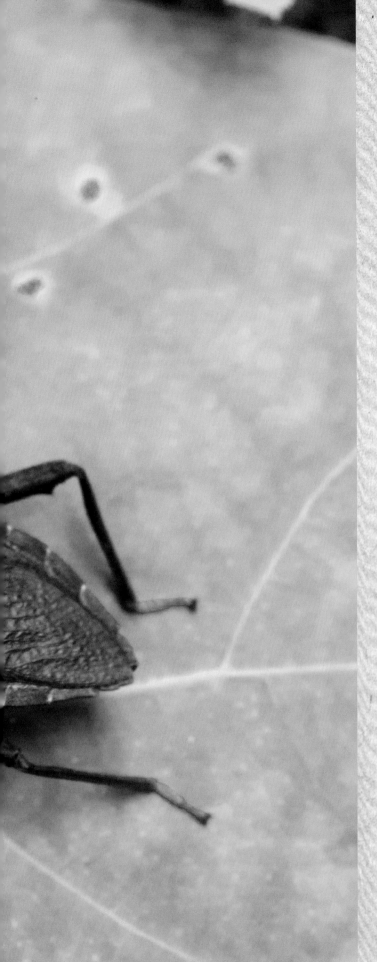

‖释名‖

黑兜虫。

‖集解‖

[时珍曰] 九香虫，产于贵州永宁卫赤水河中。大如小指头，状如水黾，身青黑色。至冬伏于石下，土人多取之，以充人事。至惊蛰后即飞出，不可用矣。

‖气味‖

咸，温，无毒。

‖主治‖

膈脘滞气，脾肾亏损，壮元阳。时珍。

‖发明‖

[时珍曰] 摄生方乌龙丸：治上证，久服益人，四川何卿总兵常服有效。其方：用九香虫一两，半生焙，车前子微炒、陈橘皮各四钱，白术焙五钱，杜仲酥炙八钱。上为末，炼蜜丸梧桐子大。每服一钱五分，以盐白汤或盐酒服，早晚各一服。此方妙在此虫。

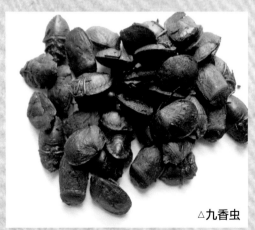

△九香虫

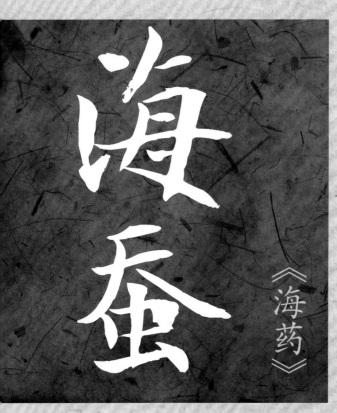

海蚕 《海药》

## 集解

[李珣曰] 按南州记云：海蚕生南海山石间。状如蚕，大如拇指。其沙甚白，如玉粉状。每有节，难得真者，彼人以水搜葛粉、石灰，以梳齿印成伪充之。纵服无益，反能损人，宜慎之。

## 沙

### 气味

咸，大温，无毒。

### 主治

虚劳冷气，诸风不遂。久服，补虚羸，令人光泽，轻身延年不老。李珣。

‖释名‖
雪蛆。

‖集解‖
[时珍曰] 按叶子奇草木子云：雪蚕生阴山以北，及蛾嵋山北，人谓之雪蛆。二山积雪，历世不消。其中生此，大如瓠，味极甘美。又王子年拾遗记云：员峤之山有冰蚕，长六七寸，黑色有鳞角。以霜雪覆之，则作茧，长一尺。抽五色丝织为文锦，入水不濡，投火不燎。尧时海人献之，其质轻暖柔滑。按此，亦雪蚕之类也。

‖气味‖
甘，寒，无毒。

‖主治‖
解内热渴疾。时珍。

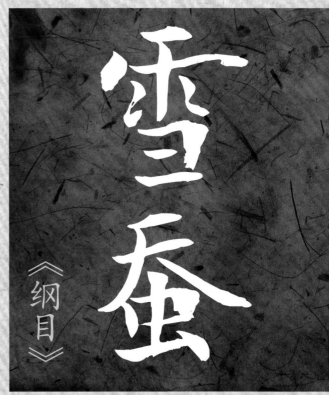

雪蚕

《纲目》

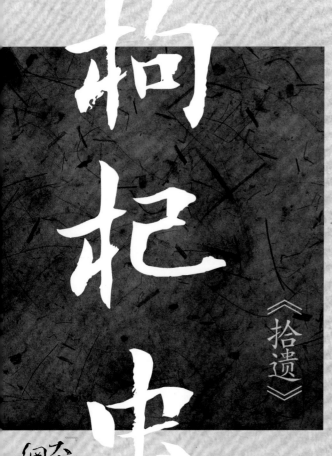

枸杞虫

《拾遗》

‖释名‖

蠋尔雅。

‖集解‖

[藏器曰] 此虫生枸杞上，食枸杞叶，状如蚕，作茧。为蛹时取之，曝干收用。[时珍曰] 此尔雅所谓"蚅，乌蠋"也。其状如蚕，亦有五色者。老则作茧，化蛾孚子。诸草木上皆有之，亦各随所食草木之性。故广志云：藿蠋香，槐蠋臭。

‖气味‖

咸，温，无毒。

‖主治‖

益阳道，令人悦泽有子。炙黄和地黄末为丸，服之，大起阳益精。藏器。治肾家风虚。时珍。普济方。

**‖ 基原 ‖**

《纲目图鉴》认为本品为凤蝶科昆虫黄凤蝶 *Papilio machoni* Linnaeus，遍布全国各地。

**‖ 集解 ‖**

[时珍曰] 生莸香枝叶中。状如尺蠖，青色。

**‖ 主治 ‖**

小肠疝气。时珍。

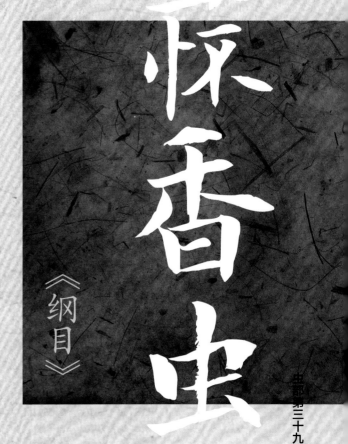

茶香虫

《纲目》

# 本草纲目

## 虫部第四十卷

虫之二卵生类下二十二种

《纲目图鉴》《纲目彩图》认为本品为蝉科 Cicadidae 的一种。有学者*认为青蚨为桂花蝉 Lethocerus indicus，是广东、广西等地的一种传统美食。

*虞国跃.“青蚨”考 [J].大自然，2014，(3)：40.

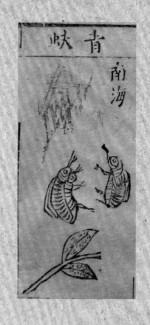

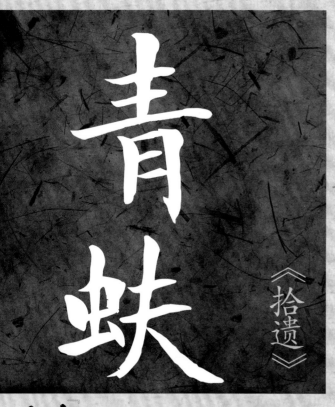

‖ 释名 ‖

蚨蝉　蚨蜗音谋瓜。蝬蜗音敦隅。蒲蚚音萌。鱼父鱼伯。

‖ 集解 ‖

[藏器曰] 青蚨生南海，状如蝉，其子着木。取以涂钱，皆归本处。搜神记云：南方有虫名蝬蜗，形大如蝉，辛美可食。子着草叶上如蚕种。取其子，则母飞来。虽潜取之，亦知其处。杀其母涂钱，以子涂贯，用钱去则自还。淮南子·万毕术云：青蚨还钱。高诱注云：青蚨一名鱼父、鱼伯。以其子母各等置瓮中，埋东行垣下。三日开之，即相从。以母血涂八十一钱，子血涂八十一

钱。留子用母，留母用子，皆自还也。[李珣曰] 按异物志言：蝦蝫生南海诸山。雄雌常处，不相舍。青金色。人采得以法末之，用涂钱，以货易于人，昼用夜归。又能秘精、缩小便，亦人间难得之物也。[时珍曰] 按异物志云：青蚨形如蝉而长。其子如虾子，着草叶上。得其子则母飞来。煎食甚辛而美。峋嵝神书云：青蚨一名蒲虻，似小蝉，大如虻，青色有光。生于池泽，多集蒲叶上。春生子于蒲上，八八为行，或九九为行，如大蚕子而圆。取其母血及火炙子血涂钱，市物仍自还归，用之无穷，诚仙术也。其说俱仿佛。但藏器云子着木上，稍有不同。而许氏说文亦曰：青蚨，水虫也。盖水虫而产子于草木尔。

## ‖气味‖

辛，温，无毒。

## ‖主治‖

补中，益阳道，去冷气，令人悦泽。藏器。秘精，缩小便。药谱。

## ‖附录‖

庞降 [时珍曰] 按刘恂岭表录异云：庞降，生于岭南，多在橄榄树上。形如蜩蝉，腹青而薄。其名自呼，但闻其声而鲜能得之。人以善价求为媚药。按此形状似蝉，可为媚药，与李珣海药青蚨雌雄不舍，秘精之说相符。恐亦青蚨之类，在木上者也。

‖ 蝶 蛱 ‖

‖ **基原** ‖
《纲目图鉴》《纲目彩图》认为本品为蛱蝶科（*Nymphalidae*）
的一种。

# 蛱蝶

《纲目》

本 李
草 时
纲 珍
目

全本图典
[第十七册]

210

▷蛱蝶的原动物

## ‖释名‖

蝘蝶蝘音叶。蝴蝶。[时珍曰]蛱蝶轻薄，夹翅而飞，栠栠然也。蝶美于须，蛾美于眉，故又名蝴蝶，俗谓须为胡也。

## ‖集解‖

[时珍曰]蝶，蛾类也。大曰蝶，小曰蛾。其种甚繁，皆四翅有粉，好嗅花香，以须代鼻，其交以鼻，交则粉退。古今注谓橘蠹化蝶，尔雅翼谓菜虫化蝶，列子谓乌足之叶化蝶，埤雅谓蔬菜化蝶，酉阳杂俎谓百合花化蝶，北户录谓树叶化蝶如丹青，野史谓彩裙化蝶，皆各据其所见者而言尔。盖不知蠹蠋诸虫，至老俱各蜕而为蝶、为蛾，如蚕之必羽化也。朽衣物亦必生虫而化。草木花叶之化者，乃气化、风化也。其色亦各随其虫所食花叶，乃所化之物色而然。杨慎丹铅录云：有草蝶、水蝶在水中。岭南异物志载：有人浮南海，见蛱蝶大如蒲帆，称肉得八十斤，啖之极肥美。

## ‖气味‖

阙。

## ‖主治‖

小儿脱肛。阴干为末，唾调半钱涂手心，以瘥为度。时珍。

## ‖发明‖

[时珍曰]胡蝶古方无用者，惟普济方载此方治脱肛，亦不知用何等蝶也。

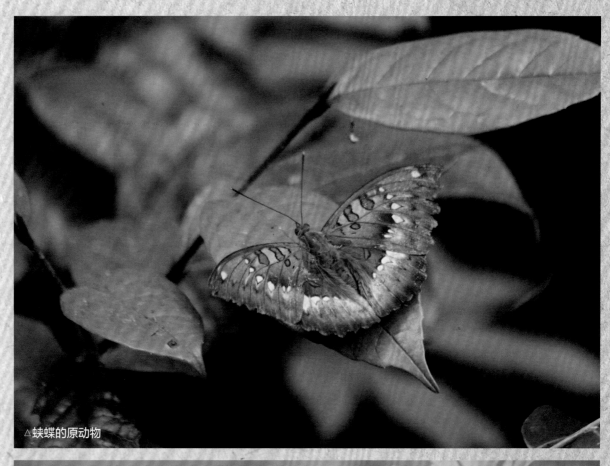

△蛱蝶的原动物

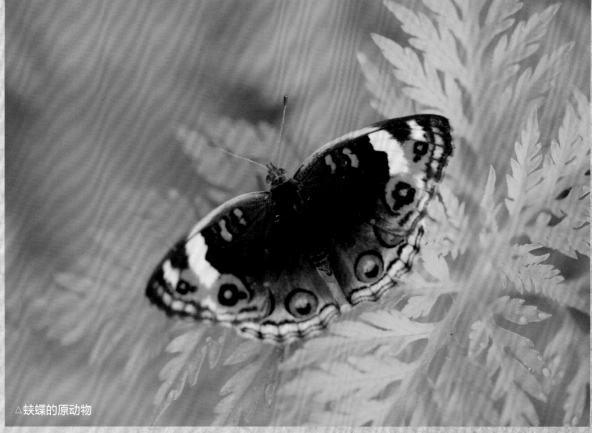

△蛱蝶的原动物

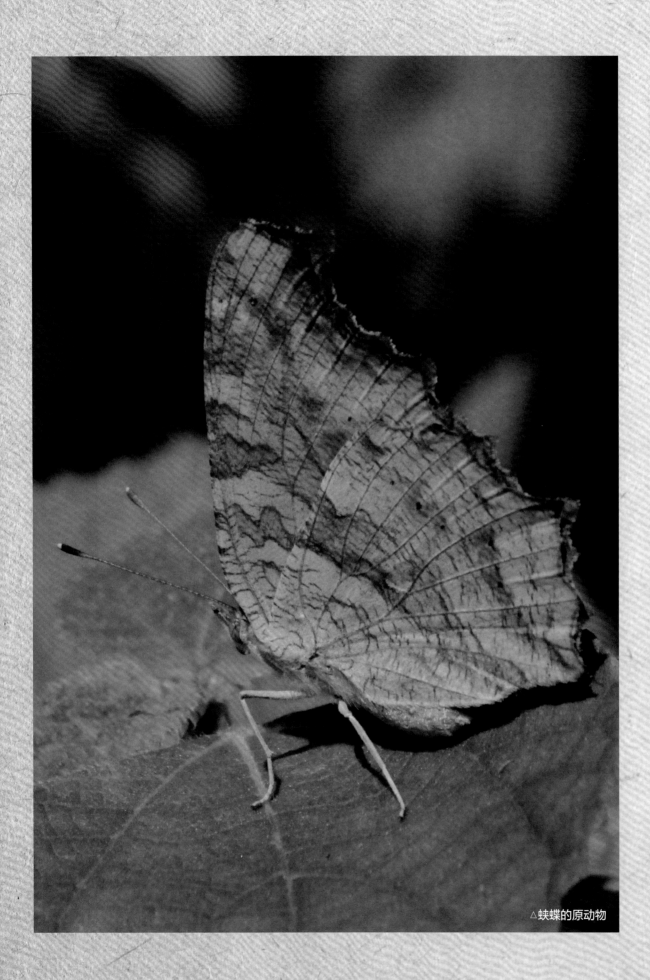

△蛱蝶的原动物

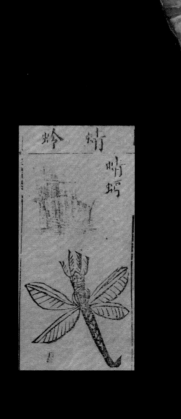

‖ 基原 ‖

据《纲目图鉴》《纲目彩图》《动物药志》等综合分析考证，本品为蜓科昆虫大蜻蜓 *Anax parthenope* Selys 的成虫全虫。分布于全国各地。《中华本草》还收载有蜻科的赤蜻蛉 *Crocothemis servilia* (Drury)、夏赤卒 *Sympetrum darwinianum* (Selys)、褐顶赤卒 *S. infuscatum* (Selys)、黄衣 *Plantala flavescens* (Fabricius) 等。

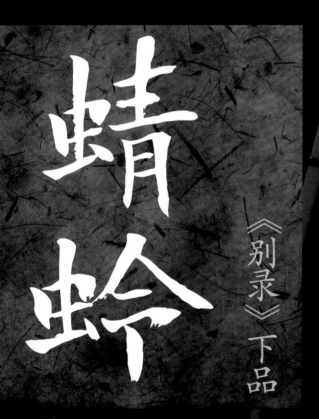

# 蜻蛉

《别录》下品

▷大蜻蜓（碧伟蜓）（*Anax parthenope*）

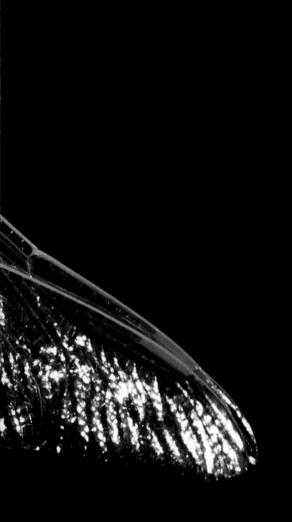

## ‖释名‖

**蜻蛉**音丁。**蜻蜓**亦作蝏。**虰蛵**音馨。**负劳**尔雅**蟌**音忽。**诸乘**弘景**纱羊**纲目**赤者名赤卒。**时珍曰 蜻、蟌,言其色青葱也。虰、蛵,言其状伶仃也,或云其尾如丁也。或云其尾好亭而挺,故曰蜓,曰蝏。俗名纱羊,言其翅如纱也。按崔豹古今注云:大而色青者曰蜻蜓;小而黄者,江东名胡黎,淮南名蟪蛄,鄱阳名江鸡;小而赤者,名曰赤卒,曰绛驺,曰赤衣使者,曰赤弁丈人;大而玄绀者,辽海名绀蟠,亦曰天鸡。陶氏谓胡黎为蜻蛉,未考此耳。

## ‖集解‖

[弘景曰] 蜻蛉有五六种，惟青色大眼，一名诸乘，俗呼为胡黎者入药，道家云：眼可化为青珠，其余黄细及黑者，不入药。[保升曰] 所在有之。好飞水际，六足四翼。[宗奭曰] 蜻蜓中一种最大，汴人呼为马大头者是也，身绿色。其雌者，腰间有碧色一遭。入药用雄者。此物生于水中，故多飞水上。其类眼皆大，陶氏独言蜻蜓眼大，何也？[时珍曰] 蜻蛉大头露目，短颈长腰弹尾，翼薄如纱。食蚊虻，饮露水。造化权舆云：水蛩化鹅。罗愿云：水蛩化蜻蛉，蜻蛉仍交于水上，附物散卵，复为水蛩也。张华博物志亦言五月五日，埋蜻蛉头于户内，可化青珠，未知然否。古方惟用大而青者，近时房中术，亦有用红色者。崔豹云：辽海间有绀蟫虫，如蜻蛉而玄绀色，六七月群飞阘天。夷人食之，云海中青虾所化也。云南志云：澜沧蒲蛮诸地，凡土蜂、蜻蛉、蚱蜢之类，无不食之也。

## ‖气味‖

微寒，无毒。

## ‖主治‖

强阴，止精。别录。壮阳，暖水脏。日华。

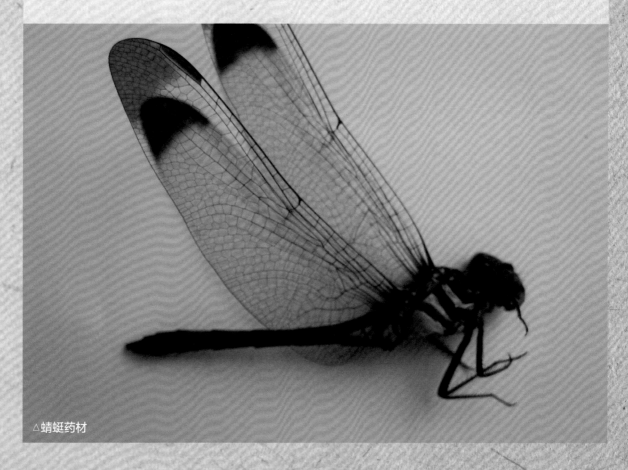

△蜻蜓药材

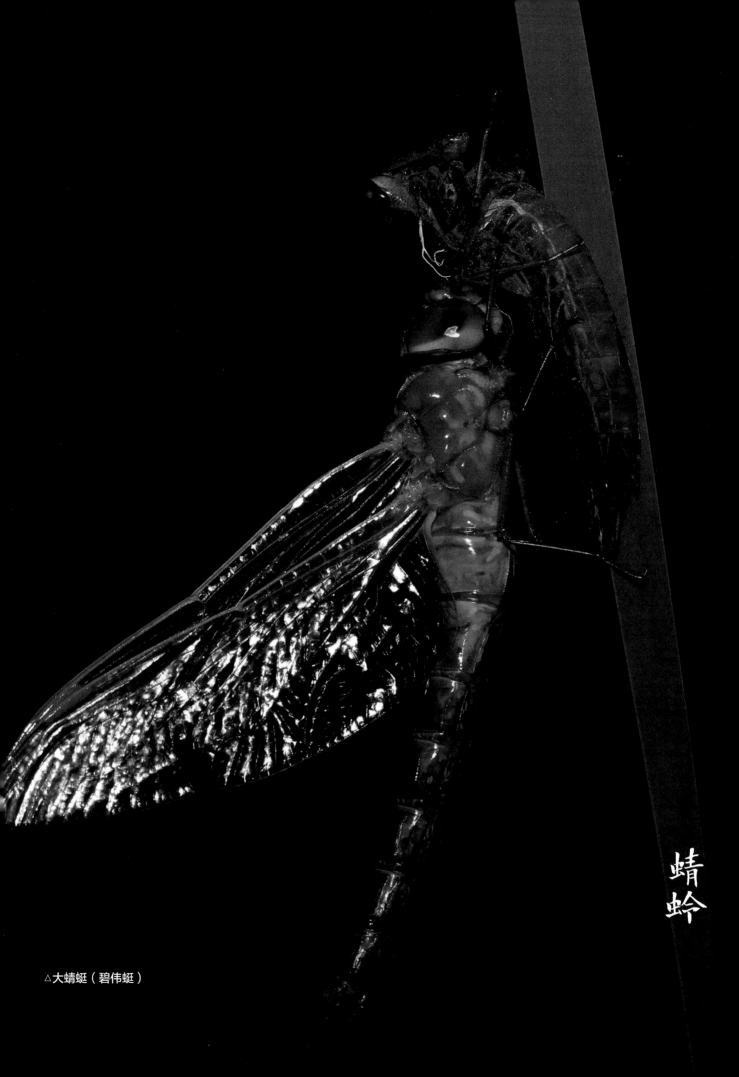

△大蜻蜓（碧伟蜓）

蜻蛉

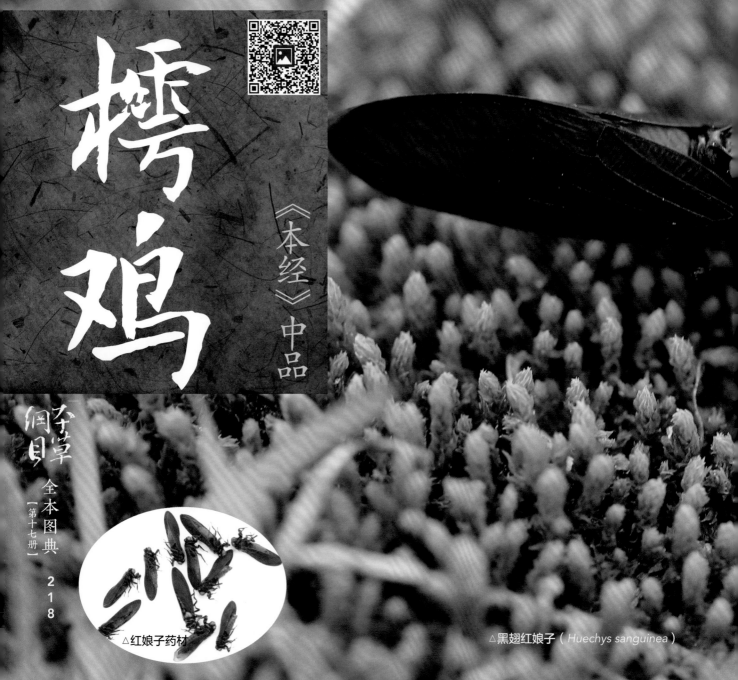

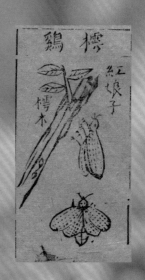

樗鸡

《本经》中品

纲目草

全本图典

【第十七册】

218

△红娘子药材

△黑翅红娘子（*Huechys sanguinea*）

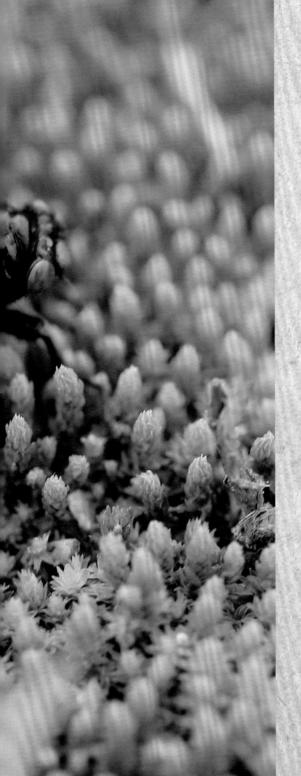

## ‖释名‖

**红娘子** 纲目 **灰花蛾。** [时珍曰] 其鸣以时，故得鸡名。广雅作樗鸠，广志作鸒鸡，皆讹矣。其羽文彩，故俗呼红娘子、灰花蛾云。

## ‖集解‖

[别录曰] 生河内川谷樗树上。七月采，暴干。[弘景曰] 今出梁州。形似寒螀而小。樗树似漆而臭，亦犹芫青、亭长在芫、葛上也。[恭曰] 河内无此，今出岐州。此有二种：以五色具者为雄，入药良；其青黑质、白斑者是雌，不入药。[宗奭曰] 汴洛诸界尤多。形类蚕蛾，但腹大，头足微黑，翅两重，外一重灰色，内一重深红，五色皆具。[颂曰] 尔雅云：鶾，天鸡。郭璞注云：小虫也，黑身赤头，一名莎鸡，又曰樗鸡。然今之莎鸡生樗木上，六月中出飞，而振羽索索作声，人或蓄之樊中。但头方腹大，翅羽外青内红，而身不黑。头不赤，此殊不类郭说。樗上一种头翅皆赤者，乃如旧说，人呼为红娘子，然不名樗鸡，疑即是此，盖古人之称不同尔。[时珍曰] 樗即臭椿也。此物初生，头方而扁，尖喙向下，六足重翅，黑色。及长则能飞，外翅灰黄有斑点，内翅五色相间。其居树上，布置成行。秋深生子在樗皮上。苏恭、寇宗奭之说得之。苏颂引郭璞以为莎鸡者，误矣。莎鸡居莎草间，蟋蟀之类，似蝗而斑，有翅数重，下翅正赤，六月飞而振羽有声。详见陆玑毛诗疏义。而罗愿尔雅翼以莎鸡为络纬，即俗名纺丝者。

## ‖修治‖

[时珍曰] 凡使去翅、足，以糯米或用面炒黄色，去米、面用。

## ‖气味‖

苦，平，有小毒，不可近目。别录。

## ‖主治‖

心腹邪气，阴痿，益精强志，生子好色，补中轻身。本经。腰痛下气，强阴多精。别录。通血闭，行瘀血。宗奭。主瘰疬，散目中结翳，辟邪气，疗猘犬伤。时珍。

## ‖发明‖

[弘景曰] 方药稀用，为大麝香丸用之。[时珍曰] 古方辟瘟杀鬼丸中用之。近世方中多用，盖厥阴经药，能行血活血也。普济方治目翳拨云膏中，与芫青、斑蝥同用，亦是活血散结之义也。

## ‖附方‖

新四。**子宫虚寒**杏林摘要云：妇人无子，由子宫虚寒，下元虚，月水不调，或闭或漏，或崩中带下，或产后败血未尽，内结不散。用红娘子六十枚，大黄、皂荚、葶苈各一两，巴豆一百二十枚，为末，枣肉为丸，如弹子大。以绵裹留系，用竹筒送入阴户。一时许发热渴，用熟汤一二盏解之。后发寒，静睡要安，三日方取出。每日空心以鸡子三枚，胡椒末二分，炒食，酒下以补之，久则子宫暖矣。**瘰疬结核**用红娘子十四枚，乳香、砒霜各一钱，硇砂一钱半，黄丹五分，为末，糯米粥和作饼，贴之。不过一月，其核自然脱下矣。卫生易简方。**风狗咬伤**不治即死。用红娘子二个、斑蝥五个，并去翅足，若四十岁各加一个，五十岁各加二个，青娘子三个，去翅足，四十岁加一个，五六十岁加二个，海马半个，续随子一分，乳香，沉香、桔梗各半分，酥油少许，为末。十岁者作四服，十五岁作三服，二十岁作二服，三十岁作一服。谈野翁方。**横痃便毒**鸡子一个开孔，入红娘子六个，纸包煨熟，去红娘子，食鸡子，以酒下。小便淋沥出浓血即愈。陆氏积德堂方。

‖ 基原 ‖

《纲目图鉴》认为本品为天牛科昆虫橘褐天牛 *Nadezhdiella cantori* (Hope)。分布于湖南、江西、湖北、四川、广西、云南等地。

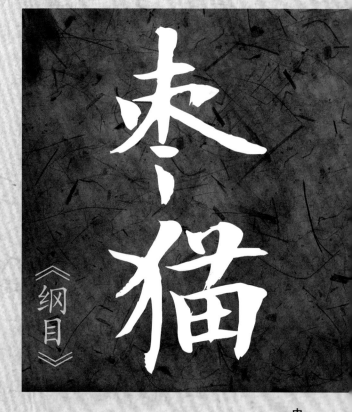

‖ 集解 ‖

[时珍曰] 枣猫，古方无考，近世方广丹溪心法附余，治小儿方用之。注云：生枣树上飞虫也。大如枣子，青灰色，两角。采得，阴干用之。

‖ 气味 ‖

缺。

‖ 主治 ‖

小儿脐风。[时珍曰] 按方广云：小儿初生，以绵裹脐带，离脐五六寸扎定，咬断。以鹅翎筒送药一二分，入脐大孔，轻轻揉散。以艾炷灸脐头三壮。结住勿打动，候其自落，永无脐风之患，万不失一。脐硬者用之，软者无病，不必用也。其法用阴干枣猫儿研末三个，真珠槌研四十九粒，炒黄丹五分，白枯矾、蛤粉、血竭各五分，研匀，如上法用。脐有三孔，一大二小也。

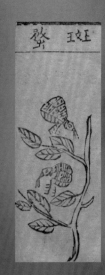

‖ 基原 ‖

据《纲目彩图》《纲目图鉴》《中华本草》等综合分析考证，本品为芫青科昆虫南方大斑蝥（大斑芫青）*Mylabris phalerata* Pallas 或黄黑小斑蝥 *M. cichorii* Linnaeus 的干燥成虫。我国大部分地区均有分布，主产于河南、安徽、江苏、湖南、贵州、广西等地。《药典》收载斑蝥药材为南方大斑蝥或黄黑小斑蝥的干燥体；夏、秋二季捕捉，闷死或烫死，晒干。

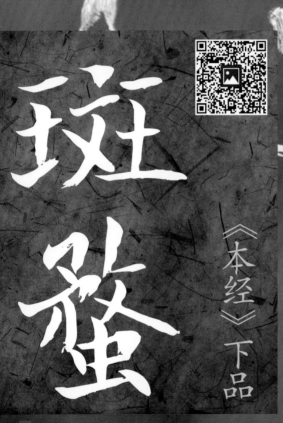

斑蝥

《本经》下品

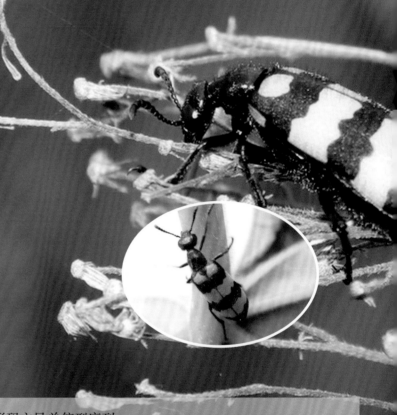

黄黑小斑蝥 *Mylabris cichorii* COI 条形码主导单倍型序列：

```
1    CACACTTTAC TTGATTTTTG GTGCATGAGC AGGAATAGTA GGAACATCCC TCAGTATACT CATCCGCTCA GAGCTAGGAA
81   ATCCTGGAAC TCTAATTGGA GATGACCAAA TCTATAATGT TATTGTTACA GCCCATGCAT TCATTATAAT TTTCTTTATA
161  GTAATGCCCA TCATAATTGG TGGATTTGGG AACTGGCTTG TACCCTTAAT ACTAGGGGCC CCCGACATAG CCTTTCCTTA
241  AATAAATAAC ATAAGATTCT GATTATTACC CCCATCTTTG ACTCTTTTAA TCATAAGAAG AATTGTAGAA AATGGTGCAG
321  GAACCGGATG AACAGTTTAC CCCCCACTCT CATCCAATAT TGCCCATGGA GGTTCTTCTG TTGATTTAGC CATCTTTAGA
401  TTACACTTGG CTGGAGTATC ATCAATCCTA GGAGCAGTTA ATTTTATTAC AACTGTAATT AACATACGAC CTGCAGGTAT
481  AACTTTTGAT CGAATACCTC TATTTGTATG AGCAGTTGCC ATTACTGCCC TTCTACTTCT TCTATCTTTA CCTGTCCTTG
561  CAGGTGCAAT TACTATGCTT TTAACTGATC GAAATCTAAA TACATCCTTC TTTGACCCAG CAGGTGGTGG AGACCCTATT
641  CTTTACCAGC ATCTTTTC
```

▷南方大斑蝥（大斑芫青）（*Mylabris phalerata*）

校正：陈藏器蟹螯虫系重出，今并为一。

## ‖ 释名 ‖

斑猫 本经 蟹螯虫 拾遗 龙蚝 音刺。斑蚝。[时珍曰] 斑
言其色，蚝刺言其毒，如矛刺也。亦作蟹螯，俗讹
为斑猫，又讹斑蚝为斑尾也。吴普本草又名斑菌，
曰螣发，曰晏青。

## ‖ 集解 ‖

[别录曰] 斑猫生河东山谷。八月取，阴干。[吴普曰]
生河内山谷，亦生水石。[保升曰] 斑猫所在有之，
七八月大豆叶上甲虫也。长五六分，黄黑斑文，乌
腹尖喙。就叶上采取，阴干用。[弘景曰] 此一虫五
变，主疗皆相似。二三月在芫花上，即呼为芫青；
四五月在王不留行草上，即呼为王不留行虫；六七
月在葛花上，即呼为葛上亭长；八九月在豆花上，
即呼为斑螯；九月十月复还为地蛰，即呼为地胆，
此是伪地胆耳，为疗犹同也。其斑螯大如巴豆，甲
上有黄黑斑点；芫青，青黑色；亭长，身黑头赤。
[敩曰] 芫青、斑螯、亭长、赤头四件，样各不同，
所居、所食、所效亦不同。芫青嘴尖，背上有一画
黄，在芫花上食汁；斑螯背上一画黄，一画黑，嘴
尖处有一小赤点，在豆叶上食汁；亭长形黄黑，在
葛叶上食汁；赤头身黑，额上有大红一点也。[颂曰]
四虫皆是一类，但随时变耳。深师方云：四月、五
月、六月为葛上亭长，七月为斑螯，九月、十月为
地胆。今医家知用芫青、斑螯，而地胆、亭长少
使，故不得详也。[恭曰] 本草、古今诸方，并无王
不留行虫。若陶氏所言，则四虫专在一处。今地胆
出豳州，芫青出宁州，亭长出雍州，斑螯所在皆
有。四虫出四处，可一岁周游四州乎？芫青、斑螯
形段相似，地胆状貌大殊。且豳州地胆三月至十月
采自草莱上。陶盖浪言尔。[时珍曰] 按本经、别
录，四虫采取时月，正与陶说相合。深师方用亭
长，所注亦同。自是一类，随其所居、所出之时而

命名尔。苏恭强辟，陶说亦自欠明。按太平御览引神农本草经云：春食芫花为芫青，夏食葛花为亭长，秋食豆花为斑蝥，冬入地中为地胆，黑头赤尾。其说甚明，而唐宋校正者反失收取，更致纷纭，何哉？陶氏之王不留行虫，雷氏之赤头，方药未有用者。要皆此类，固可理推。余见地胆。

## ‖修治‖

[敦曰] 凡斑蝥、芫青、亭长、地胆修事，并用糯米、小麻子相拌炒，至米黄黑色取出，去头、足、两翅，以血余裹，悬东墙角上一夜用之，则毒去也。[大明曰] 入药须去翅、足，糯米炒熟，不可生用，即吐泻人。[时珍曰] 一法用麸炒过，醋煮用之也。

## ‖气味‖

辛，寒，有毒。[普曰] 神农：辛。岐伯：咸。扁鹊：甘，有大毒。马刀为之使，畏巴豆、丹参、空青，恶肤青、甘草、豆花。[时珍曰] 斑猫、芫青、亭长、地胆之毒，靛汁、黄连、黑豆、葱、茶，皆能解之。

## ‖主治‖

寒热，鬼疰蛊毒，鼠瘘，疮疽，蚀死肌，破石癃。本经。血积，伤人肌。治疥癣，堕胎。别录。治瘰疬，通利水道。甄权。疗淋疾，傅恶疮瘘烂。日华。治疝瘕，解疔毒、猘犬毒、沙虱毒、蛊毒、轻粉毒。时珍。

## ‖发明‖

[宗奭曰] 妊娠人不可服之，为溃人肉。治淋方多用，极苦人，须斟酌之。[时珍曰] 斑蝥，人获得之，尾后恶气射出，臭不可闻。故其入药亦专主走下窍，直至精溺之处，蚀下败物，痛不可当。葛氏云：凡用斑蝥，取其利小便，引药行气，以毒攻毒是矣。杨登甫云：瘰疬之毒，莫不有根，大抵以斑蝥、地胆为主。制度如法，能使其根从小便中出，或如粉片，或如血块，或如烂肉，皆其验也。但毒之行，小便必涩痛不可当，以木通、滑石、灯心辈导之。又葛洪肘后方云：席辩刺史传云：凡中蛊毒，用斑蝥虫四枚，去翅足，炙熟，桃皮五月初五日采取，去黑皮阴干，大戟去骨，各为末。如斑蝥一分，二味各用二分，合和枣核大，以米清服之，必吐出蛊。一服不瘥，十日更服。此蛊洪州最多，有老妪解疗之，一人获缣二十匹，秘方不传。后有子孙犯法，黄华公若于则时为都督，因而得之也。

## ‖附方‖

旧六，新九。**内消瘰疬**不拘大人小儿。经验方用斑蝥一两，去翅、足，以粟一升同炒，米焦去米不用，入薄荷四两为末，乌鸡子清丸如绿豆大。空心腊茶下三丸，加至五丸，却每日减一丸，减至一丸后，每日五丸，以消为度。广利：治瘰疬经久不瘥。用斑蝥一枚，去翅足，微炙，以浆水一盏，空腹吞之。用蜜水亦可。重者，不过七枚瘥也。**瘘疮有虫**八月中多取斑蝥，以苦酒浸半日，晒干。每用五个，铜器炒熟为末，巴豆一粒，黄犬背上毛二七根炒研，朱砂五分，同和苦酒顿服，其虫当尽出也。**痈疽拔脓**痈疽不破，或破而肿硬无脓。斑蝥为末，以蒜捣膏，和水一豆许，贴之。少顷脓出，即去药。直指。**疔肿拔根**斑蝥一枚捻破，以针划疮上，作米字形样，封之，即出根也。外台。**血疝便毒**不拘已成、未成，随即消散。斑蝥三个，去翅足炒，滑石三钱，同研，分作三服。空心白汤下，日一服，毒从小便出。如痛，以车前、木通、泽泻、猪苓煎饮，名破毒饮，甚效。东垣方。**积年癣疮**外台用斑蝥半两，微炒为末，蜜调傅之。永类用斑蝥七个，醋浸，露一夜，搽之。**面上瘢瘤**大风，面上有紫瘢瘤未消。用干斑蝥末，以生油调傅。约半日，瘢瘤胀起。以软帛拭去药，以棘针挑破，近下，令水出干。不得剥其疮皮，及不可以药近口、眼。若是尖瘢瘤子，即勿用此，别用胆矾末合药以治之。圣济总录。**疣痣黑子**斑蝥三个，人言少许，以糯米五钱炒黄，去米，入蒜一个，捣烂点之。**风狗咬伤**卫生易简方云：此乃九死一生之病。急用斑蝥七枚，以糯米炒黄，去米为末，酒一盏，煎半盏，空心温服，取下小肉狗三四十枚为尽。如数少，数日再服。七次无狗形，永不用发也，累试累验。医方大成用大斑蝥三七枚，去头翅足，用糯米一勺，略炒过，去斑蝥。别以七枚如前炒，色变，复去之。别以七枚如前，至青烟为度，去蝥，只以米为粉。用冷水入清油少许，空心调服。须臾再进一服，以小便利下毒物为度。如不利，再进。利后肚疼，急用冷水调青靛服之，以解其毒，否则有伤。黄连水亦可解之。但不宜服一切热物也。**中沙虱毒**斑蝥二枚：一枚末服；一枚烧至烟尽，研末，傅疮中，立瘥。肘后。**塞耳治聋**斑蝥炒二枚，生巴豆去皮心二枚，杵丸枣核大，绵裹塞之。圣惠方。**妊娠胎死**斑蝥一枚，烧研水服，即下。广利方。

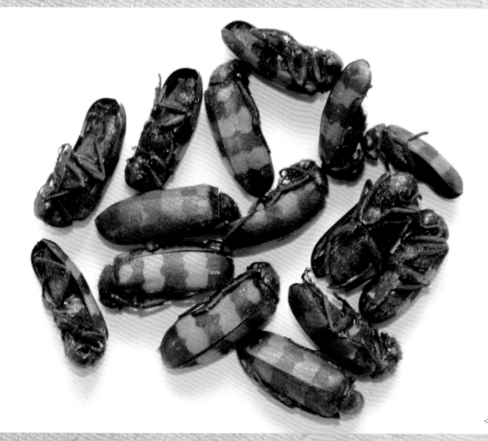

◁斑蝥饮片

据《纲目彩图》《纲目图鉴》《动物药志》等综合分析考证，本品为芜青科昆虫绿芜青 *Lytta caragana* Pallas 的干燥成虫。广泛分布于全国各地。

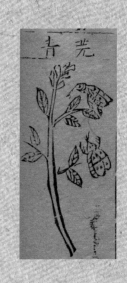

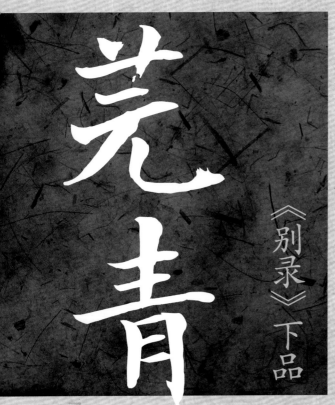

芜青

《别录》下品

∥ 释名 ∥

青娘子。[时珍曰] 居芜花上而色青，故名芜青。世俗讳之，呼为青娘子，以配红娘子也。

∥ 集解 ∥

[别录曰] 三月取，暴干。[弘景曰] 二月、三月在芜花上，花时取之，青黑色。[恭曰] 出宁州。[颂曰] 处处有之。形似斑蝥，但色纯青绿，背上一道黄文，尖喙。三四月芜花发时乃生，多就芜花上采之，暴干。[时珍曰] 但连芜花茎叶采置地上，一夕尽自出也。余见斑蝥。

## ‖ 修治 ‖

见斑蝥。

## ‖ 气味 ‖

辛，微温，有毒。[时珍曰] 芫青之功同斑蝥，而毒尤猛，盖芫花有毒故也。畏、恶同斑蝥。

## ‖ 主治 ‖

蛊毒、风疰、鬼疰，堕胎。别录。治鼠瘘。弘景。主疝气，利小水，消瘰疬，下痰结，治耳聋目翳，猘犬伤毒。余功同斑蝥。时珍。

## ‖ 附方 ‖

新三。**偏坠疼痛**青娘子、红娘子各十枚，白面拌炒黄色，去前二物，熟汤调服，立效也。谈野翁方。**目中顽翳**发背膏：用青娘子、红娘子、斑蝥各二个，去头足，面炒黄色，蓬砂一钱，蕤仁去油五个，为末。每点少许，日五六次，仍同春雪膏点之。膏见黄连下。普济方。**塞耳治聋**芫青、巴豆仁、蓖麻仁各一枚，研，丸枣核大，绵包塞之。圣惠方。

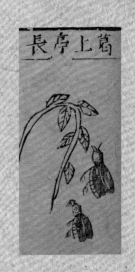
## ‖ 基原 ‖

据《纲目彩图》《纲目图鉴》《动物药志》等综合分析考证，本品为芫菁科昆虫锯角豆芫菁 *Epicauta gorhami* Marseul 的全虫。产于全国大部分地区。《动物药志》还收载有同属动物红头豆芫菁 *E. ruficeps* Illiger、毛角豆芫菁 *E. hirticornis* Haag- Rutenberg、长毛芫菁 *E. apicipennis* Tan 等。

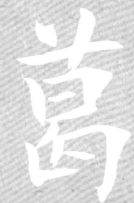

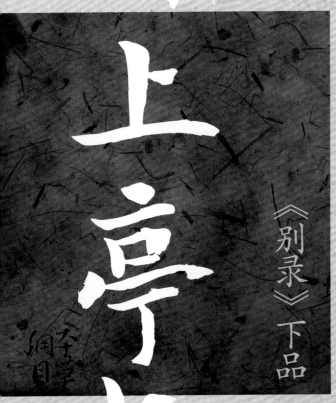

葛上亭长

《别录》下品

李时珍

纲目草

全本图典
[第十七册]

2
2
8

## ‖ 释名 ‖

[弘景曰] 此虫黑身赤头，如亭长之着玄衣赤帻，故名也。

## ‖ 集解 ‖

[别录曰] 七月取，暴干。[弘景曰] 葛花开时取之。身黑头赤，腹中有卵，白如米粒。[恭曰] 出雍州。[保升曰] 处处有之。五六月葛叶上采之。形似芫青而苍黑色。[敩曰] 亭长形黑黄，在葛上食蔓胶汁。又有赤头，身黑色，额上有大红一点，各有用处。[时珍曰] 陶言黑色赤头，故名亭长；而雷氏别出赤头，不言出处，似谬。

## ‖修治‖

同斑蝥。

## ‖气味‖

辛，微温，有毒。恶、畏同斑蝥。

## ‖主治‖

蛊毒鬼疰，破淋结积聚，堕胎。别录。通血闭癥块鬼胎。余功同斑蝥。时珍。

## ‖发明‖

[颂曰] 深师疗淋用亭长之说最详。云：取葛上亭长折断腹，腹中有白子，如小米，三二分，安白板上，阴二三日收之。若有人患十年淋，服三枚；八九年以还，服二枚。服时以水如枣许着小杯中，爪甲研之，当扁扁见于水中。仰面吞之，勿令近牙齿间。药虽微小，下喉自觉至下焦淋所。有顷，药大作。烦急不可堪者，饮干麦饭汁，则药势止也。若无干麦饭，但水亦可耳。老、小服三分之一，当下淋疾如脓血连连尔。石去者，或如指头，或青或黄，不拘男女皆愈。若药不快，淋不下，以意节度，更增服之。此虫五六月为亭长，头赤身黑，七月为斑蝥，九月为地胆，随时变耳。

## ‖附方‖

新二。**经脉不通** 妇人经脉不通，癥块胀满，腹有鬼胎。用葛上亭长五枚，以糙米和炒，去翅足，研末。分三服，空心甘草汤下。须臾觉脐腹急痛，以黑豆煎汤服之，当通。圣惠方。**肺风白癜** 方见蝮蛇。

据《纲目图鉴》《纲目彩图》等综合分析考证，本品为
芫青科昆虫地胆 *Meloe coarctatus* Motschulsky。分布于东北、
华北及陕西、四川等地。《中华本草》《汇编》《纲目彩图》
认为还包括同属动物长地胆 *M. violcews* Linnaeus，分布于我
国东北。

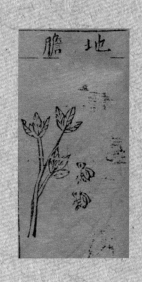

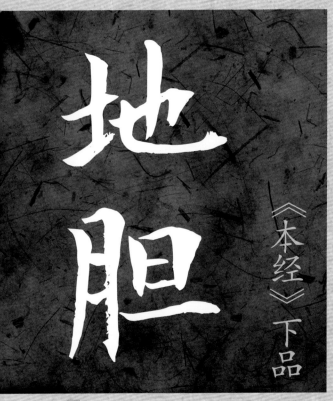

地胆
《本经》下品

本草纲目 全本图典
[第十七册]

230

‖ 释名 ‖

**蚖青**本经**青蟊**携。[弘景曰] 地胆是芫青所
化，故亦名蚖青。用蚖字者，亦承误
尔。[时珍曰] 地胆者，居地中，其色如胆
也。按太平御览引尔雅云：地胆、地
要，青蟊也。又引吴普本草云：地胆一
名杜龙，一名青虹。陶弘景以蟊字为蛙
字，音乌娲切者，误矣。宋本因之，今
俱厘政也。

‖ 集解 ‖

[经曰] 生汶山山谷。八月取之。[弘景曰]
真地胆出梁州，状如大马蚁，有翼；伪
者是斑蝥所化，状如大豆。大抵疗体略
同，亦难得真耳。[恭曰] 形如大马蚁者，
今出邠州，三月至十月，草莱上采之，
非地中也。状如大豆者，未见之，陶亦

浪证尔。[保升曰]二月、三月、八月、九月，草莱上取之，形倍黑色，芫青所化也。[时珍曰]今处处有之，在地中或墙石内，盖芫青、亭长之类，冬月入蛰者，状如斑蝥。苏恭未见，反非陶说，非也。本经别名芫青，尤为可证。既曰地胆，不应复在草莱上矣。盖芫青，青绿色；斑蝥，黄斑色；亭长，黑身赤头；地胆，黑头赤尾。色虽不同，功亦相近。

## ‖修治‖
同斑蝥。

## ‖气味‖
辛，寒，有毒。

## ‖主治‖
鬼疰寒热，鼠瘘恶疮死肌，破癥瘕，堕胎。本经。蚀疮中恶肉，鼻中息肉，散结气石淋。去子，服一刀圭即下。别录。宣拔瘰疬，从小便中出，上亦吐出。又治鼻衄。药性。治疝积疼痛。余功同斑蝥。时珍。

## ‖发明‖
[颂曰]今医家多用斑蝥、芫青，而稀用亭长、地胆，盖功亦相类耳。[时珍曰]按杨氏直指方云：有癌疮颗颗累垂，裂如瞽眼，其中带青，由是簇头各露一舌，毒深穿孔，男则多发于腹，女则多发于乳，或项或肩，令人昏迷。急宜用地胆为君，佐以白牵牛、滑石、木通，利小便以宣其毒。更服童尿灌涤余邪，乃可得安也。

## ‖附方‖
新二。**小肠气痛**地胆去翅足头微炒、朱砂各半两，滑石一两，为末。每苦杖酒食前调服二钱，即愈。宣明。**鼻中息肉**地胆生研汁，灌之。干者酒煮取汁。又方：细辛、白芷等分为末，以生地胆汁和成膏。每用少许点之，取消为度。并圣惠。

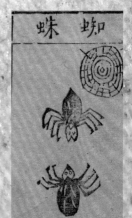

蛛蜘

‖ 基原 ‖

据《纲目图鉴》《纲目彩图》《中华本草》等综合分析考证，本品为圆网蛛科动物大腹圆网蛛 *Aranea ventricosa* (L. Koch) 的成虫。分布于全国各地。《动物药志》收载有同属动物角园蛛 *A. corruta* Clerck 或蜘蛛 *A. angulata*（在部分地区作蜘蛛药用）。

# 蜘蛛

《别录》下品

▷蜘蛛的原动物

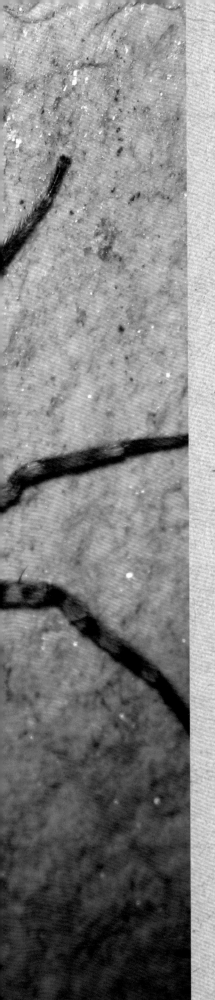

‖ **释名** ‖

**次蠹**秩。尔雅。**蝃蝓**属俞。方言。**蛛蝥**亦作蝃蝥，音拙谋。[时珍曰] 按王安石字说云：设一面之网，物触而后诛之。知乎诛义者，故曰蜘蛛。尔雅作鼅鼄，从黾，黾者大腹也。扬雄方言云：自关而东呼为蝃蝓，侏儒语转也。北燕朝鲜之间，谓之蟱蛛。齐人又呼为社公。蛛蝥见下。

‖ **集解** ‖

[弘景曰] 蜘蛛数十种，今入药惟用悬网如鱼罾者，亦名蛛蝥。赤斑者名络新妇，亦入方术家用。其余并不入药。[颂曰] 蜘蛛处处有之，其类极多。尔雅云：次蠹、鼅鼄、蝃蝥也。土鼅鼄，草鼅鼄，蟏蛸，长踦。郭璞注云：今江东呼鼅鼄为蝃蝥。长脚者为蟢子。则陶云蛛蝥者，即蝃蝥也。[藏器曰] 蛛蝥在孔穴中及草木上，陶言即蜘蛛，非矣。[敩曰] 凡五色者，及大身有刺毛生者，并薄小者，并不入药。惟身小尻大，腹内有苍黄脓者为真。取屋西结网者，去头足，研膏用。[宗奭曰] 蜘蛛品多，皆有毒。今人多用人家檐角、篱头、陋巷之间，空中作圆网，大腹深灰色者耳。遗尿着人，令人生疮。[恭曰] 剑南、山东，为此虫所啮，疮中出丝，屡有死者。[时珍曰] 蜘蛛布网，其丝右绕。其类甚多，大小颜色不一，尔雅但分蜘蛛、草、土及蟏蛸四种而已。蜘蛛啮人甚毒，往往见于典籍。按刘禹锡传信方云：判官张延赏，为斑蜘蛛咬颈上，一宿有二赤脉绕项下至心前，头面肿如数斗，几至不救。一人以大蓝汁入麝香、雄黄，取一蛛投入，随化为水。遂以点咬处，两日悉愈。又云：贞元十年，崔从质员外言：有人被蜘蛛咬，腹大如孕妇。有僧教饮羊乳，数日而平。又李绛兵部手集云：蜘蛛咬人遍身成疮者，饮好酒至醉，则虫于肉中似小米自出也。刘郁西使记云：赤木儿城有虫如蛛，毒中人则烦渴，饮水立死，惟饮葡萄酒至醉吐则解。此与李绛所言蜘蛛毒人，饮酒至醉则愈之意同，盖亦蜘蛛也。郑晓吾学编云：西域赛蓝地方，夏秋间草生小

黑蜘蛛，甚毒，啮人痛声彻地。土人诵咒以薄荷枝拂之，或以羊肝遍擦其体，经一日夜痛方止，愈后皮脱如蜕。牛马被伤辄死也。元稹长庆集云：巴中蜘蛛大而毒，甚者身边数寸，蹄长数倍其身，竹木被网皆死。中人，疮痏痛痒倍常，惟以苦酒调雄黄涂之，仍用鼠负虫食其丝尽则愈。不急救之，毒及心能死人也。段成式酉阳杂俎云：深山蜘蛛，有大如车轮者，能食人物。若此数说，皆不可不知。淮南·万毕术言：赤斑蜘蛛食猪肪百日，杀以涂布，雨不能濡；杀以涂足，可履水上。抱朴子言：蜘蛛、水马，合冯夷水仙丸服，可居水中。皆方士幻诞之谈，不足信也。

## ‖气味‖

微寒，有小毒。[大明曰] 无毒。畏蔓青、雄黄。[时珍曰] 蛛入饮食，不可食。

## ‖主治‖

大人、小儿癫，及小儿大腹丁奚，三年不能行者。别录。蜈蚣、蜂、虿螫人，取置咬处，吸其毒。弘景。主疮毒温疟，止呕逆霍乱。苏恭。取汁，涂蛇伤。烧啖，治小儿腹疳。苏颂。主口㖞、脱肛、疮肿、胡臭、齿䘌。时珍。斑者，治疟疾疔肿。日华。

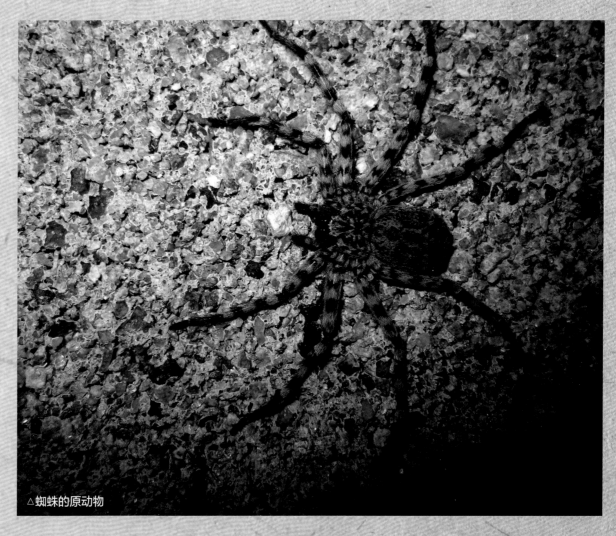

△蜘蛛的原动物

## ‖发明‖

[颂曰] 别录言蜘蛛治瘰。张仲景治阴狐疝气，偏有大小，时时上下者，蜘蛛散主之。蜘蛛十四枚，炒焦，桂半两，为散。每服八分，日再。或以蜜丸亦通。[恭曰] 蜘蛛能制蛇，故治蛇毒，而本条无此。[时珍曰] 鹤林玉露载：蜘蛛能制蜈蚣，以溺射之，节节断烂。则陶氏言蜘蛛治蜈蚣伤，亦相伏尔。沈括笔谈载：蛛为蜂螫，能啮芋梗，磨创而愈。今蛛又能治蜂、蝎螫，何哉？又刘义庆幽明录云：张甲与司徒蔡谟有亲。谟昼寝梦甲曰：忽暴病，心腹痛，胀满不得吐下，名干霍乱，惟用蜘蛛生断脚吞之则愈。但人不知，甲某时死矣。谟觉，使人验之，甲果死矣。后用此治干霍乱辄验也。按此说虽怪，正合唐注治呕逆霍乱之文，当亦不谬。盖蜘蛛服之，能令人利也。

## ‖附方‖

旧七，新十四。**中风口㖞** 向火取蜘蛛摩偏急颊车上，候正即止。千金方。**小儿口噤** 直指立圣散：用干蜘蛛一枚，去足，竹沥浸一宿，炙焦，蝎梢七个，腻粉少许，为末。每用一字，乳汁调，时时灌入口中。圣惠治小儿十日内，口噤不能吮乳。蜘蛛一枚，去足，炙焦研末，入猪乳

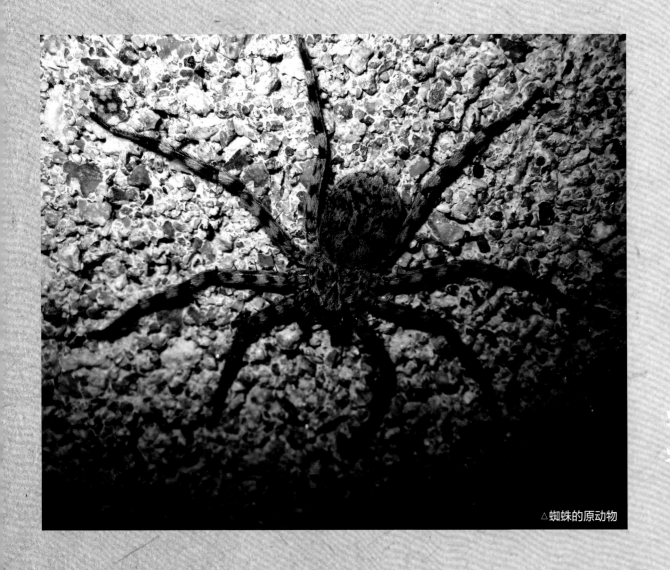

△蜘蛛的原动物

一合，和匀。分作三服，徐徐灌之，神效无比。**止截疟疾**葛洪方用蜘蛛一枚，同饭捣丸，吞之。杨氏家藏用蜘蛛一枚，着芦管中，密塞，绾项上。勿令患人知之。海上用蜘蛛三五枚，绵包，系寸口上。宣明方用大蜘蛛三枚，信砒一钱，雄黑豆四十九粒，为末，滴水为丸豌豆大。先夜以一丸献于北斗下，次早纸裹插耳内，立见神圣。一丸可医二人。**泄痢脱肛**已久者，黑圣散主之。大蜘蛛一个，瓠叶两重包扎定，合子内烧存性，入黄丹少许，为末。先以白矾、葱、椒煎汤洗，拭干，以前药末置软帛上，托入收之，甚是有效也。乘闲方。**走马牙疳**出血作臭。用蜘蛛一枚，铜绿半钱，麝香少许，杵匀擦之。无蛛用壳。直指。**齿䘌断烂**用大蜘蛛一个，以湿纸重裹，荷叶包之，灰火煨焦为末，入麝香少许，研傅。永类钤方。**聤耳出脓**蜘蛛一个，胭脂坯子半钱，麝香一字，为末。用鹅翎吹之。**吹奶疼痛**蜘蛛一枚，面裹烧存性，为末。酒服即止，神效。**颏卜结核**大蜘蛛不计多少，好酒浸过，同研烂，澄去滓。临卧时服之，最效。医林集要。**瘰疬结核**无问有头、无头。用大蜘蛛五枚，日干，去足细研，酥调涂之，日再上。圣惠方。**鼠瘘肿核**已破出脓水者。蜘蛛二七枚，烧研傅之。千金。**便毒初起**大黑蜘蛛一枚研烂，热酒一碗搅服，随左右侧卧取利。不退再服，必效。寿域。**疔肿拔根**取户边蜘蛛杵烂，醋和。先挑四畔血出，根稍露，傅之，干即易。一日夜根拔出，大有神效。千金。**腋下胡臭**大蜘蛛一枚，以黄泥入少赤石脂末，及盐少许，和匀裹蛛，煅之为末，入轻粉一字，醋调成膏。临卧傅腋下，明早登厕，必泄下黑汁也。三因方。**蜂蝎螫伤**蜘蛛研汁涂之，并以生者安咬处，吸其毒。广利方。**蜈蚣咬伤**同上。**蛇虺咬伤**蜘蛛捣烂傅之，甚效。**一切恶疮**蜘蛛晒，研末，入轻粉，麻油涂之。直指方。

# 蜕壳

‖ **主治** ‖
虫牙、牙疳。时珍。

‖ **附方** ‖
旧一，新一。**虫牙有孔**蜘蛛壳一枚，绵裹塞之。备急。**牙疳出血**蜘蛛壳为末，入胭脂、麝香少许，傅之。直指方。

# 网

‖ **主治** ‖
喜忘，七月七日取置衣领中，勿令人知。别录。**以缠疣赘**，七日消落，有验。苏恭。**疗疮毒**，止金疮血出。炒黄研末，酒服，治吐血。时珍。出圣惠方。

‖ **发明** ‖
［时珍曰］按侯延赏退斋闲录云：凡人卒暴吐血者，用大蜘蛛网搓成小团，米饮吞之，一服立

止。此乃孙绍先所传方也。又酉阳杂俎云：裴旻山行，见蜘蛛结网如匹布，引弓射杀，断其丝数尺收之。部下有金疮者，剪方寸贴之，血立止也。观此，则蛛网盖止血之物也。

## ‖附方‖

新四。**积年诸疮**蜘蛛膜贴之，数易。千金方。**反花疮疾**同上。**肛门鼠痔**蜘蛛丝缠之。即落。**疣瘤初起**柳树上花蜘蛛缠之，久则自消。简便方。

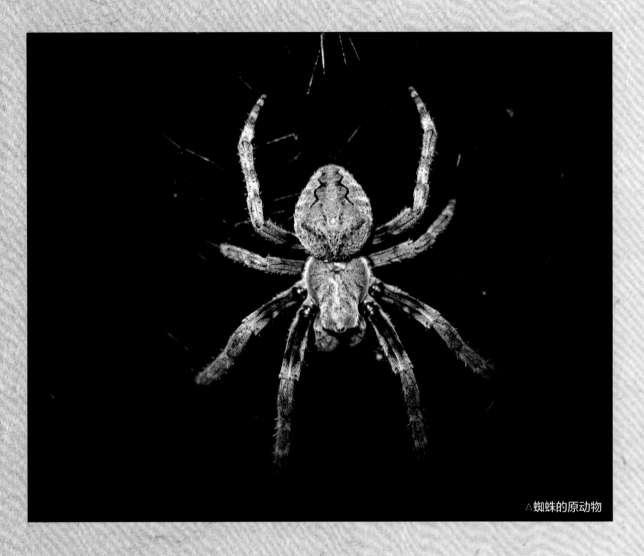

△蜘蛛的原动物

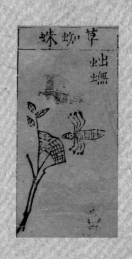

# 草蜘蛛《拾遗》

‖ **基原** ‖

据《动物药志》《纲目彩图》《中华本草》《大辞典》等综合分析考证，本品为漏斗网蛛科动物迷路漏斗网蛛 *Agelena labyrinthica* (Clerck)。分布于我国各地。

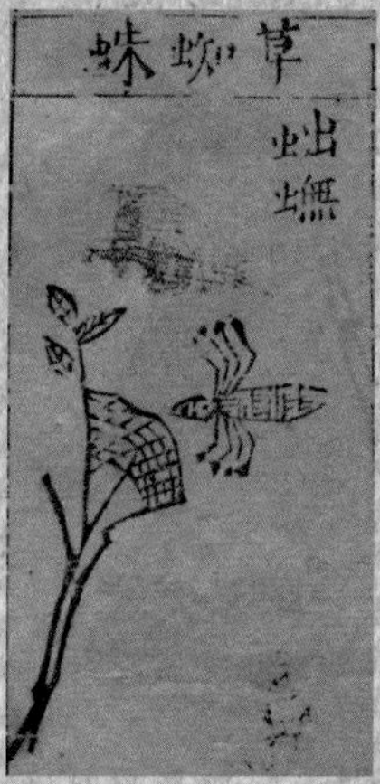


**正误：** 旧标作⿰虫出⿰虫无，今据尔雅改作草蜘蛛。见下。

‖ **集解** ‖

[藏器曰] ⿰虫出⿰虫无在孔穴中，及草木稠密处，作网如蚕丝为幕，就中开一门出入，形段微似蜘蛛而斑小。陶言⿰虫出⿰虫无即蜘蛛，误矣。[时珍曰] 尔雅鼅鼄，蝃蝥也。草鼅鼄，在草上络幕者，据此则陶氏所谓⿰虫出⿰虫无，正与尔雅相合，而陈氏所谓⿰虫出⿰虫无，即尔雅之草蜘蛛也，今改正之。然草上亦有数种，入药亦取其大者尔。有甚毒者，不可不知。李氏三元书云：草上花蜘蛛丝最毒，能缠断牛尾。有人遗尿，丝缠其阴至断烂也。又沈存中笔谈言草蜘蛛咬人，为天蛇毒，则误矣。详见鳞部天蛇下。

‖ **气味** ‖

缺。

‖ **主治** ‖

**出疔肿根，捣膏涂之。** 藏器。

## 丝

‖ **主治** ‖

**去瘤赘疣子，禳疟疾。** 时珍。

‖ **附方** ‖

新二。**瘤疣** 用稻上花蜘蛛十余，安桃枝上，待丝垂下，取东边者捻为线系之。七日一换，自消落也。总微论。**截疟** 五月五日取花蜘蛛晒干，绛囊盛之。临期男左女右系臂上，勿令知之。普济方。

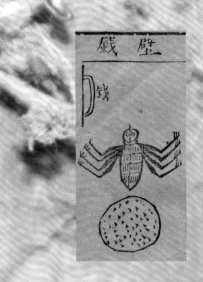

‖ **基原** ‖

据《纲目彩图》《中华本草》《动物药志》《大辞典》等综合分析考证，本品为壁钱科动物北国壁钱 *Uroctea lesserti* Schenkel 或华南壁钱 *U. compactilis* (L. Koch)。前者分布于华北、东北等地；后者分布于浙江、江苏、江西、四川、广东等地。

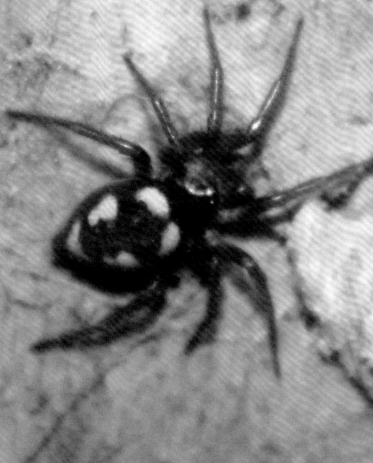

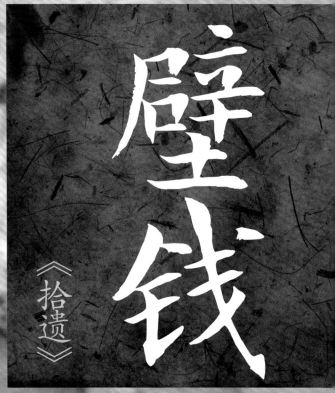

壁钱

《拾遗》

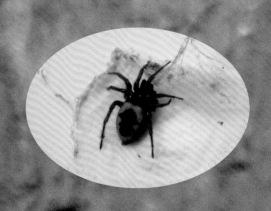

▷华南壁钱（*Uroctea compactilis*）

## ‖释名‖

壁镜。[时珍曰]皆以窠形命名也。

## ‖集解‖

[藏器曰]壁钱虫似蜘蛛,作白幕如钱,贴墙壁间,北人呼为壁茧。[时珍曰]大如蜘蛛,而形扁斑色,八足而长,亦时蜕壳,其膜色光白如茧。或云其虫有毒,咬人至死。惟以桑柴灰煎取汁,调白矾末傅之。妙。

## ‖气味‖

无毒。

## ‖主治‖

鼻衄,及金疮出血不止,捺取虫汁,注鼻中及点疮上。亦疗五野鸡病下血。藏器。治大人、小儿急疳,牙蚀腐臭,以壁虫同人中白等分,烧研贴之。又主喉痹。时珍。出圣惠等方。

## ‖附方‖

新一。**喉痹乳蛾已死者复活**。用墙上壁钱七个,内要活蛛二枚,捻作一处,以白矾七分一块化开,以壁钱惹矾烧存性,出火毒为末。竹管吹入,立时就好。忌热肉、硬物。

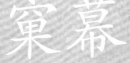

窠幕

## ‖主治‖

小儿呕逆,取二七枚煮汁饮之。藏器。产后咳逆,三五日不止欲死者,取三五个煎汁呷之。良。又止金疮、诸疮出血不止,及治疮口不敛,取茧频贴之。止虫牙痛。时珍。

## ‖附方‖

新一。**虫牙疼痛**普济以壁上白蟢窠四五个,剥去黑者,以铁刀烧出汗,将窠惹汗丸之。纳入牙中甚效。又以乳香入窠内烧存性,纳之亦效。一方:用墙上白蛛窠,包胡椒末塞耳,左痛塞右,右痛塞左,手掩住,侧卧,待额上有微汗,即愈。

## ‖ 基原 ‖

据《中华本草》《纲目图鉴》《大辞典》等综合分析考证，本品为蝼蟷科动物蝼蟷 *Latouchia pavlovi* Schenkel。分布于湖北、湖南、四川、西藏等地。《中华本草》还收载有同属动物戴氏拉土蛛 *L. davidi* (Simon)，分布于西藏。

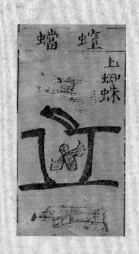

## ‖ 释名 ‖

**蚨蝎** 尔雅 **颠当虫** 拾遗 **蚨母** 纲目 **土蜘蛛**。[藏器曰] 蝼蟷，音室当。尔雅作蚨蝎，音迭汤，今转为颠当虫，河北人呼为蚨蛓，音姪唐。鬼谷子谓之蚨母。

## ‖ 集解 ‖

[藏器曰] 蝼蟷是处有之。形似蜘蛛，穴土为窠，穴上有盖覆穴口。[时珍曰] 蚨蝎，即尔雅土蜘蛛也，土中布网。按段成式西阳杂俎云：斋前雨后多颠当窠，深如蚓穴，网丝其中，土盖与地平，大如榆荚。常仰捍其盖，伺蝇、蠮过，辄翻盖捕之。才入复闭，与地一色，无隙可寻，而蜂复食之。秦中儿谣云：颠当颠当牢守门，蠮蠮寇汝无处奔。

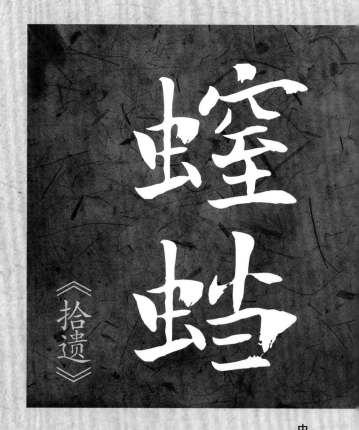

## ‖ 气味 ‖

有毒。

## ‖ 主治 ‖

一切疗肿、附骨疽蚀等疮，宿肉赘瘤，烧为末，和腊月猪脂傅之。亦可同诸药傅疗肿，出根为上。藏器。

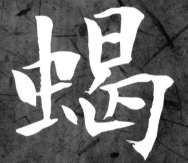

## ‖ 基原 ‖

据《纲目彩图》《中华本草》《中药志》等综合分析考证，本品为钳蝎科动物东亚钳蝎 *Buthus martensii* Karsch。主要分布于河南、河北、山东、辽宁等地，野生或饲养；产于河南禹县、许昌、南阳、新乡、辉县、信阳等地者称"南全蝎"，产于山东益都、沂源、沂水等地者称"东全蝎"。《药典》收载全蝎药材为钳蝎科动物东亚钳蝎的干燥体；春末至秋初捕捉，除去泥沙，置沸水或沸盐水中，煮至全身僵硬，捞出，置通风处，阴干。

# 蝎

《开宝》

▷东亚钳蝎（*Buthus martensii*）

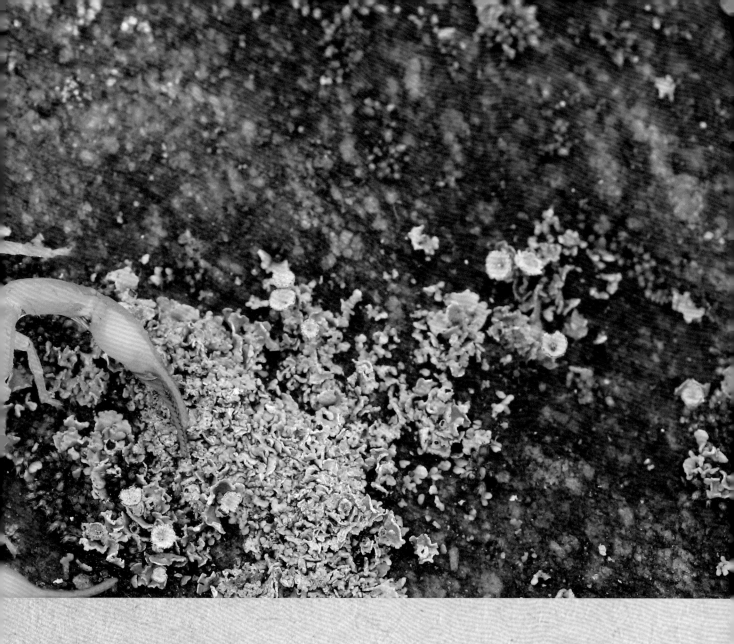

## ‖释名‖

蝍蛆音伊祁。**主簿虫**开宝**杜白**广雅**虿尾虫**。[志曰] 段成式酉阳杂俎云：江南旧无蝎。开元初有主簿，以竹筒盛过江，至今往往有之，故俗称为主簿虫。[时珍曰] 按唐史云：剑南本无蝎，有主簿将至，遂呼为主簿虫。又张揖广雅云：杜白，蝎也。陆玑诗疏云：虿一名杜白，幽州之蝎。观此，则主簿乃杜白之讹，而后人遂傅会其说。许慎云：蝎，虿尾虫也。长尾为虿，短尾为蝎。葛洪云：蝎前为螫，后为虿。古语云：蜂、虿垂芒，其毒在尾，今入药有全用者，谓之全蝎；用尾者，谓之蝎梢，其力尤紧。

## ‖集解‖

[志曰] 蝎出青州。形紧小者良。段成式云：鼠负虫巨者，多化为蝎。蝎子多负于背，子色白，才如稻粒。陈州古仓有蝎，形如钱，螫人必死。蜗能食之，先以迹规

之，不复去也。[宗奭曰] 今青州山中石下捕得，慢火逼之。或烈日中晒，至蝎渴时，食以青泥；既饱，以火逼杀之，故其色多赤。欲其体重而售之也。用者当去其土。[颂曰] 今汴洛、河陕州郡皆有之。采无时，以火逼干死收之。陶隐居集验方言：蝎有雄雌，雄者螫人，痛止在一处，用井泥傅之；雌者痛牵诸处，用瓦沟下泥傅之。皆可画地作十字取土，水服方寸匕，或在手足以冷水渍之，微暖即易。在身，以水浸布搨之，皆验。又有咒禁法，亦验。[时珍曰] 蝎形如水黾，八足而长尾，有节色青。今捕者多以盐泥食之，入药去足焙用。古今录验云：被蝎螫者，但以木碗合之，神验不传之方也。

‖气味‖

甘、辛，平，有毒。

‖主治‖

诸风瘾疹，及中风半身不遂，口眼㖞斜，语涩，手足抽掣。开宝。小儿惊痫风搐，大人疟疾，耳聋疝气，诸风疮，女人带下阴脱。时珍。

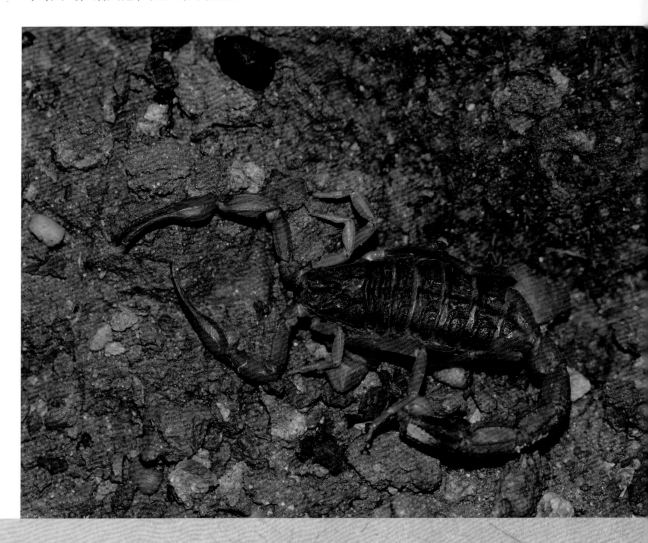

## ‖发明‖

[宗奭曰] 大人、小儿通用，惊风尤不可阙。[颂曰] 古今治中风抽掣，及小儿惊搐方多用之。箧中方治小儿风痫有方。[时珍曰] 蝎产于东方，色青属木，足厥阴经药也，故治厥阴诸病。诸风掉眩搐掣，疟疾寒热，耳聋无闻，皆属厥阴风木。故东垣李杲云：凡疝气、带下，皆属下风。蝎乃治风要药，俱宜加而用之。

## ‖附方‖

旧三，新二十。**小儿脐风**宣风散：治初生断脐后伤风湿，唇青口撮，出白沫，不乳。用全蝎二十一个，无灰酒涂炙为末，入麝香少许。每用金银煎汤，调半字服之。全幼心鉴。**小儿风痫**取蝎五枚，以一大石榴割头剜空，纳蝎于中，以头盖之。纸筋和黄泥封裹，微火炙干，渐加火煅赤。候冷去泥，取中焦黑者细研。乳汁调半钱，灌之便定。儿稍大，以防风汤调服。箧中方。**慢脾惊风**小儿久病后，或吐泻后生惊，转成慢脾。用蝎梢一两，为末，以石榴一枚剜空，用无灰酒调末，填入盖定。坐文武火上，时时搅动，熬膏，取出放冷。每服一字，金银、薄荷汤调下。本事方：治吐利后昏

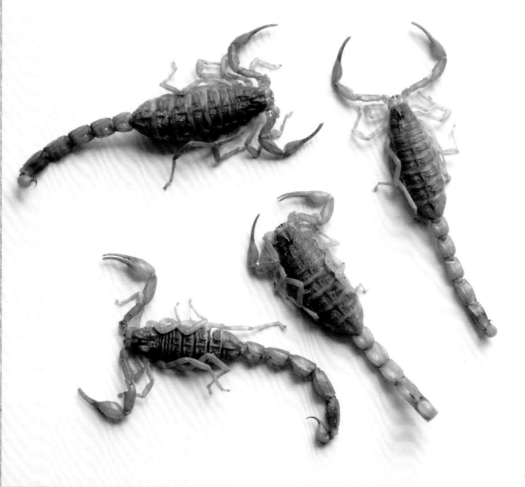

△全蝎药材

睡，生风痫，慢脾症。全蝎、白术、麻黄去节等分，为末。二岁以下一字，三岁以上半钱，薄荷汤下。**天钓惊风**翻眼向上。用干蝎全者一个，瓦炒好，朱砂三绿豆大，为末。饭丸绿豆大。外以朱砂少许，同酒化下一丸，顿愈。圣惠。**小儿胎惊**蝎一枚，薄荷叶包，炙为末，入朱砂、麝香少许。麦门冬煎汤，调下一字，效。汤氏宝书。**小儿惊风**用蝎一个，头尾全者，以薄荷四叶裹定，火上炙焦，同研为末。分四服，白汤下。经验方。**大人风涎**即上方，作一服。**风淫湿痹**手足不举，筋节挛疼，先与通关，次以全蝎七个瓦炒，入麝香一字研匀，酒三盏，空心调服。如觉已透则止，未透再服。如病未尽除，自后专以婆蒿根洗净，酒煎，日二服。直指方。**破伤中风**普济用干蝎、麝香各一分，为末。傅患处，令风速愈。圣惠用干蝎酒炒、天麻各半两，为末，以蟾酥二钱，汤化为糊和捣丸绿豆大。每服一丸至二丸，豆淋酒下，甚者加至三丸，取汗。**肾气冷痛**圣惠定痛丸：治肾脏虚，冷气攻脐腹，疼痛不可忍，及两胁疼痛。用干蝎七钱半，焙为末，以酒及童便各三升，煎如稠膏，丸梧子大。每酒下二十丸。又蚱蟖散：用蚱蟖三十枚，头足全者。掘一地坑，深、阔各五寸，用炭火五斤，烧赤，去火，淋醋一升入内。待渗干，排蚱蟖于坑底，碗盖一夜，取出。木香、萝卜子炒各一分，胡椒三十粒，槟榔、肉豆蔻一个，为末。每服一钱，热酒下。**小肠疝气**用紧小全蝎，焙为末。每发时服一钱，入麝香半字，温酒调服。少顷再进，神效。**肾虚耳聋**十年者，二服可愈。小蝎四十九个，生姜如蝎大四十九片，同炒，姜干为度，研末，温酒服之。至一二更时，再进一服，至醉不妨。次日耳中如笙簧声，即效。杜壬方。**耳暴聋闭**全蝎去毒为末，酒服一钱，以耳中闻水声即效。周密志雅堂杂钞。**脓耳疼痛**蝎梢七枚，去毒焙，入麝香半钱为末。挑少许入耳中，日夜三四次，以愈为度。杨氏家藏。**偏正头风**气上攻不可忍。用全蝎二十一个，地龙六条，土狗三个，五倍子五钱，为末。酒调，摊贴太阳穴上。德生堂经验方。**风牙疼痛**全蝎三个，蜂房二钱，炒研，擦之。直指方。**肠风下血**干蝎炒、白矾烧各二两，为末。每服半钱，米饮下。圣惠方。**子肠不收**全蝎炒，研末。口噙水，鼻中蟖之。立效。卫生宝鉴。**诸痔发痒**用全蝎不以多少，烧烟熏之，即效。秘法也。袖珍方。**诸疮毒肿**全蝎七枚，栀子七个，麻油煎黑，去滓，入黄蜡，化成膏，傅之。澹寮方。

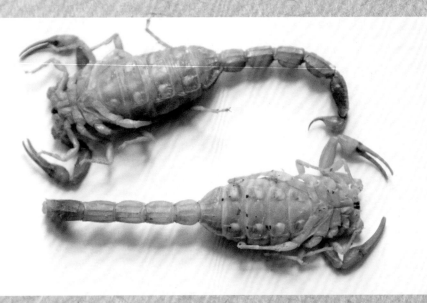

▷全蝎药材

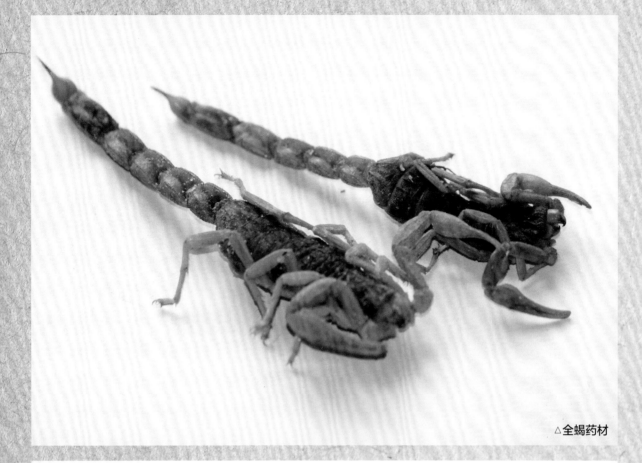

△全蝎药材

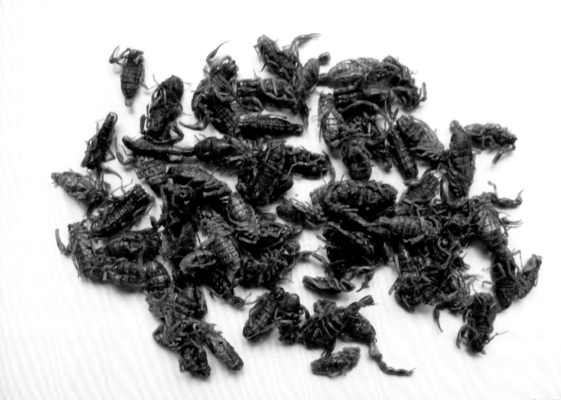

△全蝎饮片

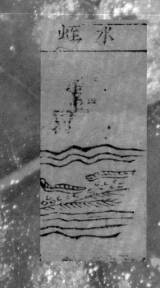

## ‖ 基原 ‖

据《纲目图鉴》《动物药志》等综合分析考证，本品为水蛭科动物，且以吸血的医蛭属（*Hirudo*）为正宗。如水蛭（日本医蛭）*Hirudo nipponica* (Whitman)，分布于全国各地。《中华本草》《中药志》认为还包括蚂蟥（宽体金线蛭）*Whitmania pigra* Whitman 等，分布于河北、山东、江苏、安徽、浙江、湖北等全国大部分地区。《动物药志》还收载有丽医蛭 *H. pulchra* Song、光润金线蛭 *W. laevis* (Baird)、柳叶蚂蟥 *W. acranulata* Whitman 等。《药典》收载水蛭药材为水蛭科动物蚂蟥、水蛭或柳叶蚂蟥的干燥全体；夏、秋二季捕捉，用沸水烫死，晒干或低温干燥。

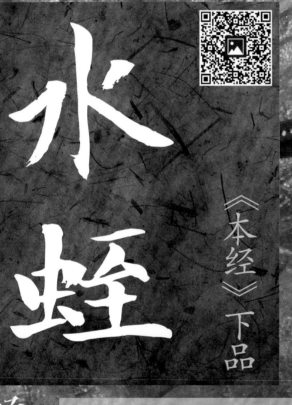

# 水蛭

《本经》下品

水蛭 *Hirudo nipponica* COI 条形码主导单倍型序列：

```
1    AACACTCTAC TTTATCCTAG GAGCTTGGTC AGCTATAGCC GGAACAAGAA TAAGTGTCAT TATCCGACTA GAGCTAGCAC
81   AACCTGGGTC CCTACTAGGG AATGACCAAA TTTACAACAC CATTGTAACA GCCCACGGAC TAATTATAAT TTTCTTTATA
161  GTTATACCAA TTCTAATTGG AGGGTTCGGA AACTGACTGA TCCCATTAAT AATTGGAGCA CCAGATATAG CCTTCCCTCG
241  ACTAAACAAC CTTAGTTTTT GACTACTTCC CCCATCTATA CTAATACTAG TATTTTCAGC ATTTGTTGAA AATGGGGTAG
321  GTACTGGGTG AACAGTATAT CCTCCACTAG CTCTAAATGT AGCTCACTCA GGCCCATCAG TTGATATAGC CATCTTCTCC
401  TTACATTTAG CAGGAGCATC ATCAATTCTA GGCTCATTAA ACTTCATTTC AACAGTAGTT AACATACGAT GAAAAGGGAT
481  AACACCAGAA CGAATCCCAT TATTCGTATG ATCAGTAGTG ATTACAACAG TACTTCTACT CTTGTCTCTT CCAGTACTAG
561  CGGCTGCTAT TACTATACTT TTAACAGATC GAAACTTAAA CACATCCTTC TTTGACCCAG CAGGCGGAGG TGATCCAATT
641  CTATTTCAAC ACCTATTC
```

▷ 蚂蟥（宽体金线蛭）（*Whitmania pigra*）

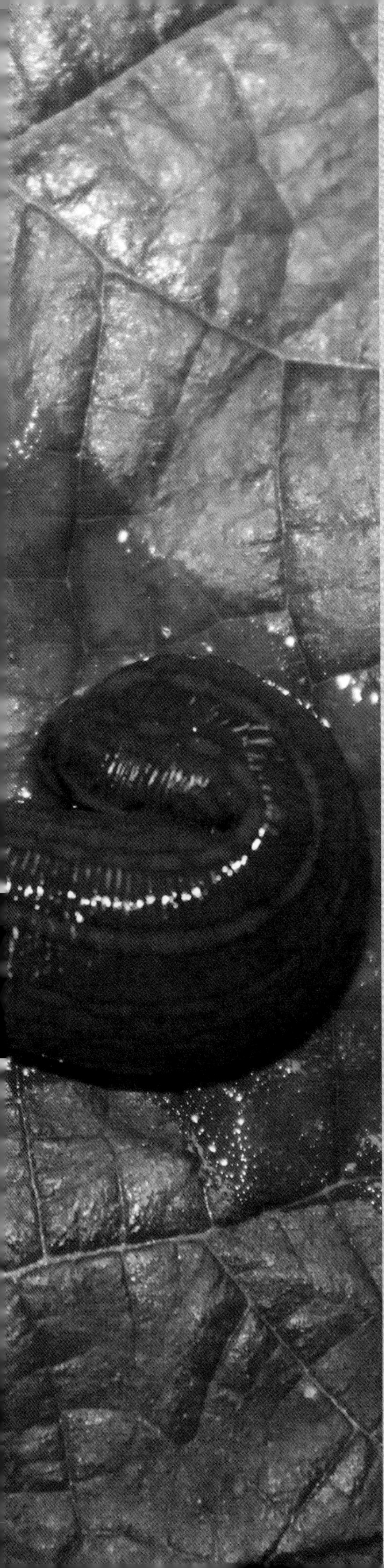

‖ **释名** ‖

**蚑**与蜞同。尔雅作虮。**至掌**别录**大者名马蜞**唐本**马蛭**唐本**马蟥**衍义**马鳖**衍义。[时珍曰] 方音讹蛭为痴，故俗有水痴、草痴之称。[宗奭曰] 汴人谓大者为马鳖，腹黄者为马蟥。

‖ **集解** ‖

[别录曰] 水蛭生雷泽池泽。五月六月采，暴干。[弘景曰] 处处河池有之。蚑有数种，以水中马蜞得啮人、腹中有血者，干之为佳。山蚑及诸小者，皆不堪用。[恭曰] 有水蛭、草蛭，大者长尺许，并能咂牛、马、人血。今俗多取水中小者，用之大效，不必食人血满腹者。其草蛭在深山草上，人行即着胫股，不觉入于肉中，产育为害，山人自有疗法。[保升曰] 惟采水中小者用之。别有石蛭生石上，泥蛭生泥中，二蛭头尖腰色赤。误食之，令人眼中如生烟，渐致枯损。[时珍曰] 李石续博物志云：南方水痴似鼻涕，闻人气闪闪而动，就人体成疮，惟以麝香、朱砂涂之即愈。此即草蛭也。

‖ **修治** ‖

[保升曰] 采得，以簺竹筒盛，待干，用米泔浸一夜，暴干，以冬猪脂煎令焦黄，然后用之。[藏器曰] 收干蛭，当展其身令长，腹中有子者去之。性最难死，虽以火炙，亦如鱼子烟熏经年，得水犹活也。[大明曰] 此物极难修治，须细剉，以微火炒，色黄乃熟。不尔，入腹生子为害。[时珍曰] 昔有途行饮水，及食水菜，误吞水蛭入腹，生子为害，啖咂脏血，肠痛黄瘦者。惟以田泥或擂黄土水饮数升，则必尽下出也。盖蛭在人腹，忽得土气而下尔。或以牛、羊热血一二升，同猪脂饮之，亦下也。

‖ **气味** ‖

**咸、苦，平，有毒。**[别录曰] 微寒。畏石灰、食盐。

## ‖主治‖

逐恶血瘀血月闭，破血癥积聚，无子，利水道。本经。堕胎。别录。治女子月闭，欲成血劳。
药性。啮赤白游疹，及痈肿毒肿。藏器。治折伤坠扑畜血有功。寇宗奭。

## ‖发明‖

[成无己曰] 咸走血，苦胜血。水蛭之咸苦，以除畜血，乃肝经血分药，故能通肝经聚血。[弘景曰] 楚王食寒菹，见蛭吞之。果能去结积，虽曰阴祐，亦是物性兼然。[藏器曰] 此物难死，故为楚王之病也。[时珍曰] 按贾谊新书云：楚惠王食寒菹得蛭，恐监食当死，遂吞之，腹有疾而不能食。令尹曰：天道无亲，惟德是辅。王有仁德，病不为伤。王果病愈。此楚王吞蛭之事也。王充论衡亦云：蛭乃食血之虫，楚王殆有积血之病，故食蛭而病愈也。与陶说相符。

## ‖附方‖

旧四，新六。**漏血不止**水蛭炒为末，酒服一钱，日二服，恶血消即愈。千金。**产后血运**血结聚于胸中，或偏于少腹，或连于胁肋。用水蛭炒，虻虫去翅足炒，没药、麝香各一钱，为末，以四物汤调下。血下痛止，仍服四物汤。保命集。**折伤疼痛**水蛭，新瓦焙为细末，酒服二钱。食

蚂蟥 *Whitmania pigra* COI 条形码主导单倍型序列：

```
1   TACTTTATAC TTTATTTTAG GAACGTGATC AGCTATGTTA GGCTCTTCTA TAAGATCAAT TATTCGAATT GAATTAGCAC
81  AGCCAGGAAG ATTCCTTGGA GACGACCAAT TGTATAATTC ACTAGTAACG GCTCATGGGT TGGTTATAAT CTTCTTTATA
161 GTTATACCAA TTCTAATTGG TGGGTTTGGT AATTGACTCC TACCATTAAT GGTAGGGGCC GTAGATATAT CGTTTCCTCG
241 TCTGAATAAC TTAAGATTTT GGTTACTACC CCCTTCAATA ATCATATTGC TTAGGTCATC CTTAATTGAG GGTGGTGTAG
321 GTGCAGGGTG AACCCTTTAT CCTCCACTAT CAGACTCCGT ATCTCATTCA GGCCCATCCG TTGACATAGC CATCTTTTCA
401 TTACATATAG CTGGTGCCTC ATCTATTTTA GGGTCATTAA ATTTTATTTC GACTATTATA AATATACGAA CTAAAGGAAT
481 AACAACTGAA CGAGTACCAT TATTTGTTTG GTCAGTTGTT ATTACTACTA TTTATTATT GTTATCATTA CCAGTTTTAG
561 CAGCAGCTAT TACAAATATTA CTTACAGATC GAAATTTAAA TACTACTTTC TTTGACCCTA TAGGAGGGGG GGATCCTATT
641 TTGTTTCAAC ATTTATTT
```

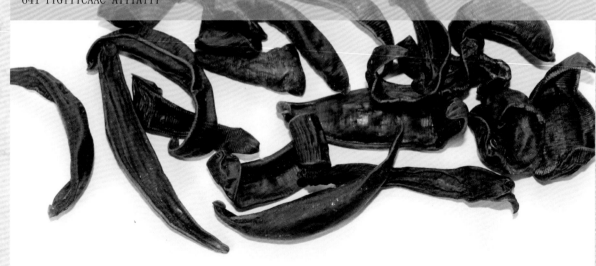

△水蛭药材

顷作痛，可更一服。痛止，便将折骨药封，以物夹定，调理。经验方。**跌扑损伤**瘀血凝滞，心腹胀痛，大小便不通欲死。用红蛭石灰炒黄半两，大黄、牵牛头末各二两，为末。每服二钱，热酒调下。当下恶血，以尽为度。名夺命散。济生。**坠跌打击**内伤神效方：水蛭、麝香各一两剉碎，烧令烟出，为末。酒服一钱，当下畜血。未止再服，其效如神。古今录验方。**杖疮肿痛**水蛭炒研，同朴消等分，研末，水调傅之。周密志雅堂抄。**赤白丹肿** [藏器曰] 以水蛭十余枚，令咂病处，取皮皱肉白为效。冬月无蛭，地中掘取，暖水养之令动。先净人皮肤，以竹筒盛蛭合之，须臾咬咂，血满自脱，更用饥者。**痛肿初起**同上方法。**纫染白须**谈野翁方：用水蛭为极细末，以龟尿调，捻须梢，自行入根也。一用白乌骨鸡一只，杀血入瓶中，纳活水蛭数十于内，待化成水，以猪胆皮包指，蘸捻须梢，自黑入根也。普济：用大水蛭七枚为末，汞一两，以银三两作小盒盛之。用蚯蚓泥固济半指厚，深埋马粪中。四十九日取出，化为黑油。以鱼脬笼脂，每蘸少许捻须上，其油自然倒行至根，变为黑色也。又黑须倒卷帘方用大马蜞二三十条，竹筒装之，夜置露处受气。饿过七日，以鸡冠血磨京墨与食，过四五次，复阴干。将猪胫骨打断，放蜞入内，仍合定，铁线缠住，盐泥涂之。干时放地上，火煅五寸香；二次，退开三寸火，又五寸香；三次，再退远火，又五寸香，取出为末。将猪胆皮包指，承末搽须梢，即倒上也。

柳叶蚂蟥 *Whitmania acranulata* COI 条形码主导单倍型序列：

```
1   TACCTTATAT TTTATTCTAG GAATCTGATC GGCTATATTG GGTTCCTCTA TAAGGTCTAT TATTCGAATT GAGCTAGCAC
81  AACCAGGCAG ATTTCTTGGG GACGACCAGC TATATAATTC ATTAGTAACT GCCCATGGGT TAGTTATAAT CTTTTTTATA
161 GTTATGCCAA TCTTAATTGG TGGGTTTGGT AATTGGTTAT TACCATTAAT AGTAGGGGCT GTTGATATAT CATTTCCTCG
241 TCTAAATAAT TTAAGATTTT GGTTATTACC CCCATCAATG ATTATATTAT TAAGGTCCTC TTTAATTGAA GGTGGGGTAG
321 GAGCAGGATG AACATTATAT CCACCATTAT CAGATTCAGT ATCTCACTCA GGTCCATCCG TTGATATAGC AATTTTCTCA
401 TTGCATATAG CTGGTGCATC TTCTATTTTA GGTTCATTAA ACTTTATTTC AACAATTATT AATATGCGAA CTAAAGGGAT
481 AACAATTGAG CGGGTTCCAC TATTTGTTTG ATCCGTTGTT ATTACGACTA TTTTATTATT ATTATCCTTA CCAGTTTTAG
561 CAGCAGCTAT TACAATATTA CTTACAGATC GAAATTTAAA TACCACTTTC TTTGATCCGA TAGGTGGTGG TGATCCAATT
641 TTATTTCAAC ACTTATTC
```

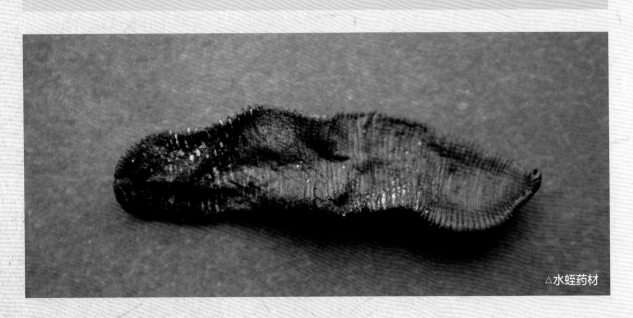

△水蛭药材

据《纲目彩图》《纲目图鉴》《中药志》《动物药志》
等综合分析考证，本品为蚁科昆虫拟黑多刺蚁 *Polyrhachchis
vicina* Roger、丝光褐林蚁 *Formica fusca* L. 等蚁种的虫体。前
者分布于广西、广东、浙江、云南等地，后者广布全国大
部分地区。《动物药志》《纲目图鉴》还收载有赤山蚁 *F.
sanguinea* Lats、黄猄蚁 *Oecophylla smaragdina* Fabr. 等。

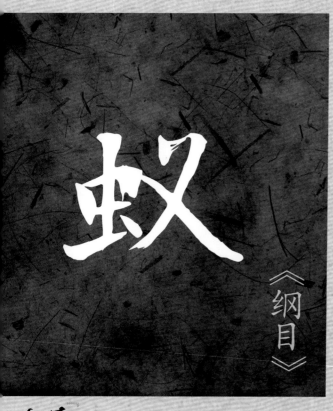

## ‖ 释名 ‖

**玄驹**亦作蚼。**蚍蜉。**[时珍曰]蚁有君臣之
义，故字从义。亦作螘。大者为蚍蜉，亦曰
马蚁。赤者名蚼，飞者名螱。扬雄方言云：
齐鲁之间谓之蚼蚁，梁益之间谓之玄蚼，幽
燕谓之蚁蛘。夏小正云：十二月，玄蚼奔，
谓蚁入蛰也。大蚁喜醋战，故有马驹之称；
而崔豹古今注遂以蚁妖附会其说，谬矣。今
不取。

## ‖ 集解 ‖

[时珍曰]蚁处处有之。有大、小、黑、白、
黄、赤数种，穴居卵生。其居有等，其行有
队。能知雨候，春出冬蛰。壅土成封，曰蚁
封、以及蚁垤、蚁蝼、蚁冢，状其如封、
垤、蝼、冢也。其卵名蚳，音迟，山人掘

之，有至斗石者。古人食之，故内则、周官馈食之豆有蚳醢也。今惟南夷食之。刘恂岭表录异云：交广溪峒间酋长，多取蚁卵，淘净为酱，云味似肉酱，非尊贵不可得也。又云：岭南多蚁，其窠如薄絮囊。连带枝叶，彼人以布袋贮之，卖与养柑子者，以辞蠹虫。五行记云：后魏时，兖州有赤蚁与黑蚁斗，长六七步，广四寸，赤蚁断头死。则离骚所谓西方"赤蚁若象，玄蜂若壶"者，非寓言也。又按陈藏器言：岭南有独脚蚁，一足连树根下，止能动摇，不能脱去。亦一异者也。

# 蚁垤土 白蚁泥 并见土部。

# 独脚蚁

‖ 主治 ‖

疗肿疽毒，捣涂之。藏器。

‖ 附录 ‖

白蚁 [时珍曰] 白蚁，即蚁之白者，一名蟓，一名飞蚁。穴地而居，蠹木而食，因湿营土，大为物害。初生为蚁蝝，至夏遗卵，生翼而飞，则变黑色，寻亦陨死。性畏烀炭、桐油、竹鸡云。蝝音铅。

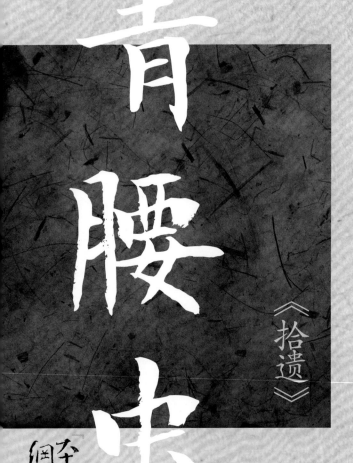

## 青腰虫 《拾遗》

本草纲目 全本图典 【第十七册】

254

‖ **基原** ‖

《纲目图鉴》认为本品为隐翅虫科昆虫黄胸青腰 *Paederus fuscipes* Lew，我国南北各地均有分布。

‖ **集解** ‖

[藏器曰] 虫大如中蚁，赤色，腰中青黑，似狗猲，一尾而尖，有短翅能飞，春夏有之也。

‖ **主治** ‖

有大毒。着人皮肉，肿起。剥人面皮，除印字至骨者亦尽。食恶疮息肉，杀癣虫。藏器。

## ‖释名‖

[时珍曰] 蛆行趑趄，故谓之蛆。或云沮洳则生，亦通。

## ‖集解‖

[时珍曰] 蛆，蝇之子也。凡物败臭则生之。古法治酱生蛆，以草乌切片投之。张子和治痈疽疮疡生蛆，以木香、槟榔散末傅之。李楼治烂痘生蛆，以嫩柳叶铺卧引出之。高武用猪肉片引出，以藜芦、贯众、白敛为末，用真香油调傅之也。

## ‖气味‖

寒，无毒。

## ‖主治‖

粪中蛆，治小儿诸疳积疳疮，热病谵妄，毒痢作吐。

泥中蛆，治目赤，洗净晒研贴之。

马肉蛆，治针、箭入肉中，及取虫牙。

蛤蟆肉蛆，治小儿诸疳。并时珍。

## ‖附方‖

新十。**一切疳疾**圣济总录：六月取粪坑中蛆淘净，入竹筒中封之，待干研末。每服一二钱，入麝香，米饮服之。又方：用蛆蜕，米泔逐日换浸五日，再以清水换浸三日，晒焙为末，入黄连末等分。每半两，入麝香五分，以猪胆汁和，丸黍米大。每服三四十丸，米饮下，神效。**小儿热疳**尿如米泔，大便不调。粪蛆烧灰，杂物与食之。**小儿瘰积**用粪中蛆洗浸，晒干为末，入甘草末少许，米糊丸梧子大。每服五七丸，米饮下，甚妙。总微论。**小儿诸疳**疳积及无辜疳，一服退热，二服烦渴止，三服泻痢住。用端午午时取蛤蟆，金眼大腹、不跳不鸣者，槌死，置尿桶中，候生蛆食尽，取蛆入新布袋，悬长流水中三日，新瓦焙干，入麝香少许，为末。每空心，以砂糖汤调服一钱。或粳米糊为丸，每米饮服二三十丸。直指。**齿鼻疳疮**粪蛆有尾者烧灰一钱，褐衣灰五分，和匀。频吹，神效无比。**热痢吐食**因服热药而致者。用粪中蛆，流水洗净，晒干为末。每服一钱，米饮下。**眼目赤瞎**青泥中蛆淘净，日干为末。令患人仰卧合目，每次用一钱散目上，须臾药行，待少时去药，赤瞎亦无。保命集。**利骨取牙**普济如神散：取牙。用肥赤马肉一斤，入硇砂二两拌和，候生蛆，取日干为末。每一两入粉霜半钱，研匀。先以针拨动牙根，四畔空虚，次以灯心蘸末少许点之，良久自落。秘韫利骨散用白马脑上肉一二斤，待生蛆，与乌骨白鸡一只食之，取粪阴干。每一钱，入硇砂一钱研匀。用少许擦疼处，片时取之即落。

‖基原‖

据《纲目图鉴》《中华本草》《动物药志》等综合分析考证，本品为蝇的幼虫，现称"五谷虫"。如丽蝇科动物大头金蝇 *Chrysomya megacephala* Fab.。参见本卷"蝇"项下。

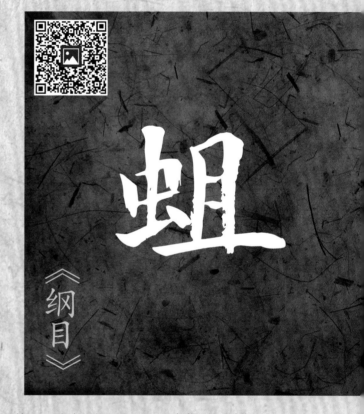

蛆

《纲目》

《纲目图鉴》认为本品为蝇总科（*Muscoidea*）之成虫。如丽蝇科昆虫大头金蝇 *Chrysomya megacephala* Fab.，分布于我国各地。另外还有舍蝇 *Musca vicina* Macquart、丝光绿蝇 *Lucilia sericata* (Meigen)、红头丽蝇 *Calliphora erythrocephala* (Meigen)、红尾粪麻蝇 *Sarcophaga haemorrhoidalis* (Fallen) 等。

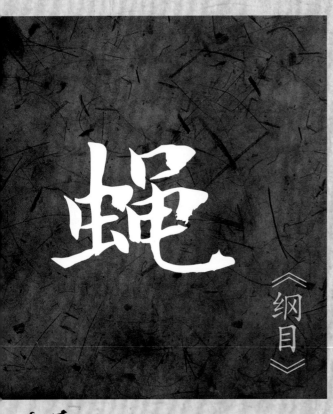

蝇《纲目》

‖ 释名 ‖

[时珍曰] 蝇飞营营，其声自呼，故名。

‖ 集解 ‖

[时珍曰] 蝇处处有之。夏出冬蛰，喜暖恶寒。苍者声雄壮，负金者声清括，青者粪能败物，巨者首如火，麻者茅根所化。蝇声在鼻，而足喜交。其蛆胎生。蛆入灰中蜕化为蝇，如蚕、蝎之化蛾也。蝇溺水死，得灰复活。故淮南子云：烂灰生蝇。古人憎之，多有辟法。一种小蟏蛛，专捕食之，谓之蝇虎者是也。

‖ 主治 ‖

拳毛倒睫，以腊月蛰蝇，干研为末，以鼻频嗅之，即愈。时珍。

‖ 发明 ‖

[时珍曰] 蝇古方未见用者，近时普济方载此法，云出海上名方也。

## ‖ 基原 ‖

《纲目图鉴》认为本品为虱蝇科昆虫狗蝇（犬虱蝇）
*Hippobosca capensis* Olfers 或虱蝇 *Hippobosca longipennis*
Fabricius。分布于华东地区等。

## ‖ 集解 ‖

[时珍曰] 狗蝇生狗身上，状如蝇，黄色能飞，坚
皮利喙，啖咂狗血，冬月则藏狗耳中。

## ‖ 气味 ‖

缺。

## ‖ 主治 ‖

痰疟不止，活取一枚，去翅足，面裹为丸，衣以
黄丹。发日早，米饮吞之，得吐即止。或以蜡丸
酒服亦可。又擂酒服，治痘疮倒靥。时珍。

## ‖ 发明 ‖

[时珍曰] 狗蝇古方未见用者，近世医方大成载治
疟方，齐东野语载托痘方，盖亦鼠负、牛虱之类
耳。周密云：同僚括苍陈坡，老儒也。言其孙三
岁时，发热七日痘出而倒靥，色黑，唇口冰冷，
危证也。遍试诸药不效，因求卜。遇一士，告以
故。士曰：恰有药可起此疾，甚奇。因为经营少
许，持归服之，移时即红润也。常恳求其方，乃
用狗蝇七枚擂细，和醅酒少许调服尔。夫痘疮固
是危事，然不可扰。大要在固脏气之外，任其自
然尔。然或有变证，则不得不资于药也。

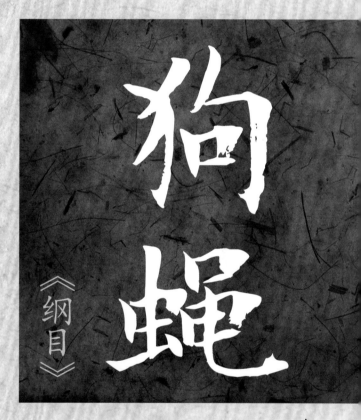

## ‖ 附录 ‖

壁虱 [时珍曰] 即臭虫也。状如酸枣仁，咂人血
食，与蚤皆为床榻之害。古人多于席下置麝香、
雄黄，或菖蒲末，或蒴藋末，或楝花末，或蓼
末；或烧木瓜烟，黄檗烟，牛角烟，马蹄烟，以
辟之也。

‖ 基原 ‖

据《纲目彩图》《纲目图鉴》等综合分析考证，本品为硬蜱科动物微小牛蜱 *Boophilus microplus* (Canestrini)。分布于辽宁、河北、山西、陕西、甘肃、山东等地。

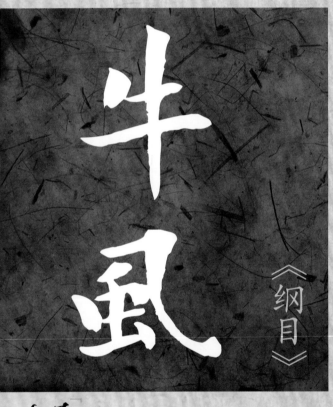

牛虱 《纲目》

‖ 释名 ‖

牛蜱音卑。[时珍曰] 蜱亦作螕。按吕忱字林云：螕，啮牛虱也。

‖ 集解 ‖

[时珍曰] 牛虱生牛身上，状如蓖麻子，有白、黑二色。啮血满腹时，自坠落也。入药用白色者。

‖ 气味 ‖

缺。

‖ 主治 ‖

预解小儿痘疹毒，焙研服之。时珍。

‖ 发明 ‖

[时珍曰] 牛虱古方未见用者，近世预解痘毒方时或用之。按高仲武痘疹管见云：世俗用牛虱治痘，考之本草不载。窃恐牛虱啖血，例比虻虫，终非痘家所宜，而毒亦未必能解也。

‖ 附方 ‖

新二。**预解痘毒**谈野翁方用白水牛虱一岁一枚，和米粉作饼，与儿空腹食之，取下恶粪，终身可免痘疮之患。一方用白牛虱四十九枚，焙，绿豆四十粒，朱砂四分九厘，研末，炼蜜丸小豆大，以绿豆汤下。

## ‖释名‖

虱。[时珍曰] 蝨，从丮从虫。丮音迅，虫音昆，蝨行迅疾而昆繁故也。俗作虱。

## ‖集解‖

[慎微曰] 按西阳杂俎云：人将死，虱离身。或云取病人虱于床前，可卜病。如虱行向病者必死也。荆州张典兵曾扣得两头虱也。[时珍曰] 人物皆有虫，但形各不同。始由气化，而后乃遗卵出虮也。草木子言其六足，行必向北。抱朴子云：头虱黑，着身变白；身虱白，着头变黑，所渐然也。又有虱癥、虱瘤诸方法，可见虱之为害非小也。千金方云：有人啮虱在腹中，生长为癥，能毙人。用败篦、败梳，各以一半烧末，一半煮汤调服，即从下部出也。徐铉稽神录云：浮梁李生背起如盂，惟痒不可忍。人皆不识。医士秦德立云：此虱瘤也。以药傅之，一夕瘤破，出虱斗余，即日体轻；但小窍不合，时时虱出无数，竟死。予记唐小说载滑台一人病此。贾魏公言：惟千年木梳烧灰，及黄龙浴水，乃能治之也。洪迈夷坚志云：临川有人颊生瘤，痒不可忍，惟以火炙。一医剖之，出虱无数，最后出二大虱，一白一黑，顿愈，亦无瘢痕。此虱瘤也。又今人阴毛中多生阴虱，痒不可当，肉中挑出，皆八足而扁，或白或红。古方不载。医以银杏擦之，或银朱熏之皆愈也。

## ‖气味‖

咸，平，微毒。畏水银、银朱、百部、菖蒲、虱建草、水中竹叶、赤龙水、大空。

## ‖主治‖

人大发头热者，令脑缝裂开，取黑虱三五百捣傅之。又治疔肿，以十枚置疮上，用荻箔绳作炷，炙虱上，即根出也。又治脚指间肉刺疮，以黑虱傅之，根亦出也。藏器。眼毛倒睫者。拔去毛，以虱血点上，数次即愈。时珍。

## ‖附方‖

新一。脚指鸡眼先挑破，取黑、白虱各一枚置于此，缚之，数用自愈也。便民图纂。

## ‖基原‖

据《纲目彩图》《纲目图鉴》等综合分析考证，本品为虱科动物人虱 *Pediculus humanus* L.。全国各地均有分布。

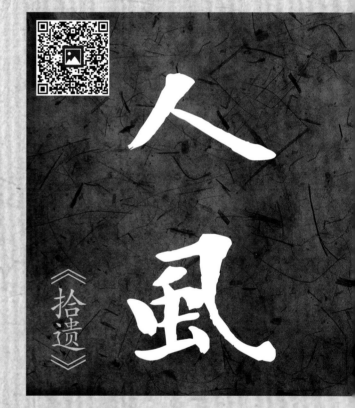

人虱

《拾遗》

本草纲目

虫部第四十一卷

虫之三化生类三十一种

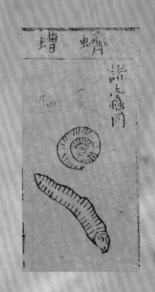

## ‖ 基原 ‖

据《动物药志》《纲目彩图》《汇编》《中华本草》等综合分析考证，本品为鳃金龟科昆虫朝鲜黑金龟子 *Holotrichia diomphalia* Bates、华北大黑鳃金龟 *H. oblita* (Faldermann) 及其近缘物种的幼虫。前者分布于全国大部分地区，后者分布于黑龙江、吉林、辽宁、内蒙古、河北及甘肃等地。《动物药志》还收载有鳃金龟科动物棕褐鳃金龟 *H. titanis* Reitter、中华褐毛金龟子 *H. sinensis* Hope，以及金龟子科动物金龟甲 *Minela lucidula* Hope、白星花金龟 *Protaetia brevitarsis* (Lewis) 等。《纲目图鉴》认为本品为金龟子科昆虫白星花金龟，分布于华东、华中、华北及东北等地。《药典》四部收载蛴螬药材为金龟子科昆虫朝鲜黑金龟子等同属近缘昆虫的干燥幼虫。

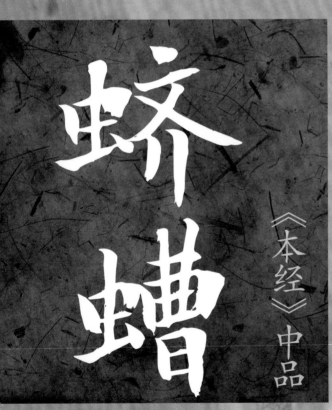

蛴螬

《本经》中品

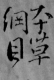

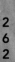

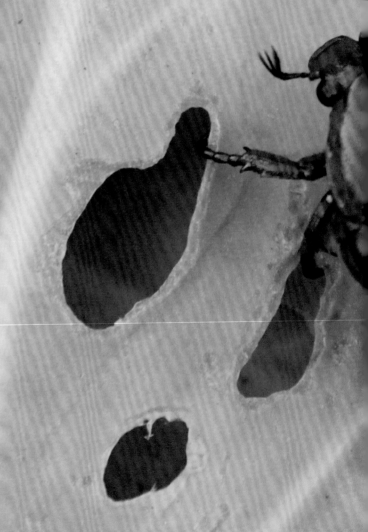

▷白星花金龟（*Protaetia brevitarsis*）

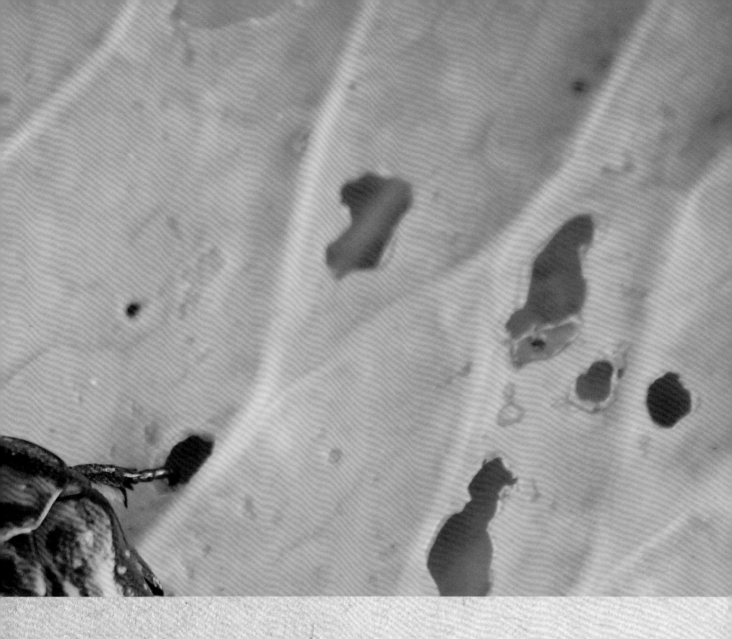

**‖释名‖**

蟦蛴音坟。本经蟹蛴音肥。别录**乳齐**弘景**地蚕**郭璞**应条**吴普。[时珍曰] 蛴螬，方言作蟦蟧，象其蠹物之声。或谓是齐人曹氏之子所化，盖谬说也。蟦、蟹，言其状肥也。乳齐，言其通乳也。别录作教齐，误矣。

**‖集解‖**

[别录曰] 蛴螬生河内平泽，及人家积粪草中。取无时，反行者良。[弘景曰] 大者如足大趾。以背滚行，乃快于脚。杂猪蹄作羹于乳母，不能别之。[时珍曰] 其状如蚕而大，身短节促，足长有毛。生树根及粪土中者，外黄内黑；生旧茅屋上者，外白内黯。皆湿热之气熏蒸而化，宋齐丘所谓"燥湿相育，不母而生"，是矣。久则羽化而去。

## ‖正误‖

[弘景曰]诗云：领如蝤蛴。今以蛴字在上，恐倒尔。[恭曰]此虫一名蝤蛴。有在粪聚中，或在腐木中。其在腐柳中者，内外洁白；粪土中者，皮黄内黑黯。形色既异，土木又殊，当以木中者为胜。宜冬月采之。[宗奭曰]诸腐木根下多有之。构木津甘，故根下尤多。亦有生于粪土中者，虽肥大而腹中黑；不若木中者，虽瘦而稍白，研汁可用。[斅曰]蛴螬须使桑树、柏树中者妙。[韩保升曰]按尔雅注云：蟦，蛴螬，在粪土中。蝤蛴，蝎，蝎，蛣蜣。又云：蝎，桑蠹。并木中蠹也。正与本经蛴螬生积粪草中相合。苏恭言当以木中者为胜，则此外恐非也。窃谓不然。今诸朽树中蠹虫，通谓之蝎，莫知其主疗。惟桑树中者，近方用之。而有名未用、曾用未识类中，有桑蠹一条即此也。盖生产既殊，主疗亦别。虽有毒、无毒易见，而相合、相恶难知。且蝎不号蛴螬，蟦不名蛣蜣，自当审之。[藏器曰]蛴螬居粪土中，身短足长，背有毛筋。但从夏入秋，蜕而为蝉，飞空饮露，能鸣高洁。蝤蛴一名蝎，一名蠹，在朽木中食木心，穿木如锥。身长足短，口黑无毛，节慢。至春雨后化为天牛，两角如水牛，色黑，背有白点，上下缘木，飞腾不遥。出处既殊，形质又别，陶、苏乃混注之，盖千虑一失也。惟郭璞注尔雅，谓蛴螬在粪土中，蝤蛴、桑蠹在木中，啮桑，似蜗牛长角，喜啮桑树者为是也。[颂曰]今医家与蓐妇下乳药，用粪土中者，其效殊速，乃知苏恭之说不可据也。

## ‖修治‖

[斅曰]凡收得后阴干，与糯米同炒，至米焦黑取出，去米及身上、口畔肉毛并黑尘了，作三四截，研粉用之。[时珍曰]诸方有干研及生取汁者，又不拘此例也。

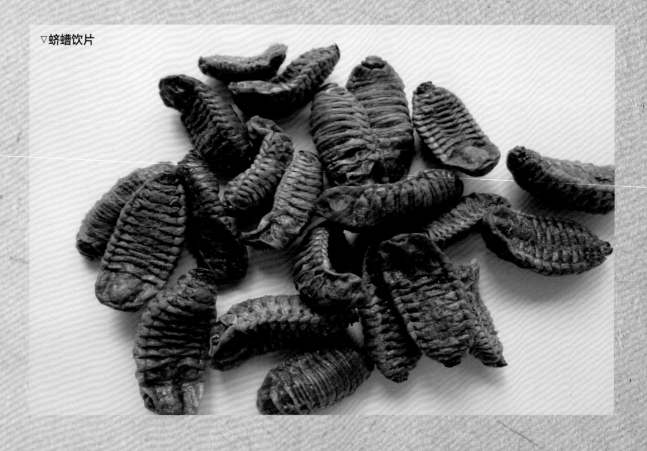

▽蛴螬饮片

## ‖气味‖

咸，微温，有毒。[别录曰] 微寒。[之才曰] 蜚蠊为之使，恶附子。

## ‖主治‖

恶血血瘀，痹气破折，血在胁下坚满痛，月闭，目中淫肤、青翳、白膜。本经。疗吐血在胸腹不去，破骨蹉折血结，金疮内塞，产后中寒，下乳汁。别录。取汁滴目，去翳障。主血止痛。药性。傅恶疮。日华。汁主赤白游疹，疹擦破涂之。藏器。取汁点喉痹，得下即开。苏颂。主唇紧口疮，丹疹，破伤风疮，竹木入肉，芒物眯目。时珍。

## ‖发明‖

[弘景曰] 同猪蹄作羹食，甚下乳汁。[颂曰] 张仲景治杂病，大䗪虫丸方中用之，取其去胁下坚满也。[时珍曰] 许学士本事方治筋急养血，地黄丸中用之。取其治血瘀痹也。按陈氏经验方云：晋书吴中书郎盛冲母王氏失明。婢取蛴螬蒸熟与食，王以为美。冲还知之，抱母恸哭，母目即开。与本草治目中青翳白膜、药性论汁滴目中去翳障之说相合。予尝以此治人得验，因录以传人。又按鲁伯嗣婴童百问云：张太尹传治破伤风神效方，用蛴螬，将驼脊背捏住，待口中吐水，就取抹疮上，觉身麻汗出，无有不活者。子弟额上跌破，七日成风，依此治之，时间就愈。此又符疗蹉折、傅恶疮、金疮内塞、主血止痛之说也。盖此药能行血分，散结滞，故能治已上诸病。

## ‖附方‖

旧五，新四。**小儿脐疮**蛴螬研末傅之。不过数次。千金方。**小儿唇紧**蛴螬研末，猪脂和，傅之。千金方。**赤白口疮**蛴螬研汁，频搽取效。大观。**丹毒浸淫**走串皮中，名火丹。以蛴螬捣烂涂之。删繁方。**痈疽痔漏**蛴螬研末傅之，日一上。子母秘录。**虎伤人疮**蛴螬捣烂涂之，日上。唐瑶经验方。**竹木入肉**蛴螬捣涂之，立出。肘后。**麦芒入眼**以新布覆目上，持蛴螬从布上摩之，芒着布上出也。千金方。**断酒不饮**蛴螬研末，酒服，永不饮。千金方。

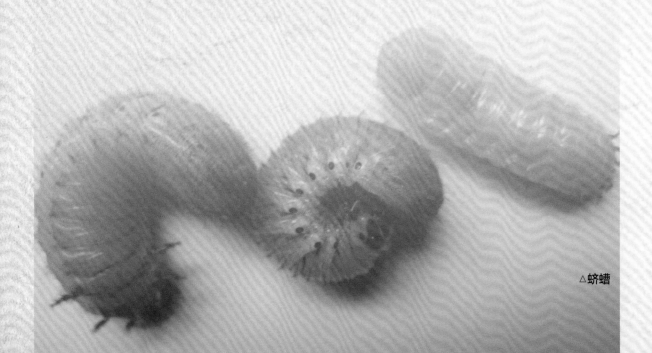

△蛴螬

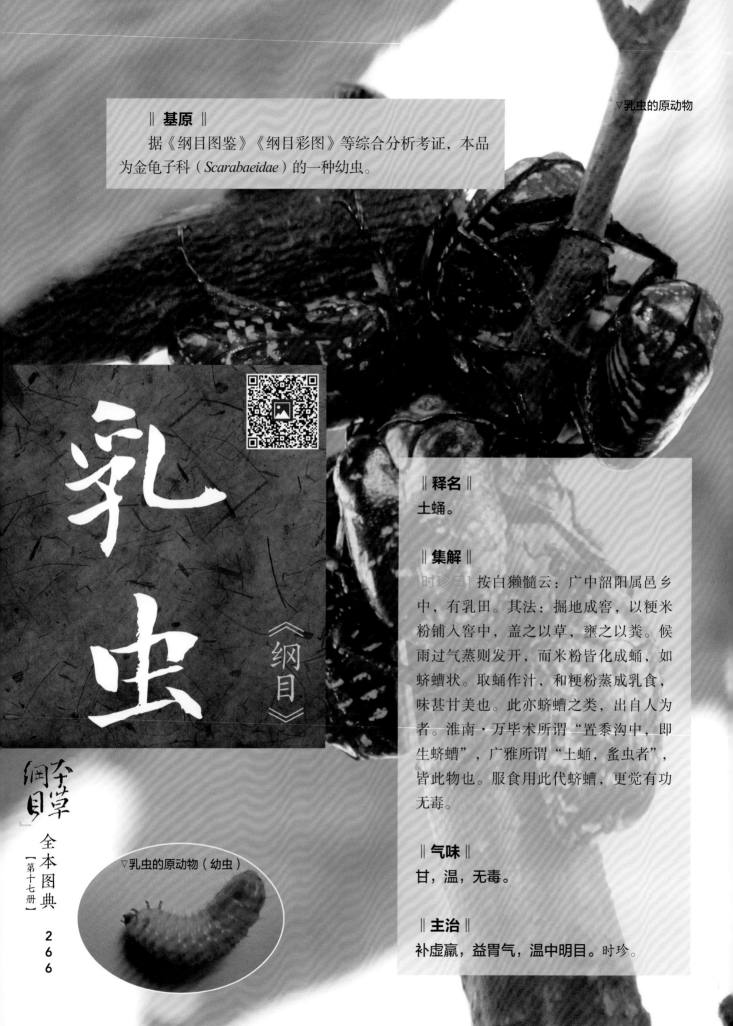

▽乳虫的原动物

‖ 基原 ‖
据《纲目图鉴》《纲目彩图》等综合分析考证，本品为金龟子科（Scarabaeidae）的一种幼虫。

# 乳虫

《纲目》

▽乳虫的原动物（幼虫）

‖ 释名 ‖
土蛹。

‖ 集解 ‖
[时珍曰] 按白獭髓云：广中韶阳属邑乡中，有乳田。其法：掘地成窖，以粳米粉铺入窖中，盖之以草，壅之以粪。候雨过气蒸则发开，而米粉皆化成蛹，如蛴螬状。取蛹作汁，和粳粉蒸成乳食，味甚甘美也。此亦蛴螬之类，出自人为者。淮南·万毕术所谓"置黍沟中，即生蛴螬"，广雅所谓"土蛹，蚕虫者"，皆此物也。服食用此代蛴螬，更觉有功无毒。

‖ 气味 ‖
甘，温，无毒。

‖ 主治 ‖
补虚赢，益胃气，温中明目。时珍。

‖ **基原** ‖
据《纲目图鉴》《纲目彩图》等综合分析考证，本品
为天牛科（*Cerambycidae*）的一种幼虫。

‖ **释名** ‖
**蝎**音曷**蝤蛴**音囚齐**蛣崛**音乞屈**蛀虫**。[时珍曰]
蠹，古又作螙，食木虫也，会意。尔雅云：蝤
蛴，蝎也。蝎，蛣崛也。郭璞云：凡木中蠧虫，
通名为蝎。但所居各异耳。

‖ **集解** ‖
[藏器曰] 木蠹一如蝤蛴，节长足短，生腐木中，
穿木如锥，至春雨化为天牛。苏恭以为蝤蛴，深
误矣。详蝤蛴下。[时珍曰] 似蚕而在木中食木
者，为蝎；似蚕而在树上食叶者，为蠋；似蠋而
小，行则首尾相就，屈而后伸者，为尺蠖；似尺
蠖而青小者，为螟蛉。三虫皆不能穴木，至夏俱
羽化为蛾。惟穴木之蠹，宜入药用。

‖ **气味** ‖
辛，平，有小毒。

‖ **主治** ‖
血瘀劳损，月闭不调，腰脊痛，有损血，及心腹
间疾。藏器。

‖ **发明** ‖
[时珍曰] 各木性味，良毒不同，而蠹亦随所居、
所食而异，未可一概用也。古方用蠹，多取桑、
柳、构木者，亦各有义焉。

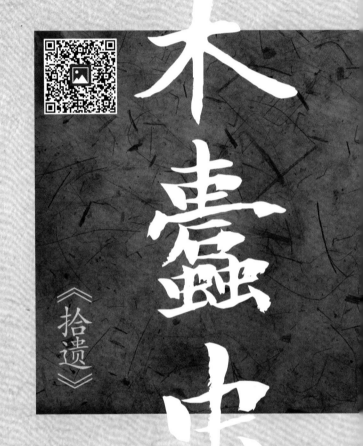

木蠹虫

《拾遗》

虫部第四十一卷　木蠹虫

267

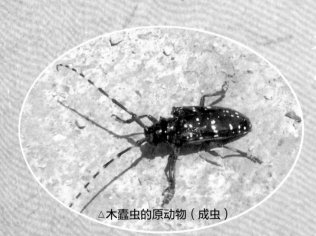

△木蠹虫的原动物（成虫）

## ‖ 基原 ‖

据《纲目图鉴》等综合分析考证，本品为天牛科昆虫桑天牛 *Apriona germari* (Hope) 的幼虫。我国大部分地区均有分布。《中华本草》《汇编》《纲目彩图》认为还包括沟胫天牛科昆虫星天牛 *Anoplophora chinensis* (Forster) 及其近缘昆虫的幼虫。《动物药志》还收载有天牛科云斑天牛 *Batocera horsfieldi* (Hope)、橘褐天牛 *Nadezhdiella cantori* Hope、竹红天牛 *Purpuricenus temminckii* G.-M. 和锯天牛 *Prionus insularis* Mots.。

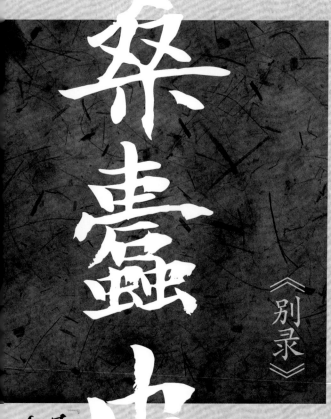

桑蠹虫

《别录》

校正：自有名未用移入此。

## ‖ 释名 ‖

桑蝎音曷。

## ‖ 气味 ‖

甘，温，无毒。

## ‖ 主治 ‖

心暴痛，金疮肉生不足。别录。胸下坚满，障翳瘀肿，治风疹。日华。治眼得效。蜀本。去气，补不足，治小儿乳霍。藏器。小儿惊风，口疮风疳，妇人崩中，漏下赤白，堕胎下血，产后下痢。时珍。

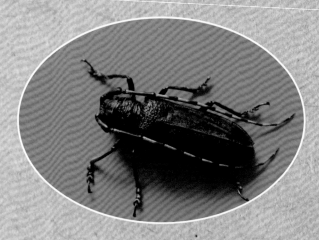

△桑天牛

## ‖附方‖

新二。**崩中漏下**赤白。用桑蝎烧灰，温酒服方寸匕，日二。千金。**堕胎下血**不止。桑木中蝎虫，烧末，酒服方寸匕，日二。虫屎亦可。普济方。

# 粪

## ‖主治‖

肠风下血，妇人崩中产痢，小儿惊风胎癣，咽喉骨鲠。时珍。

## ‖附方‖

新四。**肠风下血**枯桑树下虫矢，烧存性，酒服一钱。圣惠。**产后下痢**日五十行。用桑木里蠹虫粪，炒黄，急以水沃之，稀稠得所，服之。以瘥为度。此独孤讷祭酒方也。必效方。**小儿胎癣**小儿头生疮，手爬处即延生，谓之胎癣。先以葱盐汤洗净，用桑木蛀屑烧存性，入轻粉等分，油和敷之。圣惠。**咽喉骨骾**桑木上虫粪，米醋煎呷。永类钤方。

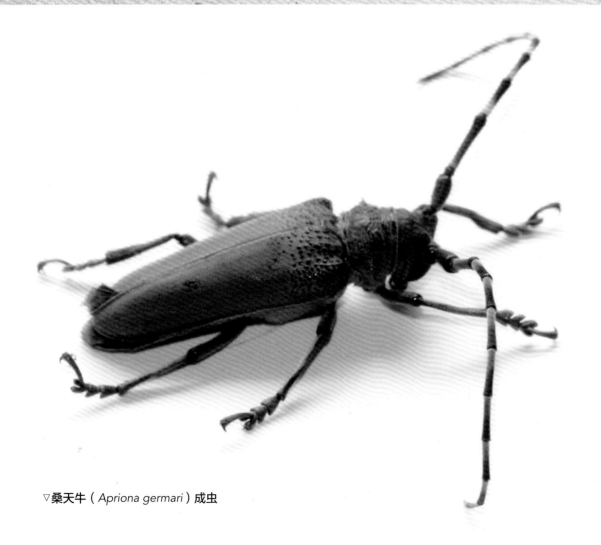

▽桑天牛（*Apriona germari*）成虫

据《纲目图鉴》《纲目彩图》等综合分析考证，本品为天牛科之幼虫，如杨红颈天牛 *Aromia moschata* (Linnaeus) 等。分布于黑龙江、吉林、辽宁、陕西、内蒙古、甘肃等地。

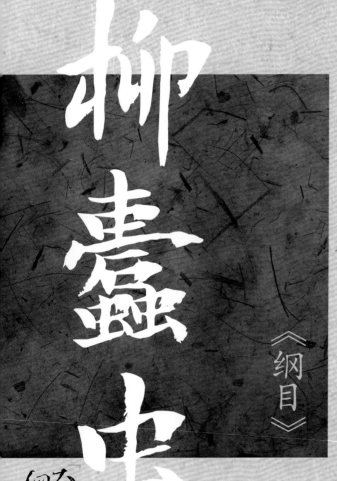

# 柳蠹虫

《纲目》

李时珍 本草纲目 全本图典 [第十七册]

‖ 集解 ‖

[时珍曰] 柳蠹生柳木中甚多，内外洁白，至春夏化为天牛。诸家注蛴螬多取之，亦误矣。

‖ 气味 ‖

甘、辛，平，有小毒。

‖ 主治 ‖

瘀血，腰脊沥血痛，心腹血痛，风疹风毒，目中肤翳，功同桑蠹。时珍。

## 粪

‖ 主治 ‖

肠风下血，产后下痢，口疮耳肿，齿龈风毒。时珍。

‖ 附方 ‖

新三。**口疮风疳**小儿病此，用柳木蛀虫矢，烧存性为末，入麝香少许搽之。杂木亦可。幼幼新书。**齿龈风肿**用柳蠹末半合，赤小豆炒、黑豆炒各一合，柳枝一握，地骨皮一两。每用三钱，煎水热漱。御药院方。**耳肿风毒**肿起出血。取柳虫粪化水，取清汁，调白矾末少许，滴之。肘后。

《纲目图鉴》认为本品为食心蛾科昆虫桃小食心虫
*Carposina sasakii* Matsumura 等。分布于东北及河北、山东、
浙江等地。

校正：本经原附桃核仁下，今分入此。

‖ 集解 ‖

[别录曰] 食桃树虫也。[藏器曰] 桑蠹去气，
桃蠹辟鬼，皆随所出而各有功也。

‖ 气味 ‖

辛，温，无毒。

‖ 主治 ‖

杀鬼，邪恶不祥。本经。食之肥人，悦颜
色。日华。

‖ 主治 ‖

辟温疫，令不相染。为末。水服方寸匕。子
母秘录。

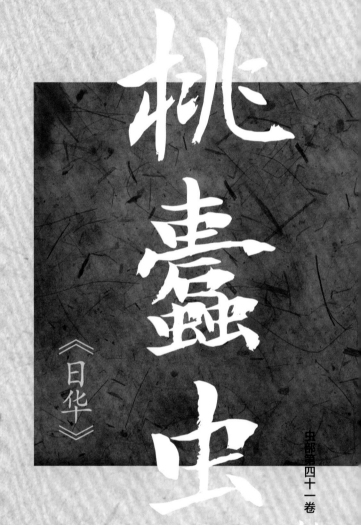

桃蠹虫

《日华》

‖ 基原 ‖
《纲目图鉴》认为本品可能为卷蛾科昆虫松褐卷蛾
*Pandemis cinnamomeana* (Treitschke)。分布于东北、华北等地。

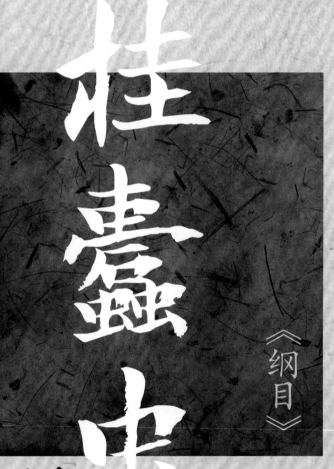

桂蠹虫 《纲目》

粪

‖ 集解 ‖
[藏器曰] 此桂树中虫，辛美可啖。[时珍曰]
按汉书·陆贾传：南越尉佗献桂蠹二器。又
大业拾遗录云：隋时始安献桂蠹四瓶，以蜜
渍之，紫色，辛香有味。啖之，去痰饮之
疾。则此物自汉、隋以来，用充珍味矣。

‖ 气味 ‖
辛，温，无毒。

‖ 主治 ‖
去冷气。藏器。除寒痰澼饮冷痛。时珍。

‖ 主治 ‖
兽骨哽，煎醋漱咽。时珍。

‖**集解**‖

[藏器曰] 陶注詹糖云：伪者以柘虫屎为之。此即柘蠹在木间食木之屎也。詹糖烧之香，而此屎不香。既不相似，亦难为之。

# 屎

‖**主治**‖

破血。藏器。

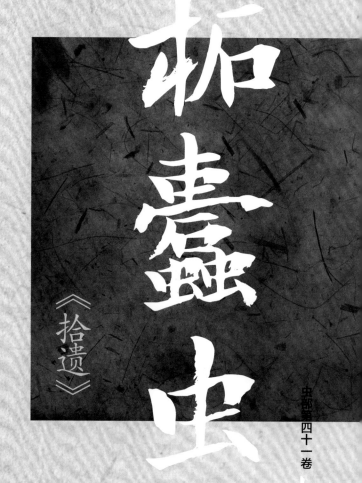

柘蠹虫

《拾遗》

‖ 基原 ‖

《纲目图鉴》认为本品为天牛科（*Cerambycidae*）的一种。

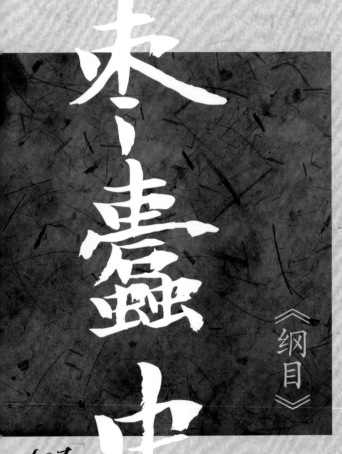

‖ 集解 ‖

[时珍曰] 此即蠹蛴之在枣树中者。

# 屎

‖ 主治 ‖

聤耳出脓水。研末，同麝香少许吹之。时珍。普济。

枣蠹虫

《纲目》

‖ **基原** ‖

据《动物药志》《中华本草》《大辞典》等综合分析考证，本品为粉蠹科昆虫褐粉蠹 *Lyctus brunneus* Steph. 的幼虫。分布于我国南方各地。但《纲目彩图》《纲目彩图》认为本品为象甲科昆虫直锥象（长足弯颈象）*Cyrtotrachelus longimanus* Fabricius，分布于江苏、浙江、湖南、福建、台湾等地；但《动物药志》收载此物种为竹象鼻虫，并认为未见古"本草"记载。

‖ **集解** ‖

[时珍曰] 竹蠹生诸竹中，状如小蚕，老则羽化为硬翅之蛾。

‖ **气味** ‖

缺。

‖ **主治** ‖

小儿蜡梨头疮。取慈竹内者，捣和牛溺涂之。时珍。

‖ **发明** ‖

[时珍曰] 竹蠹虫，古方未见用者，惟袖珍方治小儿蜡梨用之。按淮南万毕术云：竹虫饮人，自言其诚。高诱注云：以竹虫三枚，竹黄十枚，和匀。每用一大豆许，烧入酒中，令人饮之，勿至大醉。叩问其事，必得其诚也。此法传自古典，未试其果验否，姑载之。

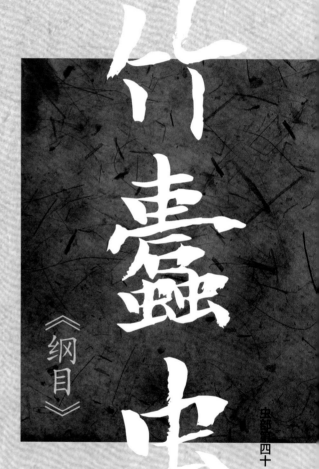

# 蛀末

‖ **主治** ‖

聤耳出脓水，汤火伤疮。时珍。

‖ **附方** ‖

新六。**聤耳出水**苦竹蛀屑、狼牙、白敛等分，为末和匀，频掺之。圣惠。**耳出臭脓**用竹蛀虫末、胭脂坯子等分，麝香少许，为末吹之。朱氏集验。**耳脓作痛**因水入耳内者。如圣散：用箭杆内蛀末一钱，腻粉一钱，麝香半钱，为末。以绵杖缴尽，送药入耳，以绵塞定，有恶物放令流出，甚者三度必愈。普济。**汤火伤疮**竹蠹蛀末傅之。外台秘要。**湿毒臁疮**枯竹蛀屑、黄檗末等分。先以葱、椒、茶汤洗净，搽之，日一上。**牙齿疼痛**蛀竹屑、陈皮各一两，为末，乌梅肉同研如泥，傅之。救急方。

《纲目图鉴》认为本品可能为枯叶蛾科昆虫竹斑枯叶

蛾 *Cosmotriche potaloria* L.。

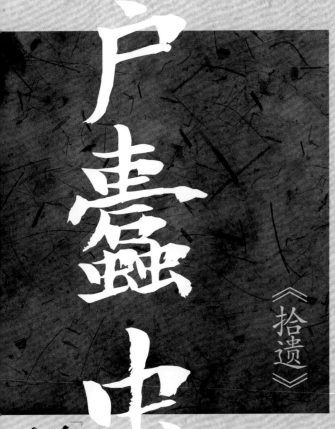

芦蠹虫

《拾遗》

‖ 集解 ‖

[藏器曰] 出芦节中，状如小蚕。

‖ 气味 ‖

甘，寒，无毒。

‖ 主治 ‖

小儿饮乳后，吐逆不入腹，取虫二枚煮汁饮
之。呕逆与呗乳不同，乳饱后呗出者，为呗
乳也。藏器。

‖ 基原 ‖

据《纲目图鉴》《纲目彩图》《大辞典》等综合分析考证，本品为天牛科昆虫麻虫（麻竖毛天牛）*Thyestilla gebleri* Fald.。分布于辽宁、吉林、黑龙江、山东、宁夏、江西等地。《动物药志》认为还包括同科动物菊小筒天牛 *Phytoecia rufiventris* Gautier，分布于贵州等地。

‖ 释名 ‖

麻虫。

‖ 集解 ‖

[时珍曰] 苍耳蠹虫，生苍耳梗中，状如小蚕。取之但看梗有大蛀眼者，以刀截去两头不蛀梗，多收，线缚挂檐下，其虫在内经年不死。用时取出，细者以三条当一用之。

‖ 气味 ‖

缺。

‖ 主治 ‖

疔肿恶毒，烧存性研末，油调涂之，即效。或以麻油浸死收贮，每用一二枚捣傅，即时毒散，大有神效。时珍。

‖ 发明 ‖

[时珍曰] 苍耳治疔肿肿毒，故虫亦与之同功。古方不见用，近时方法每用之。

‖ 附方 ‖

新三。**一切疔肿**及无名肿毒恶疮。刘松石经验方用苍耳草梗中虫一条，白梅肉三四分，同捣如泥，贴之立愈。圣济总录用麻虫即苍耳草内虫，炒黄色、白僵蚕、江茶，各等分为末，蜜调涂之。又用苍耳节内虫四十九条捶碎，入人言少许，捶成块。刺疮令破，傅之。少顷以手撮出根，即愈。

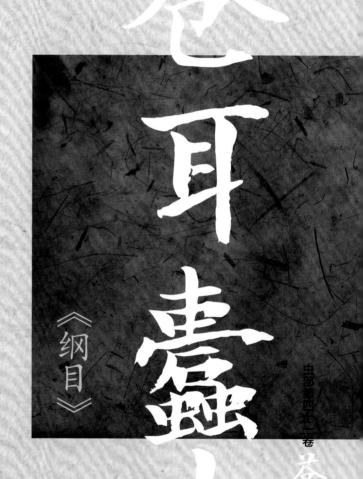

苍耳蠹虫

《纲目》

虫部第四十二卷　苍耳蠹虫

‖ 基原 ‖

《纲目图鉴》认为本品为寄居于菊科植物黄花蒿
*Artemisia annua* L. 茎节中的一种昆虫的幼虫。黄花蒿参见第
十五卷"青蒿""黄花蒿"项下。

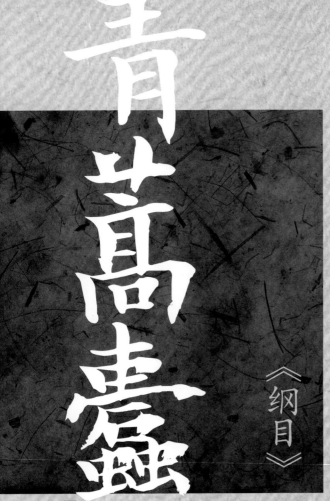

青蒿蠹虫

《纲目》

‖ 集解 ‖

[时珍曰] 此青蒿节间虫也。状如小蚕，久亦
成蛾。

‖ 气味 ‖

缺。

‖ 主治 ‖

急慢惊风。用虫捣，和朱砂、汞粉各五分，
丸粟粒大。一岁一丸，乳汁服。时珍。

‖ 发明 ‖

[时珍曰] 古方不见用者。保婴集用治惊风，
云十不失一。其诗云：一半朱砂一半雪，其
功只在青蒿节。任教死去也还魂，服时须用
生人血。

‖集解‖
[时珍曰]

‖气味‖
辛。

‖主治‖
蝇入人耳害人。研烂，同鳝鱼血点之。
危氏。

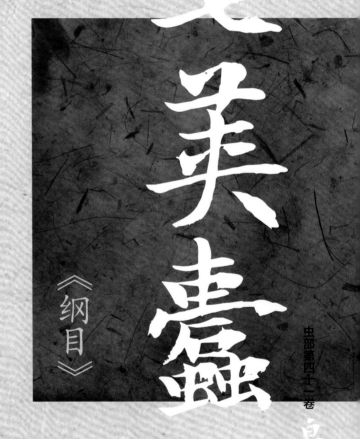

皂荚蠹虫

《纲目》

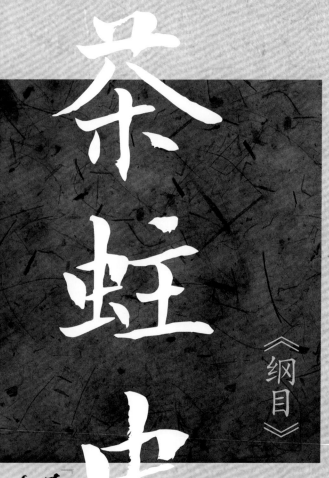

茶蛀虫 《纲目》

‖ 集解 ‖
[时珍曰] 此装茶笼内蛀虫也，取其屎用。

# 蛀屑

‖ 主治 ‖
聤耳出汁。研末，日日缴净掺之。时珍。出圣惠。

## ‖基原‖

据《动物药志》《纲目彩图》《中华本草》《纲目图鉴》等综合分析考证，本品为蝉科昆虫黑蚱 *Cryptotympana pustulata* (Fabricius)。分布于我国辽宁以南的大部分地区。

## ‖释名‖

蜩音调。齐女。[时珍曰] 按王充论衡云：蛴螬化腹蜟，腹蜟拆背出而为蝉。则是腹蜟者，育于腹也。蝉者，变化相禅也。蚱音窄，蝉声也。蜩，其音调也。崔豹古今注言：齐王后怨王而死，化为蝉，故蝉名齐女。此谬说也。按诗人美庄姜为齐侯之子，螓首蛾眉。螓亦蝉名，人隐其名，呼为齐女，义盖取此。其品甚多，详辨见下。

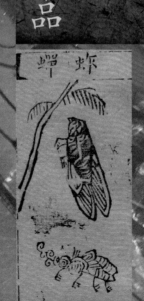

△黑蚱（ *Cryptotympana pustulata* ）

## ‖ 集解 ‖

[别录曰] 蚱蝉生杨柳上。五月采，蒸干之，勿令蠹。[弘景曰] 蚱蝉，哑蝉，雌蝉也。不能鸣。蝉类甚多，此云柳上，乃诗云"鸣蜩嘒嘒"者，形大而黑，五月便鸣。俗云：五月不鸣，婴儿多灾。故其治疗亦专主小儿。昔人啖之，故礼有雀、鷃、蜩、蚳，而伛偻丈人掇之也。其四五月鸣而小紫青色者，蟪蛄也。庄子云"蟪蛄不知春秋"是矣。离骚误以蟪蛄为寒螀尔。寒螀九月、十月中鸣，声甚凄急。七八月鸣而色青者，名蛁蟟。二月中便鸣者，名蛥母，似寒螀而小。[恭曰] 蚱蝉，鸣蝉也。诸虫皆以雄为良，陶云雌蝉非矣。[颂曰] 按玉篇云：蚱，蝉声也。正与月令"仲夏蝉始鸣"相合，恭说得之。尔雅云：蝒，马蜩。乃蝉之最大者，即此也。蝉类虽众，独此一种入药。医方多用蝉壳，亦此壳也。本生土中，云是蛴螬所转丸，久而化成此虫，至夏登木而蜕。[宗奭曰] 蚱蝉，夏月身与声俱大，始终一般声。乘昏夜，出土中，升高处，拆背壳而出。日出则畏人，且畏日炙干其壳，不能蜕也。至时寒则坠地，小儿畜之，虽数日亦不饮食。古人言其饮风露，观其不粪而溺，亦可见矣。[时珍曰] 蝉，诸蜩总名也。皆自蛴螬、腹蜟变而为蝉，亦有转丸化成者，皆三十日而死。俱方首广额，两翼六足，以胁而鸣，吸风饮露，溺而不粪。古人食之，夜以火取，谓之耀蝉。尔雅、淮南子、扬雄方言、陆玑草木疏、陈藏器本草诸书所载，往往混乱不一。今考定于左，庶不误用也。夏月始鸣，大而色黑者，蚱蝉也，又曰蝒，音绵，曰马蜩，豳诗"五月鸣蜩"者是也。头上有花冠，曰螗蜩，曰蝘，曰胡蝉，荡诗"如蜩如螗"者是也。具五色者，曰蜋蜩，见夏小正。并可入药用。小而有文者，曰螓，曰麦蚻。小而色青绿者，曰茅蜩，曰茅蟹。秋月鸣而色青紫者，曰蟪蛄，曰蛁蟟，曰蜓蚞，曰蝭蟧，曰蟪蚗，音舌决。小而色青赤者，曰寒蝉，曰寒蜩，曰寒螀，曰蜺。未得秋风，则瘖不能鸣，谓之哑蝉，亦曰瘖蝉。二三月鸣，而小于寒螀者，曰蛥母。并不入药。

# 蚱蝉

## ‖ 气味 ‖

咸、甘，寒，无毒。[甄权曰] 酸。

## ‖ 主治 ‖

小儿惊痫夜啼，癫病寒热。本经。惊悸，妇人乳难，胞衣不出，能堕胎。别录。小儿痫绝不能言。苏恭。小儿惊哭不止，杀疳虫，去壮热，治肠中幽幽作声。药性。

## ‖ 发明 ‖

[藏器曰] 本功外其脑煮汁服之，主产后胞衣不下，自有正传。[时珍曰] 蝉主产难、下胞衣，亦取其能退蜕之义。圣惠治小儿发痫，有蚱蝉汤、蚱蝉散、蚱蝉丸等方。今人只知用蜕，而不知用蝉也。

新三。**百日发惊**蚱蝉去翅足炙三分，赤芍药三分，黄芩二分，水二盏，煎一盏，温服。圣惠方。**破伤风病**无问表里，角弓反张。秋蝉一个，地肤子炒八分，麝香少许，为末。酒服二钱。同上。**头风疼痛**蚱蝉二枚生研，入乳香、朱砂各半分，丸小豆大。每用一丸，随左右纳鼻中，出黄水为效。圣济总录。

∥**基原**∥

据《纲目彩图》《动物药志》《中华本草》等综合分析考证，本品为蝉科昆虫黑蚱 *Cryptotympana pustulata* (Fabricius) 羽化后的蜕壳。分布于辽宁、河南、河北、山东、江西、福建等地。参见"蚱蝉"项下。《药典》收载蝉蜕药材为蝉科昆虫黑蚱的若虫羽化时脱落的皮壳；夏、秋二季收集，除去泥沙，晒干。

# 蝉蜕

∥**释名**∥

蝉壳　枯蝉　腹蜟<sup>并别录</sup>　金牛儿。

∥**修治**∥

时珍曰　凡用蜕壳，沸汤洗去泥土、翅、足，浆水煮过，晒干用。

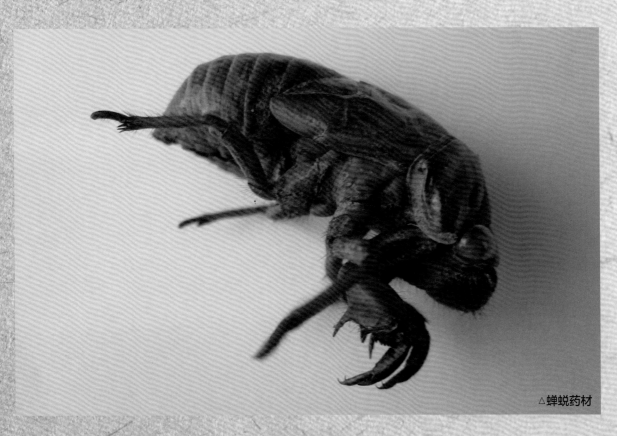

△蝉蜕药材

## ‖气味‖

咸、甘，寒，无毒。

## ‖主治‖

小儿惊痫，妇人生子不下。烧灰水服，治久痢。别录。小儿壮热惊痫，止渴。药性。研末一钱，井华水服，治哑病。藏器。除目昏障翳。以水煎汁服，治小儿疮疹出不快，甚良。宗奭。治头风眩运，皮肤风热，痘疹作痒，破伤风及疔肿毒疮，大人失音，小儿噤风天吊，惊哭夜啼，阴肿。时珍。

## ‖发明‖

[好古曰] 蝉蜕去翳膜，取其蜕义也。蝉性蜕而退翳，蛇性窜而祛风，因其性而为用也。[时珍曰] 蝉乃土木余气所化，饮风吸露，其气清虚。故其主疗，皆一切风热之证。古人用身，后人用蜕，大抵治脏腑经络，当用蝉身；治皮肤疮疡风热，当用蝉蜕，各从其类也。又主哑病、夜啼者，取其昼鸣而夜息也。

## ‖附方‖

旧二，新十四。**小儿夜啼**心鉴：治小儿一百二十日内夜啼。用蝉蜕四十九个，去前截，用后截，为末，分四服。钩藤汤调灌之。普济蝉花散：治小儿夜啼不止，状若鬼祟。用蝉蜕下半截，为末，一字，薄荷汤入酒少许调下。或者不信，将上半截为末，煎汤调下，即复啼也。古人立方，莫知其妙。**小儿惊啼**啼而不哭，烦也；哭而不啼，躁也。用蝉蜕二七枚，去翅足为末，入朱砂末一字，蜜调与呿之。活幼口议。**小儿天吊**头目仰视，痰塞内热。用金牛儿即蝉蜕，以浆水煮一日，晒干为末。每服一字，冷水调下。卫生易简方。**小儿噤风**初生口噤不乳。用蝉蜕二七枚，全蝎去毒二七枚，为末。入轻粉末少许，乳汁调灌。全幼心鉴。**破伤风病**发热。医学正传用蝉蜕炒研，酒服一钱，神效。普济方用蝉蜕为末，葱涎调，涂破处。即时取去恶水，立效。名追风散。**头风旋运**蝉壳一两，微炒为末。非时酒下一钱，白汤亦可。圣惠。**皮肤风痒**蝉蜕、薄荷叶等分，为末。酒服一钱，日三。集验。**痘疮作痒**蝉蜕三七枚，甘草炙一钱，水煎服之。心鉴。**痘后目翳**蝉蜕为末。每服一钱，羊肝煎汤下，日二。钱氏。**聤耳出脓**蝉蜕半两烧存性，麝香半钱炒，上为末，绵裹塞之。追出恶物，效。海上。**小儿阴肿**多因坐地风袭，及虫蚁所吹。用蝉蜕半两，煎水洗。仍服五苓散，即肿消痛止。危氏。**胃热吐食**清膈散：用蝉蜕五十个去泥，滑石一两，为末。每服二钱，水一盏，入蜜调服。卫生家宝方。**疔疮毒肿**不破则毒入腹。青囊杂纂用蝉蜕炒为末。蜜水调服一钱。外以津和，涂之。医方大成：用蝉蜕、僵蚕等分，为末。醋调，涂疮四围。候根出，拔去再涂。

黑蚱 *Cryptotympana pustulata* CO1 条形码主导单倍型序列：

```
1   AACATTATAT TTTATTTTTG GTATTTGATC AGGAATAATT GGTACAGCTC TTAGAACATT AATTCGGATT GAGTTAGGAA
81  CTCCTGGTTC TTTTATTGGT GATGATCAGA TTTATAATGT TATTGTTACA GCTCACGCTT TTGTTATAAT TTTTTTCATA
161 GTTATACCCA TCATAATGGG TGGATTTGGA AATTGATTAA TTCCTCTAAT GATTGGAGCA CCAGATATAG CATTTCCTCG
241 AATAAATAAT ATAAGATTTT GACTTCTTCC TCCTTCATTA ACTTTATTAT TGGTTGGTAG ATTAGTAGAT AATGGTGCTG
321 GGACAGGATG AACTGTCTAT CCTCCTTTGT CCAGATTTAT ATTTCATTCT GGTTCTTGTG TTGATTTAAC AATTTTTTCT
401 TTACATTTAG CAGGTGTTTC ATCCATTTTG GGAGCTGTAA ATTTTATTAG AACTATTTTT AATATGCGTT CAACTGGTAT
481 GAGATTAGAT AAAACTCCAT TATTTGTTTG ATCGGTTTTA ATTACTGCAT TCTTTATTATT GTTATCTTTG CCAGTTTTAG
561 CTGGTGCTAT TACTATATTG TTAACTGATC GTAATTTAAA TACATCTTTT TTTGATCCTT CAGGAGGGGG TGACCCTATT
641 CTTTATCAAC ATTTATTT
```

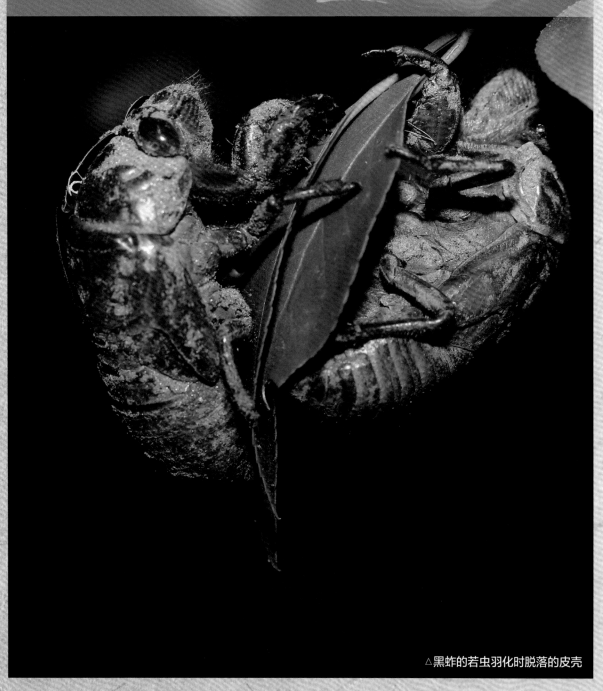

△黑蚱的若虫羽化时脱落的皮壳

据《动物药志》《纲目图鉴》《纲目彩图》等综合分析考证，本品为麦角菌科真菌大蝉草 *Cordyceps cicadae* Shing 的分生孢子阶段即蝉棒束孢菌及其寄主山蝉 *Cicada flammata* Dist. 若虫的干燥体。主产于浙江、四川、云南、江苏等地。部分学者＊认为药用蝉花的寄主真菌还包括小蝉草 *Cordyceps sobolifera* (Hill) Berk. et Br.；《动物药志》收载小蝉草的子座及其分子孢子阶段 *Isaria sp.* 的孢梗束与寄主蟪蛄 *Platypleure kaempferi* Fabr. 若虫的干燥体同作蝉花入药，称"小蝉花"或"土蝉花"。

＊罗靖等. 中药蝉花的本草学考证 [J]. 江西中医学院学报，2007(06)：14.

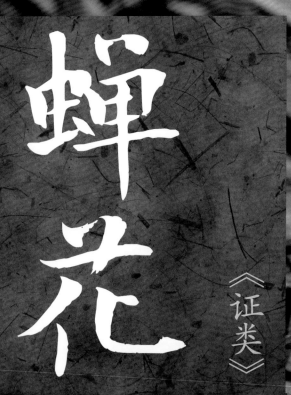

蝉花

《证类》

▷ 大蝉草（*Cordyceps cicadae*）的分生孢子阶段（蝉棒束孢菌）

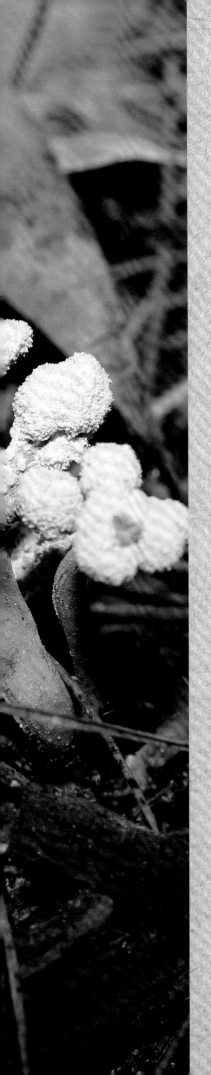

‖释名‖

冠蝉礼注 胡蝉毛诗 蟪蛄同上 螇。[时珍曰] 花、冠，以象名也。胡，其状如胡也。唐，黑色也。古俗谓之胡蝉，江南谓之蟪，蜀人谓之蝉花。

‖集解‖

[慎微曰] 蝉花所在有之。生苦竹林者良。花出头上，七月采。[颂曰] 出蜀中。其蝉头上有一角，如花冠状，谓之蝉花。彼人赉蜕至都下。医工云：入药最奇。[宗奭曰] 乃是蝉在壳中不出而化为花，自顶中出也。[时珍曰] 蝉花，即冠蝉也。礼记所谓"蜼则冠而蝉有绥"者是矣。绥音蕤，冠缨也。陆云寒蝉赋云：蝉有五德，头上有帻，文也；含气吸露，清也；黍稷不享，廉也；处不巢居，俭也；应候守常，信也。陆佃埤雅云：蟪首方广有冠，似蝉而小，鸣声清亮。宋祁方物赞云：蝉之不蜕者，至秋则花。其头长一二寸，黄碧色。并指此也。

‖气味‖

甘，寒，无毒。

‖主治‖

小儿天吊，惊痫瘛疭，夜啼心悸。慎微。功同蝉蜕，又止疟。时珍。

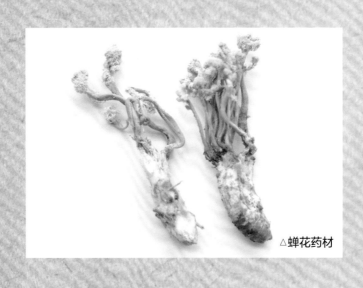
△蝉花药材

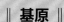

## 基原

　　据《动物药志》《纲目图鉴》《纲目彩图》等综合分析考证，本品为金龟子科昆虫大蜣螂 *Scarabaeus sacer* L. 或屎壳螂 *Catharsius molossus* (Linnaeus) 的成虫。大蜣螂分布于我国北方，屎壳螂广布于我国各地。《中华本草》还收载有紫蜣螂 *Geotrupes laevistriatus* Motsch. 和独角仙 *Allomyrina dichotoma* Linnaeus 等。《药典》四部收载蜣螂药材为金龟子科昆虫屎壳螂的干燥全体。

# 蜣螂

《本经》下品

本草纲目 全本图典 [第十七册]

288

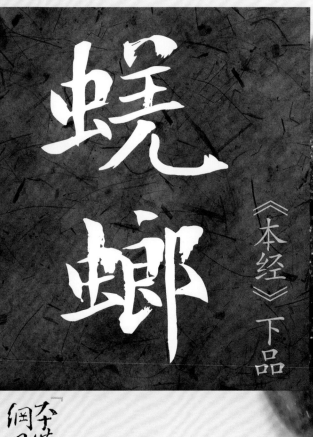

▷ 大蜣螂（*Catharsius molossus*）

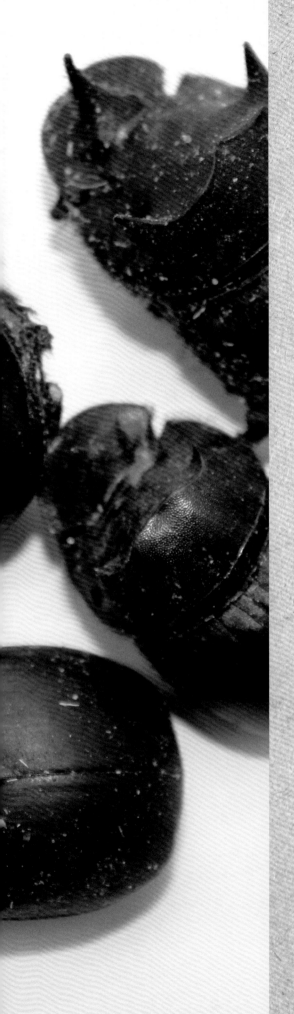

## ‖释名‖

蜣蜋音诘羌。推丸<sup>弘景</sup>推车客<sup>纲目</sup>黑牛儿<sup>同上</sup>铁甲将军<sup>同上</sup>夜游将军。[弘景曰]庄子云:蜣蜋之智,在于转丸。喜入粪土中取屎丸而推却之,故俗名推丸。[时珍曰]崔豹古今注谓之转丸、弄丸,俗呼推车客,皆取此义也。其虫深目高鼻,状如羌胡,背负黑甲,状如武士,故有蜣蜋、将军之称。

## ‖集解‖

[别录曰]蜣蜋生长沙池泽。[弘景曰]其类有三四种,以大而鼻头扁者为真。[韩保升曰]此类多种,所在有之。以鼻高目深者入药,名胡蜣蜋。[宗奭曰]蜣蜋有大、小二种,大者名胡蜣蜋,身黑而光,腹翼下有小黄,子附母而飞,昼伏夜出,见灯光则来,宜入药用;小者身黑而暗,昼飞夜伏。狐并喜食之。小者不堪用,惟牛马胀结,以三十枚研水灌之,绝佳。[时珍曰]蜣蜋以土包粪,转而成丸,雄曳雌推,置于坎中,覆之而去。数日有小蜣蜋出,盖孚乳于中也。

## ‖修治‖

[别录曰]五月五日采取蒸藏之,临用去足火炙。勿置水中,令人吐。

## ‖气味‖

咸,寒,有毒。[好古曰]酸。[之才曰]畏羊角、羊肉、石膏。

## ‖主治‖

小儿惊痫瘛疭,腹胀寒热,大人癫疾

狂易。本经。手足端寒，肢满贲豚。捣丸塞下部，引痔虫出尽，永瘥。别录。治小儿疳蚀。药性。能堕胎，治痖忤。和干姜傅恶疮，出箭头。日华。烧末，和醋傅蜂瘘。藏器。去大肠风热。权度。治大小便不通，下痢赤白，脱肛，一切痔瘘疔肿，附骨疽疮，疬疡风，灸疮出血不止，鼻中息肉，小儿重舌。时珍。

## ‖ 发明 ‖

[时珍曰] 蜣螂乃手足阳明、足厥阴之药，故所主皆三经之病。总微论言：古方治小儿惊痫，蜣螂为第一。而后医未见用之，盖不知此义耳。[颂曰] 箭镞入骨不可移者。杨氏家藏方用巴豆微炒，同蜣螂捣涂。斯须痛定，必微痒，忍之。待极痒不可忍，乃撼动拔之立出。此方传于夏侯郓。郓初为阆州录事参军，有人额有箭痕，问之。云：从马侍中征田悦中箭，侍中与此药立出，后以生肌膏傅之乃愈。因以方付郓，云：凡诸疮皆可疗也。郓至洪州逆旅，主人妻患疮呻吟，用此立愈。翰苑丛记云：李定言石藏用，近世良医也。有人承檐溜浣手，觉物入爪甲内，初若丝发，数日如线，伸缩不能，始悟其为龙伏藏也。乃叩藏用求治。藏用曰：方书无此，以意治之耳。末蜣螂涂指，庶免震厄。其人如其言，后因雷火绕身，急针挑之。果见一物跃出，亦不为灾。医说亦载此事。

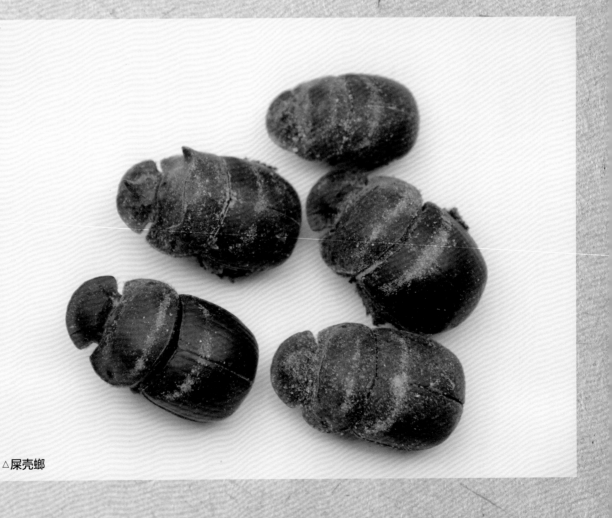

△屎壳螂

旧七，新十六。**小儿惊风**不拘急慢。用蜣螂一枚杵烂，以水一小盏，于百沸汤中荡热，去滓饮之。**小儿疳疾**土裹蜣螂煨熟，与食之。韩氏医通。**小儿重舌**蜣螂烧末，唾和，傅舌上。子母秘录。**膈气吐食**用地牛儿二个，推屎虫一公一母，同入罐中，待虫食尽牛儿，以泥裹煨存性。用去白陈皮二钱，以巴豆同炒过。去豆，将陈皮及虫为末。每用一二分，吹入咽中，吐痰三四次，即愈。孙氏集效方。**赤白下痢**黑牛散：治赤白痢、噤口痢及泄泻。用黑牛儿即蜣螂，一名铁甲将军，烧研。每服半钱或一钱，烧酒调服，小儿以黄酒服，立效。李延寿方。**大肠脱肛**蜣螂烧存性，为末，入冰片研匀。掺肛上，托之即入。医学集成。**大小便闭**经月欲死者。本事推车散：用推车客七个，男用头，女用身，土狗七个，男用身，女用头，新瓦焙，研末。用虎目树南向皮，煎汁调服。只一服即通。杨氏经验方：治大小便不通。六七月寻牛粪中大蜣螂十余枚，线穿阴干收之。临时取一个全者，放净砖上，四面以灰火烘干，当腰切断，如大便不通，用上截，小便不通，用下截，各为细末，取井华水服之。二便不通，全用，即解。**大肠秘塞**蜣螂炒，去翅足，为末，热酒服一钱。圣惠。**小便转胞**不通。用死蜣螂二枚烧末，井华水一盏调服。千金。**小便血淋**蜣螂研水服。鲍氏。**痔漏出水**唐氏方用蜣螂一枚阴干，入冰片少许，为细末，纸捻蘸末入孔内。渐渐生肉，药自退出，即愈。袖珍方用蜣螂焙干研末。先以矾汤洗过，贴之。**一切漏疮**不拘蜂瘘、鼠瘘。蜣螂烧末，醋和傅。千金。**附骨疽漏**蜣螂七枚，同大麦捣

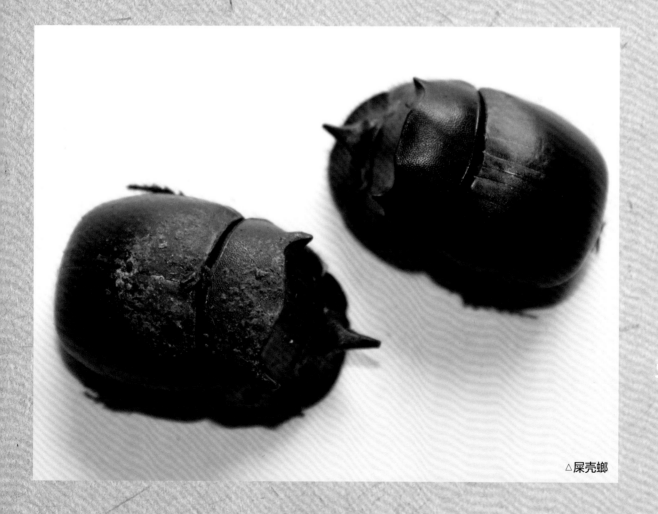

△屎壳螂

傅。刘涓子方。**一切恶疮**及沙虱、水弩、恶疽。五月五日取蜣螂蒸过，阴干为末，油和傅之。圣惠。**疗肿恶疮**杨柳上大乌壳硬虫，或地上新粪内及泥堆中者，生取，以蜜汤浸死，新瓦焙焦为末，先以烧过针拨开，好醋调，傅之。普济方。**无名恶疮**忽得不识者，用死蜣螂杵汁涂之。广利。**灸疮血出**不止。用死蜣螂烧研，猪脂和涂。千金方。**大赫疮疾**急防毒气入心。先灸，后用干蜣螂为末，和盐水傅四围，如韭叶阔，日一上之。肘后。**病疡风病**取涂中死蜣螂杵烂，揩疮令热，封之。一宿瘥。外台秘要。**鼻中息肉**蜣螂十枚，纳青竹筒中，油纸密封，置厕坑内，四十九日取出晒干，入麝香少许，为末涂之。当化为水也。圣惠。**沙尘入目**取生蜣螂一枚，以其背，于眼上影之，自出。肘后方。**下部䘌虫**痛痒脓血，旁生孔窍。蜣螂七枚，五月五日收者，新牛粪半两，肥羊肉一两炒黄，同捣成膏，丸莲子大，炙热，绵裹纳肛中，半日即大便中虫出，三四度永瘥。董炳集验方。

# 心

‖ **主治** ‖

疗疮。[颂曰]按刘禹锡纂柳州救三死方云：元和十一年得疗疮，凡十四日益笃，善药傅之莫效。长乐贾方伯教用蜣螂心，一夕百苦皆已。明年正月食羊肉，又大作，再用如神验。其法：用蜣螂心，在腹下度取之，其肉稍白是也。贴疮半日许，再易，血尽根出即愈。蜣螂畏羊肉，故食之即发。其法盖出葛洪肘后方。

# 转丸 见土部。

‖ **附录** ‖

**蜉蝣** [时珍曰]蜉蝣一名渠略，似蛣蜣而小，大如指头，身狭而长，有角，黄黑色，甲下有翅能飞。夏月雨后丛生粪土中，朝生暮死。猪好啖之。人取炙食，云美于蝉也。盖蜣螂、蜉蝣、腹蜟、天牛，皆蛴螬、蠹、蝎所化。此亦蜣螂之一种，不可不知也。或曰：蜉蝣，水虫也。状似蚕蛾，朝生暮死。**天社虫** [别录有名未用曰]味甘，无毒。主绝孕，益气。虫状如蜂，大腰，食草木叶，三月采。[时珍曰]按张揖广雅云：天社，蜣螂也。与此不知是一类否？

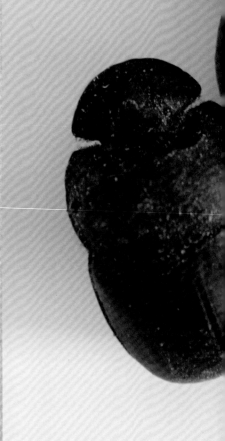

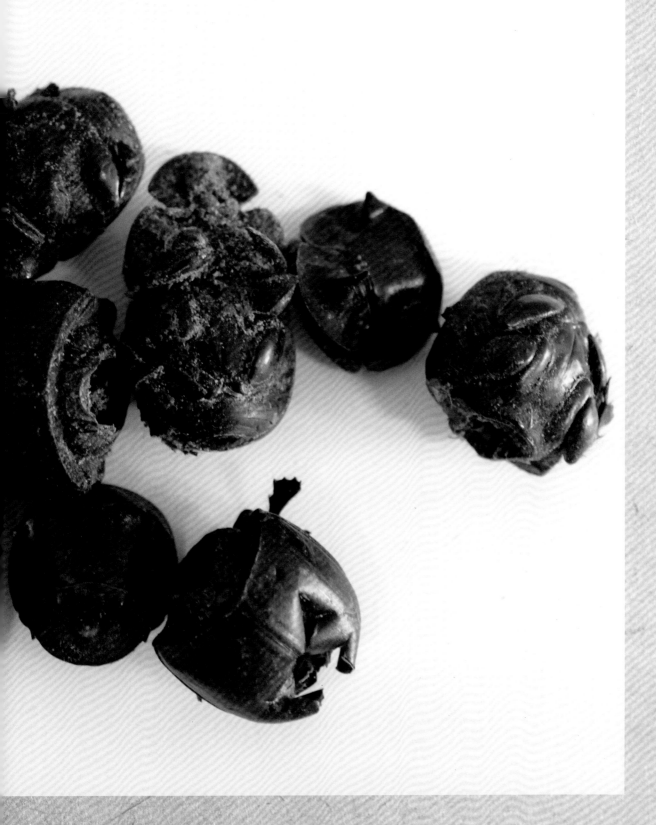

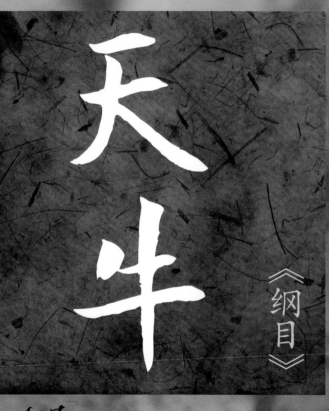

**‖ 基原 ‖**

据《纲目图鉴》《中华本草》等综合分析考证，本品
为沟胫天牛科昆虫星天牛 *Anoplophora chinensis* (Forster)。我
国大部分地区均有分布。《纲目彩图》《动物药志》《大辞
典》认为还包括天牛科桑天牛 *Apriona germari* (Hope)、云斑
天牛 *Batocera horsfieldi* (Hope)、橘褐天牛 *Nadezhdiella cantori*
Hope 等。

天牛

《纲目》

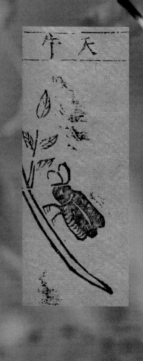

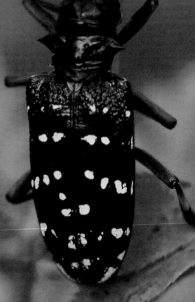

本草纲目
全本图典
〔第十七册〕

2
9
4

▷星天牛（*Anoplophora chinensis*）

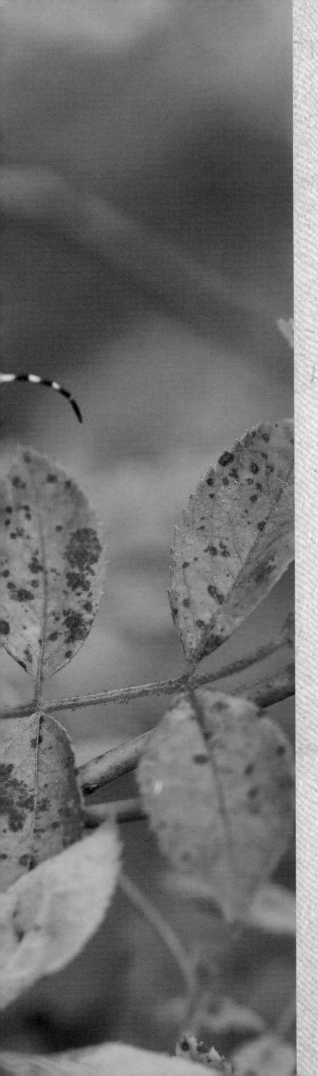

## ‖释名‖

**天水牛**纲目**八角儿**同上**一角者名独角仙。**[时珍曰]此虫有黑角如八字，似水牛角，故名。亦有一角者。

## ‖集解‖

藏器注蛴螬云：蝎一名蠹，在朽木中，食木心，穿如锥刀，口黑，身长足短，节慢无毛。至春雨后化为天牛，两角状如水牛，亦有一角者，色黑，背有白点，上下缘木，飞腾不远。[时珍曰]天牛处处有之。大如蝉，黑甲光如漆，甲上有黄白点，甲下有翅能飞。目前有二黑角甚长，前向如水牛角，能动。其喙黑而扁，如钳甚利，亦似蜈蚣喙。六足在腹，乃诸树蠹虫所化也。夏月有之，出则主雨。按尔雅：蠰，啮桑也。郭璞注云：状似天牛长角，体有白点，善啮桑树，作孔藏之。江东呼为啮发。此以天牛、啮桑为二物也。而苏东坡天水牛诗云：两角徒自长，空飞不服箱。为牛竟何益？利吻穴枯桑。此则谓天牛即啮桑也。大抵在桑树者，即为啮桑尔。一角者，名独角仙。入药，并去甲、翅、角、足用。

## ‖气味‖

有毒。

## ‖主治‖

疟疾寒热，小儿急惊风，及疔肿箭镞入肉，去痣黡。时珍。

[时珍曰] 天牛、独角仙，本草不载。宋、金以来，方家时用之。圣惠治小儿急惊风吹鼻定命丹，宣明方点身面痣靥芙蓉膏中，俱用独角仙，盖亦毒物也。药多不录。蝎化天牛有毒，蛴螬化蝉无毒，又可见蛴螬与蝎之性味良恶也。

‖ **附方** ‖

新三。**疔肿恶毒**透骨膏：用八角儿杨柳上者，阴干去壳，四个。如冬月无此，用其窠代之。蟾酥半钱，巴豆仁一个，粉霜、雄黄、麝香少许。先以八角儿研如泥，入熔化黄蜡少许，同众药末和作膏子，密收。每以针刺疮头破出血，用榆条送膏子麦粒大入疮中，以雀粪二个放疮口。疮回即止，不必再用也。忌冷水。如针破无血，系是着骨疔。即男左女右中指甲末，刺出血糊

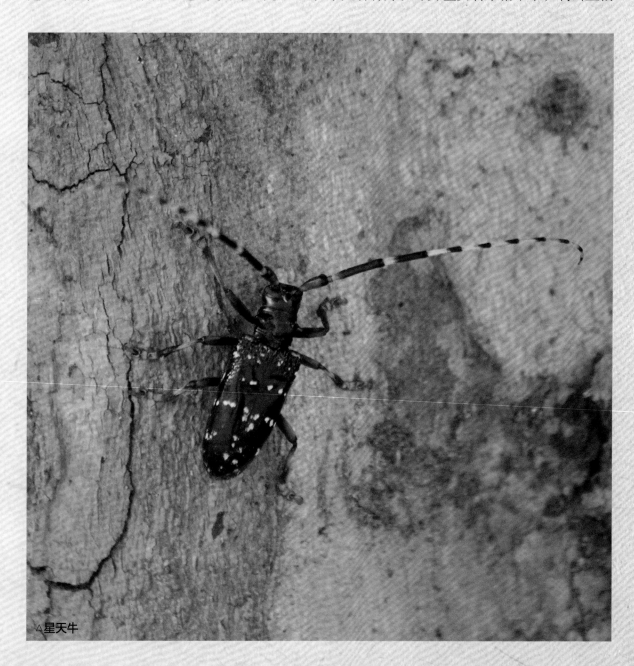

◁星天牛

药。又无血，即刺足大拇血糊药。如都无血，必难医也。**箭镞入肉**用天水牛取一角者，小瓶盛之，入硇砂一钱，同水数滴在内。待自然化水，取滴伤处，即出也。**寒热疟疾**猪膏丸：治疟疾发渴，往来不定。腊猪膏二两，独角仙一枚，独头蒜一个，楼葱一握，五月五日三家粽尖。于五月五日五更时，净处露头赤脚，舌拄上颚，回面向北，捣一千杵，丸皂子大。每以新绵裹一丸，系臂上，男左女右。圣惠。

## ‖ 附录 ‖

**飞生虫**拾遗　[藏器曰] 状如啮发，头上有角。其角无毒，主难产，烧末水服少许，亦可执之。[时珍曰] 此亦天牛别类也。与鼺鼠同功，故亦名飞生。

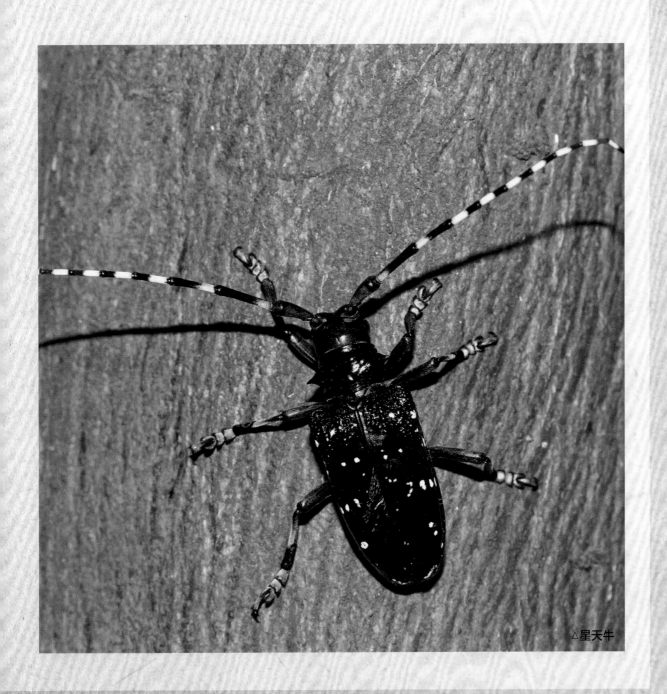

△星天牛

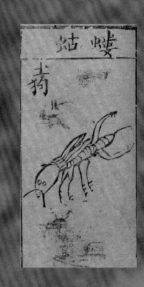

‖ 基原 ‖

　　据《纲目彩图》《纲目图鉴》《汇编》等综合分析考证，本品为蝼蛄科昆虫非洲蝼蛄 *Gryllotalpa africana* Palisot et Beauvois 和华北蝼蛄 *G. unispina* Saussure 的成虫。均分布于全国各地，但后者数量较少。《中华本草》《动物药志》认为还包括同属动物台湾蝼蛄 G. *formosana* Shiraki，分布于台湾、广东、广西等地。

# 蝼蛄

《本经》下品

▷非洲蝼蛄（ *Gryllotalpa africana* ）

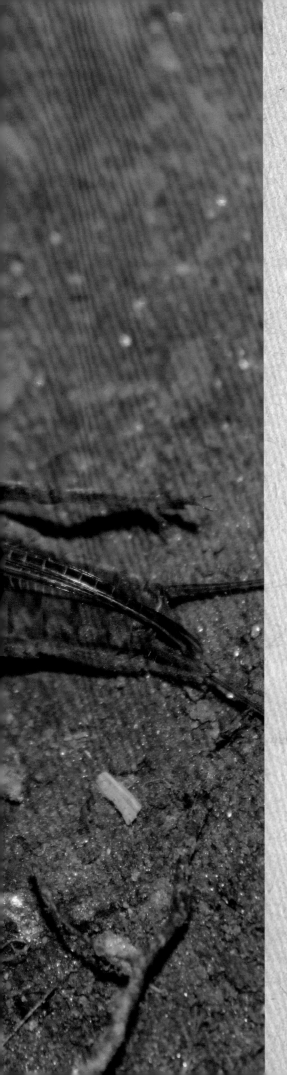

## ‖释名‖

蝼蛄<sub>本经</sub>天蝼<sub>本经</sub>蟹<sub>音斛。本经</sub>蝼蝈<sub>月令</sub>仙姑<sub>古今注</sub>石鼠<sub>古今注</sub>梧鼠<sub>荀子</sub>土狗<sub>俗名</sub>。[时珍曰] 周礼注云：蝼，臭也。此虫气臭，故得蝼名。曰姑，曰婆，曰娘子，皆称虫之名。蝼蛄同蝉名，蝼蝈同蛙名，石鼠同硕鼠名，梧鼠同飞生名，皆名同物异也。

## ‖集解‖

[别录曰] 蝼蛄生江城平泽。夜出者良。夏至取，暴干。[弘景曰] 此物颇协鬼神。昔人狱中得其力，今人夜见多打杀之，言为鬼所使也。[颂曰] 今处处有之。穴地粪壤中而生，夜则出外求食。荀子所谓梧鼠五技而穷，蔡邕所谓硕鼠五能不成一技者，皆指此也。魏诗硕鼠乃大鼠，与此同名而技不穷，固不同耳。五技者：能飞不能过屋，能缘不能穷木，能游不能度谷，能穴不能掩身，能走不能免人。[宗奭曰] 此虫立夏后至夜则鸣，声如蚯蚓，月令"蝼蝈鸣"者是矣。[时珍曰] 蝼蛄穴土而居，有短翅四足。雄者善鸣而飞，雌者腹大羽小，不善飞翔，吸风食土，喜就灯光。入药用雄。或云用火烧地赤，置蝼于上，任其跳死，覆者雄，仰者雌也。类从云：磨铁致蛄，汗韝引兔。物相感也。

## ‖气味‖

咸，寒，无毒。[日华曰] 凉，有毒。去翅足，炒用。

## ‖主治‖

产难，出肉中刺，溃痈肿，下哽噎，解毒，除恶疮。<sub>本经</sub>。水肿，头面肿。<sub>日华</sub>。利大小便，通石淋，治瘰疬骨哽。<sub>时珍</sub>。治口疮甚效。<sub>震亨</sub>。

▽蝼蛄

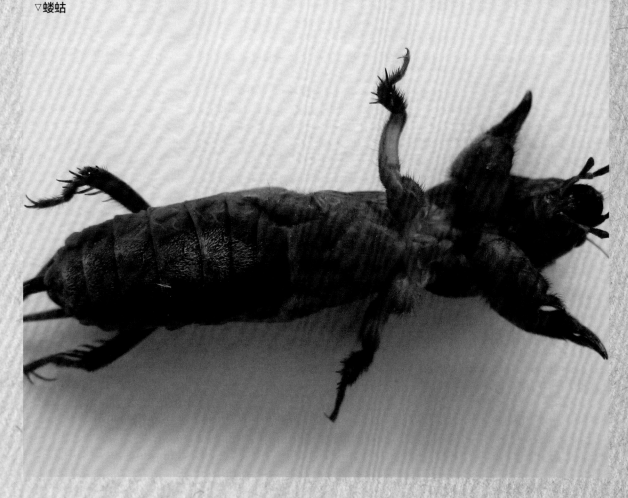

‖ **发明** ‖

[弘景曰] 自腰以前甚涩，能止大小便；自腰以后甚利，能下大小便。[朱震亨曰] 蝼蛄治水甚效，但其性急，虚人戒之。[颂曰] 今方家治石淋导水，用蝼蛄七枚，盐二两，新瓦上铺盖焙干，研末。每温酒服一钱匕，即愈也。

‖ **附方** ‖

旧一，新二十。**十种水病**腹满喘促不得卧。圣惠方以蝼蛄五枚，焙干为末。食前白汤服一钱，小便利为效。杨氏加甘遂末一钱，商陆汁一匙，取下水为效。忌盐一百日。小便秘者。圣惠用蝼蛄下截焙研，水服半钱，立通。保命集用蝼蛄一个，葡萄心七个，同研，露一夜，日干研末，酒服。乾坤秘韫用端午日取蝼蛄阴干，分头、尾焙收。治上身，用头末七个；治中，用腹末七个；治下，用尾末七个，食前酒服。**大腹水病**肘后用蝼蛄炙熟，日食十个。普济半边散治水病。用大戟、芫花、甘遂、大黄各三钱，为末。以土狗七枚，五月能飞者，捣葱铺新瓦上焙之。待干，去翅足，每个剪作两半边，分左右记收。欲退左，即以左边七片焙研，入前末二钱，以淡竹叶、天门冬煎汤，五更调服。候左退三日后，服右边如前法。嗜鼻消水面浮甚者。用土狗一个，轻粉二分半，为末。每嗜少许入鼻内，黄水出尽为妙。杨氏家藏方。**石淋作痛**方见发明下。**小便不通**葛洪方：用大蝼蛄二枚，取下体，以水一升渍饮，须臾即通。寿域方用土狗下截焙研，调服半钱。生研亦可。谈野翁方加车前草，同捣汁服。唐氏经验方用土狗后截，和麝捣，纳脐中，缚定，即通。医方摘要用土狗一个炙研，入冰片、麝香少许，翎管吹入茎内。**大小便闭**经月欲死。普济方用土狗、推车客各七枚，并男用头，女用身，瓦焙焦为末。以向南樗皮煎汁饮，一服神效。**胞衣不下**困极腹胀则杀人。蝼蛄一枚，水煮二十沸，灌入，下喉即出也。延年方。**脐风出汁**蝼蛄、甘草等分，并炙为末，傅之。总录。**牙齿疼痛**土狗一个，旧糟裹定，湿纸包，煨焦，去糟研末，傅之立止。本事。**紧唇裂痛**蝼蛄烧灰，傅之。千金方。**塞耳治聋**蝼蛄五钱，穿山甲炮五钱，麝香少许，为末，葱汁和丸，塞之。外用嗜鼻药，即通。普济。**颈项瘰疬**用带壳蝼蛄七枚，生取肉，入丁香七粒于壳内，烧过，与肉同研，用纸花贴之。救急方。**箭镞入肉**以蝼蛄杵汁滴上，三五度自出。千金方。**针刺在咽**同上。**误吞钩线**蝼蛄去身，吞其头数枚。勿令本人知。圣惠方。

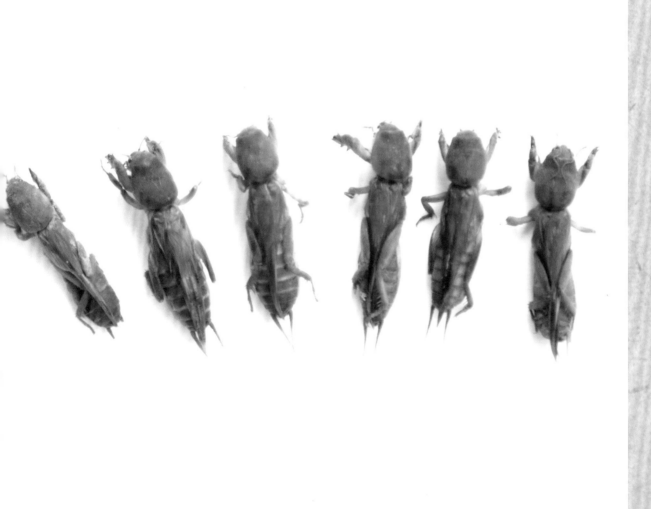

△蝼蛄药材

‖ 基原 ‖

据《动物药志》《纲目图鉴》《纲目彩图》《大辞典》
等综合分析考证，本品为萤科昆虫萤火虫 Luciola vitticolis
Kies. 的成虫。全国大部分地区均有。

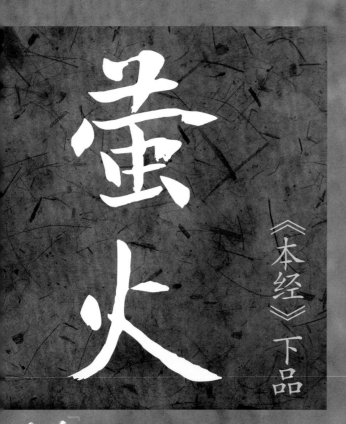

萤火

《本经》下品

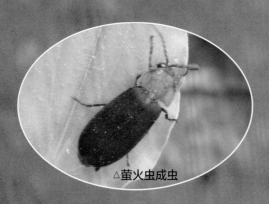

△萤火虫成虫

△萤火虫（Luciola vitticolis）幼虫

## ‖释名‖

夜光本经熠耀音煜跃即炤音照夜照、景天、救火、据火、挟火并吴普宵烛古今注丹鸟。[宗奭曰]萤常在大暑前后飞出，是得大火之气而化，故明照如此。[时珍曰]萤从荧省。荧，小火也，会意。豳风：熠耀宵行。宵行乃虫名，熠耀其光也。诗注及本草，皆误以熠耀为萤名矣。

## ‖集解‖

[别录曰]萤火生阶地池泽。七月七日取，阴干。[弘景曰]此是腐草及烂竹根所化。初时如蛹，腹下已有光，数日变而能飞。方术家捕置酒中令死，乃干之。俗用亦稀。[时珍曰]萤有三种：一种小而宵飞，腹下光明，乃茅根所化也，吕氏月令所谓"腐草化为萤"者是也；一种长如蛆蠋，尾后有光，无翼不飞，乃竹根所化也，一名蠲，俗名萤蛆，明堂月令所谓"腐草化为蠲"者是也，其名宵行，茅竹之根，夜视有光，复感湿热之气，遂变化成形尔；一种水萤，居水中，唐·李子卿水萤赋所谓"彼何为而化草，此何为而居泉"是也。入药用飞萤。

## ‖气味‖

辛，微温，无毒。

## ‖主治‖

明目。本经。疗青盲。甄权。小儿火疮伤，热气蛊毒鬼痓，通神精。别录。

## ‖发明‖

[时珍曰]萤火能辟邪明目，盖取其照幽夜明之义耳。神仙感应篇载务成萤火丸事迹甚详，而庞安常总病论亦极言其效验。云：曾试用之，一家五十余口俱染疫病，惟四人带此者不病也。许叔微伤寒歌亦称之。予亦恒欲试之，因循未暇耳。庞翁为苏、黄器重友，想不虚言。神仙感应篇云：务成子萤火丸，主辟疾病，恶气百鬼，虎狼蛇虺，蜂虿诸毒，五兵白刃，盗贼凶害。昔汉冠军将军武威太守刘子南，从道士尹公受得此方。永平十二年，于北界与虏战败绩，士卒略尽。子南被围，矢下如雨，未至子南马数尺，矢辄坠地。虏以为神，乃解去。子南以方教子弟，为将皆未尝被伤也。汉末青牛道士得之，以传安定皇甫隆，隆以传魏武帝，乃稍有人得之。故一名将军丸，又名武威丸。用萤火、鬼箭羽、蒺藜各一两，雄黄、雌黄各二两，羖羊角，煅存性一两半，矾石火烧二两，铁锤柄入铁处烧焦一两半，俱为末。以鸡子黄、丹雄鸡冠一具，和捣千下，丸如杏仁。作三角绛囊盛五丸，带于左臂上，从军系腰中，居家挂户上，甚辟盗贼也。

## ‖附方‖

新二。黑发七月七日夜，取萤火虫二七枚，捻发自黑也。便民图纂方。明目劳伤肝气目暗方：用萤火二七枚，纳大鲤鱼胆中，阴干百日为末。每点少许，极妙。一方用白犬胆。圣惠方。

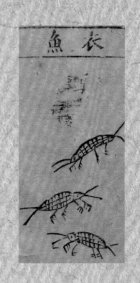

衣鱼

## ‖ 基原 ‖

据《纲目图鉴》《中华本草》《汇编》《大辞典》等综合分析考证，本品为衣鱼科昆虫衣鱼 Lepisma saccharina Linnaeus 和毛衣鱼 Ctenolepisma villosa Fabr.。均分布于全国各地。

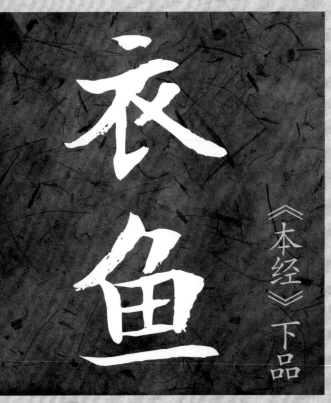

衣鱼

《本经》下品

## ‖ 释名 ‖

**白鱼**本经**蟫鱼**覃、淫、寻三音。**蛃鱼**郭璞**壁鱼**图经**蠹鱼**。[宗奭曰] 衣鱼生久藏衣帛中及书纸中。其形稍似鱼，其尾又分二歧，故得鱼名。[时珍曰] 白，其色也。壁，其居也。蟫，其状态也。丙，其尾形也。

## ‖ 集解 ‖

[别录曰] 衣鱼生咸阳平泽。[颂曰] 今处处有之，衣中乃少，而书卷中甚多。身白有厚粉，以手触之则落。段成式云：补阙张周见壁上瓜子化为壁鱼，因知列子"朽瓜化鱼"之言不虚也。俗传壁鱼入道经中，食神仙字，则身有五色。人得吞之，可致神仙。唐·张褐之少子，乃多书神仙字，碎剪置瓶中，取壁鱼投之，冀其蠹食而不能得，遂致心疾。书此以解俗说之惑。[时珍曰] 衣鱼，其蠹衣帛书画，始则黄色，老则有白粉，碎之如银，可打纸笺。按段成式言：何讽于书中得一发长四寸，卷之无端，用力绝之，两

端滴水。一方士云：此名脉望，乃衣鱼三食神仙字，则化为此。夜持向天，可以坠星，求丹。又异于吞鱼致仙之说。大抵谬妄，宜辩正之。

## ‖气味‖
咸，温，无毒。[甄权曰] 有毒。[大明曰] 畏芸草、荞草、莴苣。

## ‖主治‖
妇人疝瘕，小便不利，小儿中风项强，背起摩之。本经。疗淋涂疮，灭瘢堕胎。别录。小儿淋闭，以摩脐及小腹即通。陶弘景。合鹰屎、僵蚕，同傅疮瘢即灭。苏颂。主小儿脐风撮口，客忤天吊，风痫口㖞，重舌，目翳目眯，尿血转胞，小便不通。时珍。

## ‖发明‖
[时珍曰] 衣鱼乃太阳经药，故所主中风项强，惊痫天吊，目翳口㖞，淋闭，皆手足太阳经病也。范汪方治小便不利，取二七枚捣，分作数丸，顿服即通。齐书云：明帝病笃，敕台省求白鱼为药。此乃神农药，古方盛用，而今人罕知也。

## ‖附方‖
旧五，新七。**小儿胎寒**腹痛汗出。用衣中白鱼二七枚，绢包，于儿腹上回转摩之，以愈为度。圣惠方。**小儿撮口**壁鱼儿研末。每以少许涂乳，令儿吮之。圣惠。**小儿客忤**项强欲死。衣鱼十枚，研傅乳上，吮之入咽，立愈。或以二枚涂母手中，掩儿脐，得吐下愈。外仍以摩项强处。**小儿天吊**目睛上视。用壁鱼儿干者十个，湿者五个，用乳汁和研，灌之。圣惠方。**小儿痫疾**白鱼酒：用衣中白鱼七枚，竹茹一握，酒一升，煎二合，温服之。外台。**偏风口㖞**取白鱼摩耳，左㖞摩右，右㖞摩左，正乃已。外台。**小儿重舌**衣鱼烧灰，傅舌上。千金翼。**目中浮翳**书中白鱼末，注少许于翳上，日二。外台。**沙尘入目**不出者。杵白鱼，以乳汁和，滴目中，即出。或为末，点之。千金。**小便不通**白鱼散：用白鱼、滑石、乱发等分，为散。饮服半钱匕，日三。金匮要略。**小便转胞**不出。纳衣鱼一枚于茎中。千金方。**妇人尿血**衣中白鱼二十枚，纳入阴中。子母秘录。

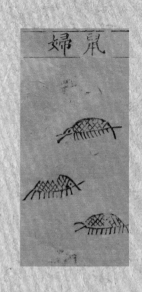

## ‖ 基原 ‖

据《中华本草》《纲目彩图》等综合分析考证，本品为卷潮虫科动物平甲虫 *Armadillidium vulgare* (Latreille) 或鼠妇 *Porcellio scaber* Latreille 等。前者分布于河北、山东、浙江、江苏等地，后者分布于吉林、河北、山东、江苏、浙江、广西等地。《动物药志》还收载有舟山卷地鳖 *Armadillidium zhoushansis*，长鼠妇 *Porcellio elongata* Shen 及其同属种类，以及柔毛喜阴虫 *Philoscia Villosa* Jackson 等。《药典》四部收载鼠妇虫药材为潮虫科动物平甲虫的干燥全体。

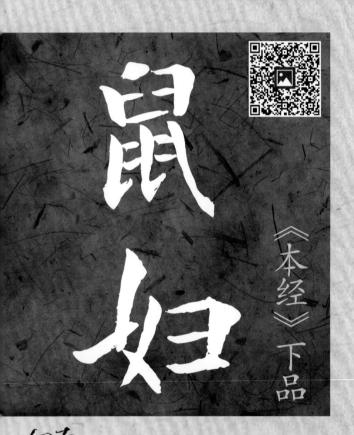

鼠妇

《本经》下品

## ‖ 释名 ‖

**鼠负**弘景负蟠烦。尔雅**鼠姑**弘景**鼠粘**蜀本**蹼蠊**别录**蜲蝛**伊威。本经**湿生虫**图经**地鸡**纲目**地虱**。[弘景曰]鼠妇，尔雅作鼠负，言鼠多在坎中，背粘负之，故曰鼠负。今作妇字，如似乖理。[韩保升曰]多在瓮器底及土坎中，常惹着鼠背，故名。俗亦谓之鼠粘，犹枲耳名羊负来也。[时珍曰]按陆佃埤雅云：鼠负，食之令人善淫，故有妇名。又名鼠姑，犹鼠妇也。鼠粘，犹鼠负也。然则妇、负二义俱通矣。因湿化生，故俗名湿生虫。曰地鸡、地虱者，象形也。

## ‖ 集解 ‖

[别录曰]鼠妇生魏郡平谷，及人家地上。五月五日采。[颂曰]今处处有之，多在下湿处、瓮器底及土坎中。诗云：蜲蝛在室。郑玄言家无人则生故也。[宗奭曰]湿生虫多足，大者长三四分，其色如蚓，背有横纹蹙起，用处绝少。[时珍曰]形似衣鱼稍大，灰色。

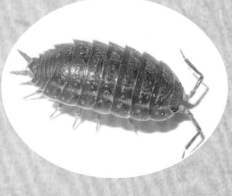

◁ 长鼠妇（*Porcellio elongata*）

## ‖气味‖

酸，温，无毒。[大明曰] 有毒。

## ‖主治‖

气癃不得小便，妇人月闭血瘕，痫痓寒热，利水道。堕胎。日华。治久疟寒热，风虫牙齿疼痛，小儿撮口惊风，鹅口疮，痘疮倒靥，解射工毒、蜘蛛毒，蚰蜒入耳。时珍。

## ‖发明‖

[颂曰] 张仲景治久疟，大鳖甲丸中用之，以其主寒热也。[时珍曰] 古方治惊、疟、血病多用之，盖厥阴经药也。太平御览载葛洪治疟方：用鼠负虫十四枚，各以糟酿之，丸十四丸，发时水吞下七丸，便愈。而葛洪肘后方治疟疾寒热，用鼠妇四枚，糖裹为丸，水下便断。又用鼠负、豆豉各十四枚，捣丸芡子大。未发前日，汤服二丸，将发时，再服二丸便止。又蜘蛛毒人成疮，取此虫食其丝即愈。详蜘蛛下。

## ‖附方‖

旧一，新八。**产妇尿秘** 鼠妇七枚熬，研末，酒服。千金。**撮口脐风** 圣惠用鼠负虫杵，绞汁少许，灌之。陈氏：生杵鼠负及雀瓮汁服之。**鹅口白疮** 地鸡研水涂之，即愈。寿域方。**风虫牙痛** 湿生虫一枚，绵裹咬之。勿令人知。圣惠。**风牙疼痛** 湿生虫、巴豆仁、胡椒各一枚，研匀，饭丸绿豆大。绵裹一丸咬之，良久涎出吐去，效不可言。经效济世方。**痘疮倒靥** 湿生虫为末，酒服一字，即起。痘疹论。**蚰蜒入耳** 湿生虫研烂，涂耳边自出。或摊纸上作捻，安入耳中亦出。卫生宝鉴。**射工溪毒** 鼠妇、豆豉、巴豆各三枚，脂和，涂之。肘后。

## ‖附录‖

丹戬 [别录有名未用曰] 味辛，有毒。主心腹积血。生蜀郡。状如鼠负，青股赤头。七月七日采。一名飞龙。

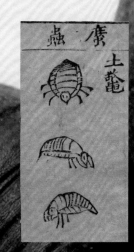

## 基原

据《中药志》《纲目彩图》《纲目图鉴》《中华本草》等综合分析考证，本品为鳖蠊科昆虫地鳖 *Eupolyphaga sinensis* Walker 或冀地鳖 *Steleophaga plancyi* (Boleny)。全国各地均有野生和饲养，以河南产量最大。《药典》收载土鳖虫（䗪虫）药材为鳖蠊科昆虫地鳖或冀地鳖的雌虫干燥体；捕捉后，置沸水中烫死，晒干或烘干。

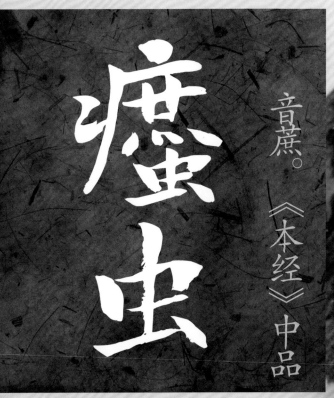

䗪虫

音蔗。《本经》中品

李时珍
纲目

全本图典

[第十七册]

▷土鳖虫（地鳖）（*Eupolyphaga sinensis*）药材

## 释名

**地鳖**本经**土鳖**别录**地蜱虫**纲目**簸箕虫**衍义**蚵蚾虫**纲目**过街**。[弘景曰] 形扁扁如鳖，故名土鳖。[宗奭曰] 今人呼为簸箕虫，亦象形也。[时珍曰] 按陆农师云：䗪逢申日则过街，故名过街。袖珍方名蚵蚾虫。鲍氏方名地蜱虫。

## 集解

[别录曰] 生河东川泽及沙中，人家墙壁下土中湿处。十月采，暴干。[弘景曰] 形扁如鳖，有甲不能飞，小有臭气。[恭曰] 此物好生鼠壤土中，及屋壁下。状似鼠妇，而大者寸余，形小似鳖，无甲而有鳞。小儿多捕以负物为戏。[时珍曰] 处处有之，与灯蛾相牝牡。

## 气味

咸，寒，有毒。[普又曰] 咸、苦。[之才曰] 畏皂荚、菖蒲、屋游。

地鳖 *Eupolyphaga sinensis* COI 条形码主导单倍型序列：

```
1    AATAGATGCT GATAGAGGAT AGGGTCCCCA CCTCCTGCAG GGTCAAAGAA TGAGGTGTTT AAATTTCGAT CTGTCAAGAG
81   TATAGTAATA GCTCCAGCAA GTACGGGTAA AGACAAAGT AATAGTAATG CCGTAATAAC TACTGCTCAA ACAAATAATG
161  GAATTTGTTC AGGTTTTATG TTGATAGGTT TTATATTAAT AGTTGTTGAA ATAAAATTTA CTGCACCTAA AATTGATCTA
241  ACCCCCGCAA GATGTAAGGA AAAAATTGCT AAATCGACAG ATGCTCCTGC ATGAGCAATG TTGCTTGCTA AAGGTGGGTA
321  AACAGTCCAA CCTGTGCCAA CGCCTCTTTC AACTATACTG CTTGCGAGCA AGAAAGATAG GGATGGTGGT AATAATCAAA
401  AACTTATATT GTTTATACGA GGAAAAGCTA TATCAGGTGC TCCAAGCATT AGAGGAACTA ATCAATTACC AAATCCTCCA
481  ATAAGAATTG GTATTACTAT AAAAAAGATT ATAACGAAAG CATGAGCTGT CACAATAACA TTATAAATTT GATCATCTCC
561  AATTAAAGAT CCAGGCTGGC CTAATTCTGC TCGGATTAGT ATACTTAAGG AAGTACCTAC TATCCCAGCT CATGCGCCAA
641  AAATGAAATA AAGAGTTG
```

## ‖主治‖

心腹寒热洗洗音洒，血积癥瘕，破坚，下血闭，生子大良。*本经*。月水不通，破留血积聚。*药性*。通乳脉，用一枚，擂水半合，滤服。勿令知之。*宗奭*。行产后血积，折伤瘀血，治重舌木舌口疮，小儿腹痛夜啼。*时珍*。

## ‖发明‖

[颂曰] 张仲景治杂病方及久病积结，有大黄䗪虫丸，又有大鳖甲丸，及妇人药并用之，以其有破坚下血之功也。

## ‖附方‖

新七。**大黄䗪虫丸**治产妇腹痛有干血。用䗪虫二十枚，去足，桃仁二十枚，大黄二两，为末，炼蜜杵和，分为四丸。每以一丸，酒一升，煮取二合，温服，当下血也。张仲景方。**木舌肿强**塞口，不治杀人。䗪虫炙五枚，食盐半两，为末。水二盏，煎十沸，时时热含吐涎。瘥乃止。圣惠方。**重舌塞痛**地鳖虫和生薄荷研汁，帛包捻舌下肿处。一名地蝉虫也。鲍氏方。**腹痛夜啼**䗪虫炙、芍药、芎䓖各二钱，为末。每用一字，乳汁调下。圣惠方。**折伤接骨**杨拱摘要方用土鳖焙存性，为末。每服二三钱，接骨神效。一方：生者擂汁酒服。袖珍方用蚵蚾即土鳖六钱，隔纸砂锅内焙干，自然铜二两，用火煅，醋淬七次，为末。每服二钱，温酒调下。病在上，食后；病在下，食前，神效。董炳集验方用土鳖阴干一个，临时旋研入药。乳香、没药、龙骨、自然铜火煅醋淬各等分，麝香少许为末。每服三分，入土鳖末，以酒调下。须先整定骨，乃服药，否则接挫也。此乃家传秘方，慎之。又可代杖。

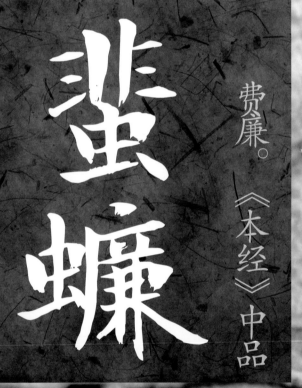

据《纲目图鉴》等综合分析考证，本品为蜚蠊科昆虫美洲大蠊 *Periplaneta americana* Linnaeus。主要分布于我国北方。《动物药志》《中华本草》认为还包括澳洲蜚蠊 *P. australasiae* (Fabricius)、东方蜚蠊 *Blatta orientalis* Linnaeus 等的成虫，与现今所称之"蟑螂"一致。澳洲大蠊分布于热带、亚热带地区，东方蜚蠊全国各地均有分布。

蜚蠊

费廉。《本经》中品

本草纲目

全本图典

[第十七册]

3
1
0

▷蜚蠊的原动物（若虫）

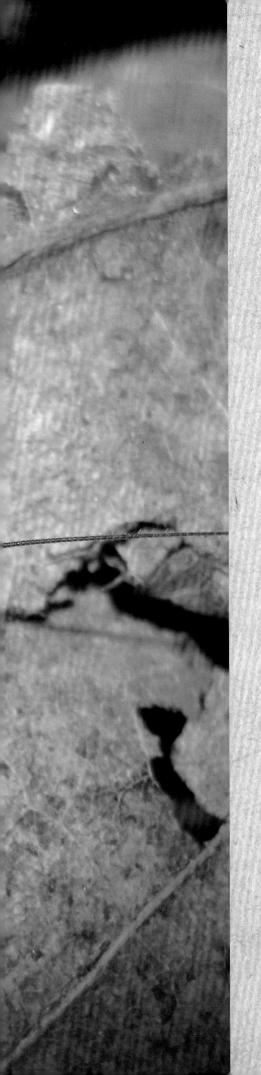

## ‖释名‖

**石姜** 唐本 **卢蜰** 音肥 **负盘** 唐本 **滑虫** 唐本 **茶婆虫** 纲目 **香娘子**。[弘景曰] 此有两三种，以作廉姜气者为真，南人啖之，故名。[恭曰] 此虫辛臭，汉中人食之。名石姜，亦名卢蜰，一名负盘。南人谓之滑虫。[时珍曰] 蜚蠊、行夜、蛗螽三种，西南夷皆食之，混呼为负盘。俗又讹盘为婆，而讳称为香娘子也。

## ‖集解‖

[别录曰] 生晋阳山泽，及人家屋间。形似蚕蛾，腹下赤。二月、八月及立秋采。[弘景曰] 形似䗪虫，而轻小能飞。本生草中，八九月知寒，多入人家屋里逃尔。[保升曰] 金州、房州等处有之。多在林树间，百十为聚。山人啖之，谓之石姜。郭璞注尔雅所谓"蜚即负盘、臭虫"也。[藏器曰] 状如蝗，蜀人食之。左传"蜚不能灾"者，即此。[时珍曰] 今人家壁间、灶下极多，甚者聚至千百。身似蚕蛾，腹背俱赤，两翅能飞，喜灯火光，其气甚臭，其屎尤甚。罗愿云：此物好以清旦食稻花，日出则散也。水中一种酷似之。

## ‖气味‖

咸，寒，有毒。[恭曰] 辛辣而臭。

## ‖主治‖

瘀血癥坚寒热，破积聚，喉咽闭，内寒无子。本经。通利血脉。别录。食之下气。苏恭。

## ‖发明‖

[时珍曰] 按徐之才药对云："立夏之日，蜚蠊先生，为人参、茯苓使，主腹中七节，保神守中。"则西南夷食之，亦有谓也。又吴普本草载神农云"主妇人癥坚寒热"，尤为有理。此物乃血药，故宜于妇人。

据《纲目彩图》《动物药志》《中华本草》等综合分析考证，本品为步行虫科昆虫虎斑步䖦 *Pheropsophus jessoensis* (Moraw)。分布于东北、华东及华南等地。

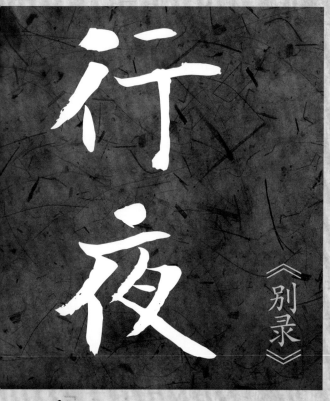

**校正：** 并入拾遗负盘。

‖ 释名 ‖

**负盘** 别录 **屁盘虫** 弘景 **气蟹**。[弘景曰] 行夜，今小儿呼屁盘虫，或曰气蟹，即此也。[藏器曰] 气盘有短翅，飞不远，好夜中行，人触之即气出。虽与蜚蠊同名相似，终非一物。戎人食之，味极辛辣。苏恭所谓"巴人重负蟹"是也。[时珍曰] 负盘有三：行夜、蜚蠊、蟗螽。皆同名而异类。夷人俱食之，故致混称也。行夜与蜚蠊形状相类，但以有廉姜气味者为蜚蠊，触之气出者为屁盘，作分别尔。张杲医说载鲜于叔明好食负盘臭虫，每散，令人采取三五升，浮温水上，泄尽臭气，用酥及五味熬作饼食，云味甚佳，即此物也。

‖ 气味 ‖

辛，温，有小毒。

‖ 主治 ‖

腹痛寒热，利血。别录。

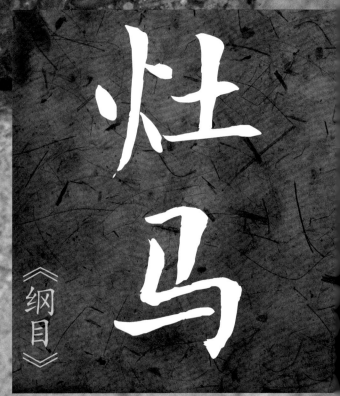

## 基原

《纲目图鉴》认为本品为蟋蟀科昆虫细纹油葫芦 *Gryllodes sigillatus* (Walker)，分布于华东地区。

据《纲目图鉴》《中华本草》《大辞典》等综合分析考证，本品为蟋蟀科昆虫蟋蟀 *Scapsipedus asperses* Walker 的成虫。全国各地均有分布。《动物药志》认为还包括棺头蟋蟀 *Loxoblemmus doenitzi* Stein、油葫芦 *Gryllus testaceus* Walker；棺头蟋蟀分布于河北、山西、河南、江苏、山东等地，油葫芦分布于吉林、辽宁等地。《动物药志》还收载有花生大蟋蟀 *Brachytrupes portentosus* (Lichtenstein) 及台湾油葫芦 *G. mitratus* Burmeister。

# 灶马

《纲目》

## 释名

灶鸡俗。

## 集解

[时珍曰] 灶马处处有之，穴灶而成。按酉阳杂俎云：灶马状如促织，稍大脚长，好穴灶旁。俗言灶有马，足食之兆。

## 气味

缺。

## 主治

竹刺入肉，取一枚捣傅。时珍。

## 附录

促织 [时珍曰] 促织，蟋蟀也。一名蜇，一名蜻蛚。陆玑诗义疏云：似蝗而小，正黑有光泽如漆，有翅及角，善跳好斗，立秋后则夜鸣。豳风云"七月在野，八月在宇，九月在户，十月蟋蟀入我床下"是矣。古方未用，附此以俟。

据《纲目图鉴》《纲目彩图》等综合分析考证，本品为蝗科昆虫飞蝗 *Locusta migratoria* Linnaeus。《中华本草》认为还包括中华稻蝗 *Oxya chinensis* Thunberg、稻叶大剑角蝗 *Acrida lata* Motsch 等多种昆虫的成虫。飞蝗、稻叶大剑角蝗分布于全国各地，中华稻蝗分布于全国大部分地区。《动物药志》还收载有中华蚱蜢 *Acrida chinensis* (Westw.)、黄脊竹蝗 *Ceracris kiangsu* Tsai、日本黄脊蝗 *Patanga japonica* (I. bol.)、长翅稻蝗 *Oxya velox* (Fabricius)、小稻蝗 *O. instricata* (Stal)。

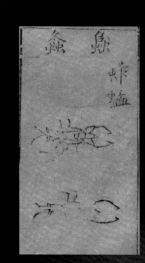

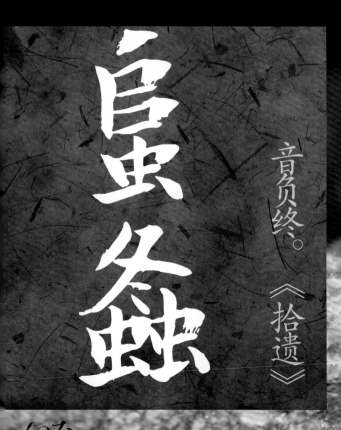

# 阜螽

音负终。《拾遗》

校正：并入拾遗蚱蜢。

‖ 释名 ‖

负蠜音烦蚱蜢。[时珍曰] 此有数种，阜螽总名也。江东呼为蚱蜢，谓其瘦长善跳，窄而猛也。螽亦作蝽。

‖ 集解 ‖

[藏器曰] 阜螽状如蝗虫。有异斑者，与蚯蚓异类同穴为雌雄，得之可入媚药。[时珍曰] 阜螽，在草上者曰草螽，在土中者曰土螽，似草螽而大者曰螽斯，似螽斯而细长者曰螇螽。尔雅云：阜螽，蠜也。草螽，负蠜也。斯螽，蜙蝑也。螇螽，蜻蚚也。土螽，蠰蹊也。数种皆类蝗，而大小不一。长角，修股善跳，有青、黑、斑数色，亦能害稼。五月动股作声，至冬入土穴中。芒部夷人食之。蔡邕月令云：其类乳于土中，深埋其卵，至夏始出。陆佃云：草虫鸣于上风，蚯蚓鸣于下风，因风而化。性不忌而一母百子。故诗

云：喓喓草虫，**趯趯**虿螽。蝗亦螽类，大而方首，首有王字。沴气所生，蔽天而飞，性畏金声。北人炒食之。一生八十一子。冬有大雪，则入土而死。

‖气味‖
辛，有毒。

◁蝗

‖主治‖
五月五日候交时收取，夫妇佩之，令相爱媚。藏器。

‖附录‖
吉丁虫拾遗 [藏器曰] 甲虫也。背正绿，有翅在甲下。出岭南，宾、澄诸州。人取带之，令人喜好相爱，媚药也。**金龟子** [时珍曰] 此亦吉丁之类，媚药也。大如刀豆，头面似鬼，其甲黑硬如龟状，四足二角，身首皆如泥金装成，盖亦蠹虫所化者。段公路北户录云：金龟子，甲虫也。出岭南。五六月生草蔓上，大如榆荚，背如金贴，行则成双，死则金色随灭，故以养粉，令人有媚。竺法真登罗浮山疏云：山有金花虫，大如斑蝥，文采如金，形似龟，可养玩数日。宋祁益部记云：利州山中有金虫，其体如蜂，绿色，光若泥金，俚人取作妇女钗钚之饰。郑樵通志云：尔雅：蚨，蟥蛢也。甲虫，大如虎豆，绿色似金。四书所载皆一物也。南土诸山中亦时有之。

**腆颗虫**拾遗 [藏器曰] 出岭南。状似屁盘，褐色身扁。带之令人相爱也，彼人重之。

**叩头虫** [时珍曰] 虫大如斑蝥而黑色，按其后则叩头有声。能入人耳，灌以生油则出。刘敬叔异苑云：叩头虫，形色如大豆，咒令叩头，又令吐血，皆从所教。杀之不祥，佩之令人媚爱。晋傅咸有赋。

**媚蝶** [时珍曰] 北户录云：岭表有鹤子草，蔓花也。当夏开，形如飞鹤，翅、羽、嘴、距皆全。云是媚草，采曝以代面靥。蔓上春生双虫，食叶。收入粉奁，以叶饲之，老则蜕而为蝶，赤黄色。女子收而佩之，如细鸟皮，令人媚悦，号为媚蝶。洞冥记云：汉武时勒毕国献细鸟，大如蝇，状如鹦鹉，可候日晷，后皆自死。宫人佩其皮者，辄蒙爱幸也。

据《纲目彩图》《纲目图鉴》等综合分析考证，本品为虻科昆虫雁虻 *Tabanus pleskei* Krober。分布于黑龙江、吉林、辽宁、河北等地。

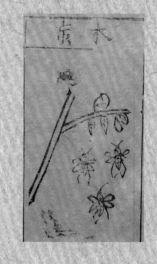

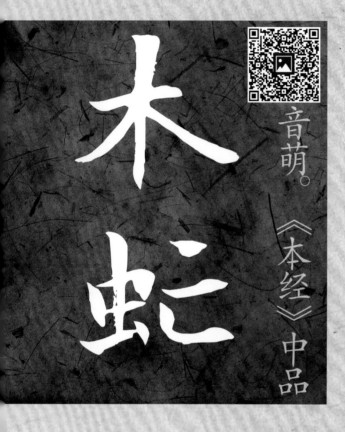

音萌。《本经》中品

木虻

∥ 释名 ∥

魂常本经。[时珍曰] 虻以翼鸣，其声虻虻，故名。陆佃云：蟊害民，故曰蟊；虻害盲，故曰虻。亦通。

∥ 集解 ∥

[别录曰] 木虻生汉中川泽，五月取之。[颂曰] 今处处有之，而襄、汉近地尤多。[弘景曰] 此虻状似虻而小，不唼血。近道草中不见有之，市人亦少卖者，方家惟用蜚虻耳。[恭曰] 虻有数种，并能唼血，扬浙以南江岭间大有。木虻，长大绿色，殆如蜩蝉，啮牛马或至颠仆。蜚虻，状如蜜蜂，黄黑色，今俗多用之。又一种小者名鹿虻，亦名牛虻，大如蝇，啮牛马亦猛。市人采卖之，三种同体，以疗血为本。虽小有异同，用之不为嫌。木虻倍大，而陶云似虻而小，不唼血，盖未之识耳。[藏器曰] 木虻从木叶中出，卷叶如子，形圆，着叶上。破之初出如白蛆，渐大羽化，拆破便飞，即能啮物。塞北亦有，岭南极多，如古度化蚁耳。木虻是叶内者，蜚虻是已飞者，正如蚕蛹与蛾，总是一物，不合重出，应功有不同。后人异注耳。[时珍曰] 金幼孜北征录云：北房长乐镇草间有虻，大者如蜻蜓，拂人面嘬嘬。元稹长庆集云：巴蜀山谷间，春秋常雨，五六月至八九月则多虻，道路群飞，啮牛马血流，啮人毒剧。而毒不留肌，故无治术。据此，则藏器之说似亦近是。又段成式云：南方溪涧中多水蛆，长寸余，色黑。夏末变为虻，螫人甚毒。观此，则虻之变化，有木有水，非一端也。

∥ 气味 ∥

苦，平，有毒。

∥ 主治 ∥

目赤痛，眦伤泪出，瘀血血闭，寒热酸㿞，无子。本经。

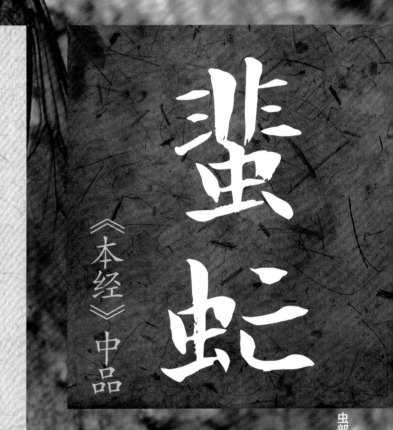

## ‖ 基原 ‖

据《中华本草》《纲目彩图》《大辞典》《纲目图鉴》等综合分析考证，本品为虻科昆虫华虻 *Tabanus mandarinus* Schiner 或复带虻 *T. bivittatus* Matsumura（双斑黄虻 *Atylotus bivittateinus* Takahasi）等。前者全国各地均有分布，后者广泛分布于东北、华北及华东各地。《动物药志》收载有牛虻 *T. bovinus* Linnaeus、黄巨虻 *T. chrysurus* Liew、土灰虻 *T. amaenus* Walker 等。《药典》四部收载虻虫为虻科动物复带虻等的雌虫体。

## ‖ 释名 ‖

虻虫蜚与飞同。

## ‖ 集解 ‖

[别录曰] 蜚虻生江夏川谷。五月取。腹有血者良。[弘景曰] 此即方家所用虻虫，啖牛马血者。伺其腹满，掩取干之。[恭曰] 水虻、蜚虻、鹿虻，俱食牛马血，非独此也。但得即堪用之，何假血充。应如养鹰，饥即为用。若伺其饱，何能除疾？[宗奭曰] 蜚虻今人多用之。大如蜜蜂，腹凹褊，微黄绿色。雄、霸州、顺安军、沿塘泺界河甚多。以其惟食牛马等血，故治瘀血血闭也。[时珍曰] 采用须从陶说。苏恭以饥鹰为喻，比拟殊乖。

## ‖ 修治 ‖

入丸散，去翅足，炒熟用。

## ‖ 气味 ‖

苦，微寒，有毒。[之才曰] 恶麻黄。

# 蜚虻

《本经》中品

△华虻（*Tabanus mandarinus*）

## ‖主治‖

逐瘀血，破血积，坚痞癥瘕，寒热，通利血脉及九窍。本经。女子月水不通，积聚，除贼血在胸腹五脏者，及喉痹结塞。别录。破癥结，消积脓，堕胎。日华。

## ‖发明‖

[颂曰] 淮南子云：虻破积血，斲木愈蝺。此以类推也。[时珍曰] 按刘河间云：虻食血而治血，因其性而为用也。成无己云：苦走血。血结不行者，以苦攻之。故治畜血用虻虫，乃肝经血分药也。古方多用，今人稀使。

## ‖附方‖

旧二，新一。**蛇螫血出**九窍皆有者。取虻虫初食牛马血腹满者三七枚，烧研汤服。肘后。**病笃去胎**虻虫十枚炙，捣为末。酒服，胎即下。产乳。**扑坠瘀血**虻虫二十枚，牡丹皮一两，为末。酒服方寸匕，血化为水也。若久宿血在骨节中者，二味等分。备急方。

## ‖附录‖

**扁前** [别录有名未用白] 味甘，有毒。主鼠瘘、癃闭，利水道。生山陵中。状如牛虻，赤翼。五月、八月采之。**蚊子** [时珍曰] 蚊子处处有之。冬蛰夏出，昼伏夜飞，细身利喙，咂人肤血，大为人害。一名白鸟，一名暑蟁。或作黍民，谬矣。化生于木叶及烂灰中。产子于水中，子孑虫，仍变为蚊也。龟、鳖畏之。荧火、蝙蝠食之。故煮鳖入数枚，即易烂也。[藏器曰] 岭南有蚊子木，叶如冬青，实如枇杷，熟则蚊出。塞北有蚊母草，叶中有血虫，化而为蚊。江东有蚊母鸟，一名鹬，每吐蚊一二升也。**蚋子** [时珍曰] 按元稹长庆集云：蜀中小蚊名蚋子，又小而黑者为蟆子，微不可见与尘相浮上下者为浮尘子，皆巢于巴蛇鳞中，能透衣入人肌肤，啮成疮毒，人极苦之。惟捣楸叶傅之则瘥。又祝穆方舆胜览云：云南乌蒙峡中多毒蛇，鳞中有虫名黄蝇，有毒，啮人成疮。但勿搔，以冷水沃之，擦盐少许，即愈。此亦蚋、蟆之类也。

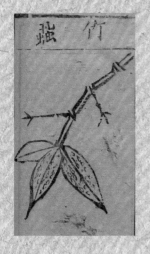

‖ 基原 ‖
《纲目图鉴》《纲目彩图》认为本品为链蚧属一种
（*Asterolecanium sp.*）。

## ‖ 释名 ‖

竹佛子<sub>纲目</sub>天厌子。

竹佛子<small>纲目</small>天厌子。

## ‖ 集解 ‖

[时珍曰] 竹虱生诸竹，及草木上皆有之。初生如粉点，久便能动，百十成簇。形大如虱，苍灰色。或云湿热气化，或云虫卵所化。古方未有用者。惟南宫从峼嵝神书云：江南、巴邛、吴越、荆楚之间，春秋竹内有虫似虱而苍，取之阴干，可治中风。即此也。

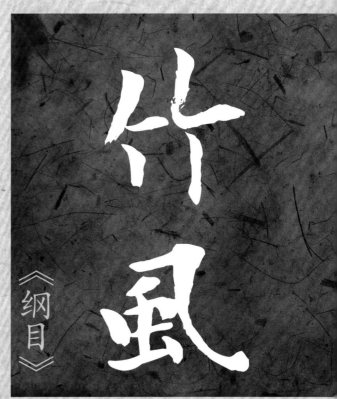

《纲目》

竹虱

## ‖ 气味 ‖

有毒。

## ‖ 主治 ‖

中风，半身不遂，能透经络，追涎。时珍。

## ‖ 附方 ‖

新一。**中风偏痹**半身不遂者。用麻黄，以汤熬成糊，摊纸上，贴不病一边，上下令遍，但除七孔，其病处不糊。以竹虱焙为末三钱，老人加麝香一钱，研匀，热酒调服，就卧。须臾药行如风声，口吐出恶水，身出臭汗如胶。乃急去糊纸，别温麻黄汤浴之。暖卧将息，淡食十日，手足如故也。峼嵝神书。

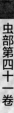